Janet Treasure, Gráinne Smith, Anna Crane

# Unterstützung für Angehörige von Menschen mit Essstörungen

Ein Leitfaden für Eltern, Geschwister, Partner und Fachpersonal

Janet Treasure, Gráinne Smith, Anna Crane

# Unterstützung für Angehörige von Menschen mit Essstörungen

## Ein Leitfaden für Eltern, Geschwister, Partner und Fachpersonal

Aus dem Englischen ins Deutsche übersetzt
von Andreas Karwautz, Gudrun Wagner, Julia Philipp
und Tanja Wittek

facultas

**Autorinnen**

**Professor Janet Treasure OBE, PhD, FRCP, FRCPsych** ist Psychiaterin, die in Forschung und Lehre am King's College in London und als Klinikerin im South London and Maudsley Hospital NHS Foundation Trust arbeitet.

**Gráinne Smith**, Autorin und früher Lehrerin, hat eine erwachsene Tochter mit Magersucht vom Binge-Purging-Typ, der es inzwischen gut geht. Sie hat seither mit hunderten Angehörigen und Betreuungspersonen in Familien, in Behandlungseinrichtungen, bei Workshops und Konferenzen gesprochen.

**Anna Crane** ist Allgemeinmedizinerin und hatte während ihres Studiums persönliche Erfahrungen mit einer Essstörung. Sie bietet Fortbildungen für AllgemeinmedizinerInnen, Jungärztinnen und Jungärzte über die Diagnostik von Essstörungen und die Behandlung von Betroffenen an.

**Übersetzt von**

Andreas Karwautz, Gudrun Wagner, Julia Philipp und Tanja Wittek

Titel der Originalausgabe: Skills-based Caring for a Loved One with an Eating Disorder. The New Maudsley-Method. Second Edition. © 2017, Janet Treasure, Gráinne Smith and Anna Crane.


Bibliografische Information der Deutschen Nationalbibliothek
Die Deutsche Nationalbibliothek verzeichnet diese Publikation in der Deutschen Nationalbibliografie; detaillierte bibliografische Daten sind im Internet über http://dnb.d-nb.de abrufbar.


1. Auflage 2020

facultas Universitätsverlag, Stolberggasse 26, 1050 Wien, Österreich

Umschlagbild: © Jonas Von Werne/unsplash.com
Lektorat: Mag. Verena Hauser, schreibgut.at
Satz: Wandl Multimedia Agentur
Druck und Bindung: finidr, Tschechien
Printed in Czech Republic
ISBN 978-3-7089-1760-3

# Inhaltsverzeichnis

## Vorwort der ÜbersetzerInnen

Essstörungen sind schwerwiegende psychiatrische Erkrankungen mit dem großen Risiko eines langen Verlaufs und erheblichen körperlichen, psychischen und sozialen Auswirkungen. Zudem gehen Essstörungen, insbesondere die Magersucht, häufig mit fehlender Krankheitseinsicht, Verleugnung von Symptomen und geringer Änderungsmotivation einher. All das stellt für Angehörige, aber auch für Fachpersonal, eine immense Herausforderung dar und kann zu einer außerordentlichen Belastung sowie zu Gefühlen von Hilflosigkeit, Angst und Überforderung führen. Dadurch kann es ungewollt zu nicht hilfreichen, dysfunktionalen Reaktionen kommen, die die Krankheit weiter aufrechterhalten statt zur Heilung beizutragen.

Professor Janet Treasure und ihr Team entwickelten und erforschten am berühmten Maudsley Hospital in London seit vielen Jahren Möglichkeiten zur Unterstützung von Angehörigen im Umgang mit Betroffenen, die an einer Essstörung leiden. Die darauf aufbauenden Interventionen und Schulungen für Angehörige wurden bereits in Form von Workshops, eines Online-Programms oder geleiteter Selbsthilfe angeboten. Dabei wurde auch dieses Buch im englischen Original verwendet. Die Angebote wurden mehrfach wissenschaftlich auf ihre Wirksamkeit überprüft und es konnte wiederholt bestätigt werden, dass die Belastung bei den Angehörigen reduziert werden kann und dass auch gezielt Fertigkeiten und hilfreiche Kommunikationsmuster aufgebaut werden können. Das übergeordnete Ziel ist, die Betroffenen bestmöglich in Richtung Genesung zu unterstützen.

An der Ambulanz für Essstörungen der Universitätsklinik für Kinder- und Jugendpsychiatrie der Medizinischen Universität Wien werden seit vielen Jahren Kinder und Jugendliche mit Essstörungen und deren Familien betreut. Unser Team wurde mehrtägig von Professor Janet Treasure und Gill Todd geschult. Wir bedanken uns für diese intensive Zeit und dafür, dass uns diverse Materialien für ein Programm zur Unterstützung Angehöriger zur Verfügung gestellt wurden! Seither werden an unserer Klinik Workshops und ein Online-Programm für Angehörige angeboten. Nähere Informationen sind unter www.ess-stoerung.eu verfügbar. Erste

Forschungsergebnisse haben bereits bestätigt, dass diese Angebote für Angehörige hilfreich und wirksam sind. Die Belastung der Angehörigen sowie Symptome von Angst und Depression waren nach der Teilnahme deutlich reduziert, nützliche Fertigkeiten im Umgang mit den Betroffenen konnten verbessert werden. Die Rückmeldungen von den Angehörigen waren sehr positiv: *„Ich bin so dankbar, dass es dieses Programm gibt. Dadurch kann ich die Krankheit, meine Tochter und auch mich selbst besser verstehen." „Es hat uns enorm viel geholfen." „Das Programm ist wirklich toll, wie ein Lichtstrahl im dunklen Wald, der einem zeigt, in welche Richtung man am besten geht. Auch wenn die Schritte klein sind – wenn man die richtige Richtung gezeigt bekommt, ist schon viel gewonnen. Danke für Ihre Hilfe und Unterstützung!"* Die Angehörigen konnten durch das gemeinsame Üben und den Austausch einen wertvollen Einblick in die Dynamik der Krankheit gewinnen und ein Verständnis für die Betroffenen und ihre eigenen Reaktionen entwickeln. Sie hatten das Gefühl, gut ausgestattet und vorbereitet zu sein: *„Auch wenn ich nicht weiß, wie es mit meinem Kind weitergeht, weiß ich jetzt, dass ich es aushalten werde."* Auch der gemeinsame Austausch wurde sehr positiv bewertet: *„Es ist auch schön, zu sehen, dass ich nicht alleine bin."* Dieses Buch ist bei den beschriebenen Angeboten ein wichtiger Bestandteil. Es wurde im Team übersetzt, das klinisch und wissenschaftlich mit Menschen mit Essstörungen und deren Familien und Angehörigen arbeitet. Das Buch wurde für den deutschsprachigen Raum adaptiert, Anmerkungen der Übersetzerinnen und des Übersetzers sind durch eckige Klammern im Text gekennzeichnet. Wir bedanken uns an dieser Stelle herzlich bei Frau MMag. Felicitas Hueber für ihre Mitwirkung!

Wir freuen uns sehr, dass dieses Buch nun in deutscher Sprache erscheint, und empfehlen es sowohl allen Angehörigen, Eltern, Geschwistern, Partnern und Partnerinnen, Freunden und Freundinnen als auch dem multidisziplinären Fachpersonal, das beruflich mit Menschen mit Essstörungen arbeitet.

Das Buch „Unterstützung für Angehörige von Menschen mit Essstörungen – ein Leitfaden für Eltern, Geschwister, Partner und Fachpersonal" ist als Basislektüre, als Nachschlagewerk und als Vertiefungsmöglichkeit zu sehen. Die Autorinnen der englischsprachigen Originalfassung dieses Buches befassen sich bereits seit vielen Jahren eingehend mit der Thematik und bringen neben dem professionellen Blickwinkel auch persönliche Erfahrungen aus Sicht der Betroffenen und Angehörigen mit ein.

Das Buch kann für Angehörige ein wertvoller Begleiter in der schwierigen Zeit der Betreuung eines betroffenen Menschen sein. Es kann für Fachpersonal eine hilfreiche Basis für einen gemeinschaftlichen Zugang der Behandlung sein. Und es kann für Betroffene selbst tiefere Einblicke und sanfte Denkanstöße bieten.

Wir wünschen den Angehörigen und Betroffenen viel Kraft, Ausdauer und vor allem Zuversicht.

*Andreas Karwautz, Gudrun Wagner, Julia Philipp, Tanja Wittek*
Ambulanz für Essstörungen
Universitätsklinik für Kinder- und Jugendpsychiatrie
Medizinische Universität Wien
www.ess-stoerung.eu

# Einleitung

## Warum haben wir dieses Buch geschrieben?

Die Symptome einer Essstörung haben tiefgreifende Auswirkungen nicht nur auf die betroffene Person selbst, sondern auch auf jene Menschen, die sich um sie kümmern. Die Auswirkungen auf Angehörige wurden bisher häufig außer Acht gelassen.

Das Wissen über den aktuellen Forschungsstand zu Essstörungen kann den Angehörigen helfen zu verstehen, wie sich das Denken und das Verhalten der Betroffenen durch die Erkrankung verändert haben.

Die *automatischen Reaktionen* der Angehörigen [also solche Reaktionen, die ohne vorheriges Überlegen, unbewusst, aus dem Bauch heraus vor sich gehen] auf diese Symptome sind meistens nicht sehr hilfreich, auch wenn sie gut gemeint sind.

Wenn Sie als Angehörige die Situation mit etwas Abstand betrachten und darüber nachdenken, wie die Symptome am wirksamsten behandelt werden können, kann das dabei helfen, die negativen Auswirkungen für die ganze Familie und die betroffene Person selbst zu verringern.

Die praktischen Fertigkeiten, die Expertinnen und Experten in spezialisierten Einrichtungen für die Behandlung von Essstörungen anwenden (wie z. B. im Maudsley Hospital), haben sich auch für zu Hause als hilfreich erwiesen.

In der Arbeit mit Angehörigen können zum Beispiel folgende Schlüsselwörter nützlich sein: Ruhe, Kommunikation, Mitgefühl, Beratung, Zusammenarbeit und Kooperation zur Sicherung eines einheitlichen Vorgehens.

Dieses Buch liefert Ihnen also Fertigkeiten und Informationen über die Arbeit mit der aktuellen Maudsley-Methode.

Unsere Forschung deutet darauf hin, dass besonders Väter von diesem Ansatz profitieren, weil sie ermutigt werden, die Tipps praktisch umzusetzen und in eine aktivere Rolle zu schlüpfen.

Im Lauf der Jahre haben unsere stationären Teams im Maudsley Hospital umfangreiches Wissen und Fertigkeiten im Umgang mit Menschen, die an einer Essstörung leiden, gesammelt. Unser Ziel ist es, einige dieser

Informationen zusammenzufassen und Ihnen weiterzugeben. Wir hoffen, dass auch Sie sich die beschriebenen Fertigkeiten aneignen können, damit Sie einem betroffenen Menschen helfen können, gesund zu werden.

**Als Angehörige KÖNNEN Sie einen Beitrag leisten und helfen, dass die Krankheit das Leben eines Menschen nicht beherrscht. Wir hoffen, dass dieses Buch Ihnen dazu wertvolles Wissen bietet.**

## Wer sind wir?

**Janet Treasure OBE, PhD, FRCP, FRCPsych** ist Psychiaterin und arbeitet seit mehr als 33 Jahren mit Menschen mit Essstörungen an der Abteilung für Essstörungen der Stiftung „South London and Maudsley Hospital NHS Trust", einem führenden Zentrum für die klinische Behandlung von Essstörungen und deren Erforschung. Sie war die Vorsitzende der Sektion „körperliche Behandlung" für die NICE-Richtlinien in Großbritannien (NICE = National Institute for Health and Care Excellence). Sie ist Konsiliarpsychiaterin bei *Beat,* der größten gemeinnützigen Organisation im Bereich „Essstörungen" in Großbritannien. Im Jahr 2007 erhielt sie den Forschungspreis der Akademie für Essstörungen und 2014 den Preis für ihr Lebenswerk von der Akademie für Essstörungen und von Beat. Sie ist Kuratorin der Vereine *Student Minds, Charlotte's Helix, Diabetes mit Essstörungen* und der *Forschungsstiftung für Psychiatrie,* und sie ist im wissenschaftlichen Komitee der Vereine *Succeed (Supporting Carers of Children with Eating Disorders), MAED (Mothers Against Eating Disorders)*-Mütter gegen Essstörungen und *F.E.A.S.T. (Families Empowered And Supporting Treatment for Eating Disorders).*

**Gráinne Smith**, ehemalige Schuldirektorin über viele Jahre, unterstützte ihre Tochter mit Anorexia nervosa vom Binge-Purging-Typus – anfänglich ohne Informationen und Hilfe (damals war das leider für Angehörige die Regel). Dann gründete sie die telefonische Beratungsstelle für Angehörige in Schottland und arbeitete für die telefonische Beratungsstelle der *EDA* (das jetzige *Beat*). Bis vor kurzem arbeitete sie an der Open University in Schottland und entwickelte als Mitglied der *Carer and Service User Deve-*

*lopment Group* Trainingskurse für SozialarbeiterInnen. In ihrer Familien- und Angehörigenarbeit und in Workshops auf Kongressen bringt sie oft Beispiele aus dem Alltag von Angehörigen, mit denen sie in der telefonischen Beratungsstelle gesprochen hat. Auch in ihren Büchern bringt sie Beispiele: *Anorexia and Bulimia in the Family* (John Wiley and Sons, 2004); ein Buch über den Aufbau von guter, vielseitiger Kommunikation: *Families, Carers and Professionals: Building Constructive Conversations* (John Wiley and Sons, 2007); und *Surviving Family Care Giving: Coordinating effective care through collaborative communication* (Routledge, 2015). Auf ihre Website (www.grainnesmith.co.uk) hat Gráinne eine Reihe von Podcasts gestellt, die oft Zitate aus dem Alltag von Angehörigen bringen, mit denen sie im Rahmen von Selbsthilfegruppen, Workshops, Kongressen und Beratungsstellen gesprochen hat.

**Anna Crane** ist praktische Ärztin und hatte als Studentin persönliche Erfahrungen mit einer Essstörung. Sie hat in der medizinischen Fachzeitschrift für Studierende *Student BMJ* (student.bmj.com) über ihre Erfahrungen geschrieben und Material zur weiteren Aufklärung im Bereich „Essstörungen“ entwickelt.

**Elise Pacquette** (Grafikerin) gestaltete die Illustrationen für die Bücher *Anorexia nervosa: A Survival Guide* [dt. „Gemeinsam die Magersucht besiegen“ von Janet Treasure und June Alexander] und erst kürzlich für die zweite Auflage von *Getting Better Bite by Bite* [dt. „Die Bulimie besiegen“ von Ulrike Schmidt, Janet Treasure und June Alexander].

Elise gelang es, gesund zu werden. Sie erkannte, dass ihre Anorexie mit Problemen rund um das Erwachsenwerden und ihrer Unabhängigkeit zu tun hatte. Aus diesem Grund bietet Elise Kurse an, in denen Eltern/Angehörige und deren 11- bis 12-jährigen Kinder lernen, was es bedeutet, in der heutigen Zeit aufzuwachsen und unabhängig zu werden. Der sechsteilige Kurs wird an Schulen als Nachmittagsprogramm angeboten und findet in einer lockeren Atmosphäre statt. Er umfasst Themen wie: das Beste aus dir machen, Gefühle, gute Beziehungen aufbauen, Internet- und Handynutzung, Resilienz, aber auch Finanzen, Rechte und Verantwortung für die Gesellschaft. Die Themen stellen die Basis für weitere Diskussionen zu Hause dar. Elise möchte noch hinzufügen, dass sie es im

Rahmen ihrer Behandlung ihrer Familie und ihrem Betreuungsteam oft nicht leicht gemacht hat, aber Elise möchte jedem einzelnen Menschen sagen, dass sich die schwierige Arbeit ausgezahlt hat: „Danke, ohne eure Unterstützung wäre ich nicht diejenige, die ich jetzt bin."

Auch andere Menschen mit persönlicher Erfahrung haben uns geholfen und beraten, insbesondere Sara Moss.

## Wer kann helfen? Wer ist ein Angehöriger, eine Angehörige?

Das Wort „Angehörige" bezeichnet in diesem Buch sämtliche Familienangehörige, Freundinnen und Freunde, die Unterstützung anbieten. In den meisten Fällen übernehmen die Eltern diese Rolle, jedoch sind auch Partnerinnen, Partner und Geschwister wichtig. Ebenso wie Mütter, Schwestern und Partnerinnen sind auch Väter, Brüder und Partner wichtig: Ausgestattet mit dem Wissen und den Fertigkeiten in diesem Buch können sie einen zentralen Beitrag zur Unterstützung von Betroffenen mit Essstörungen leisten.

Der Inhalt dieses Buches richtet sich an alle Personen, die sich beruflich oder privat um Menschen mit einer Essstörung kümmern. Da das Buch auch zur Schulung von Mitarbeiterinnen und Mitarbeitern der Fachabteilung für Essstörungen am Maudsley Krankenhaus verwendet wird, kann es sein, dass manche Inhalte nicht auf die individuelle Situation der Angehörigen zu Hause zutreffen. In diesem Fall sollten Angehörige die Informationen an die eigenen Bedürfnisse anpassen, bevor sie diese anwenden. Die meisten beschriebenen Prinzipien sind jedoch sowohl für die Betreuung im Krankenhaus als auch für zu Hause relevant.

## Namen sind Schall und Rauch

Manche Menschen bevorzugen spezielle Ausdrücke – Anorexia nervosa (Anorexie, Magersucht) oder Bulimia nervosa (Bulimie, Ess-Brech-Sucht) oder Binge-Eating-Störung. Da es jedoch sein kann, dass sich aus einem Störungsbild ein anderes entwickelt, ist es einfacher, den breiter gefassten Begriff „Essstörung" zu verwenden.

Die Zeit spielt bei der Komplexität der Erkrankung eine wichtige Rolle, weil die Symptome selbst – wie etwa langes Hungern und ungesunde Essgewohnheiten – zu Veränderungen im Gehirn führen, die wieder neue Symptome erzeugen können. Es könnte daher angebrachter sein, in verschiedenen Phasen der Erkrankung zu denken – eine frühe Phase, wenn die Symptome noch sehr fließend sind, und eine späte Phase, wenn die Symptome schon festgefahren und schwieriger zu verändern sind.

Wenn über diese Erkrankungen geschrieben wird, fühlt es sich oft seltsam an, wiederholt „die Person mit einer Essstörung" oder „der Nahestehende" oder „Ihre Tochter, Ihr Sohn oder Ihre Ehefrau" zu schreiben. Stattdessen wird in diesem Buch „die betroffene Person" oder „die Betroffenen" stellvertretend für alle Personen verwendet, die an einer Essstörung leiden. Die betroffene Person ist männlichen oder weiblichen Geschlechts und hat ein beliebiges Alter. Ersetzen Sie als Angehörige/r „die betroffene Person" durch den Namen Ihres geliebten Menschen, der an einer Essstörung leidet.

Essstörungen gehen mit extremen und komplexen Verhaltensweisen einher. Es ist eine sehr große Herausforderung für Angehörige, mit solchen Verhaltensweisen zurechtzukommen. Indem wir statt Lukas, Sarah, Emily, Laura usw. „die betroffene Person" verwenden, können wir dieses inakzeptable Verhalten (das manchmal als Anorexiestimme oder „anorektisches Biest" bezeichnet wird!) von der Person, die von der Essstörung betroffen ist, trennen.

## Wie können Sie dieses Buch verwenden?

Das Buch besteht aus 15 Kapiteln, in denen jeweils ein bestimmtes Thema behandelt wird, das für die Betreuung von Menschen mit Essstörungen hilfreich ist. Kapitel 1 bietet nützliche Informationen für die Betroffenen selbst. Die Kapitel 2 bis 15 sind eine Mischung aus

- Hintergrundinformation über Essstörungen,
- Beispielen von Situationen, die Ihnen vielleicht widerfahren,
- praktischen Fertigkeiten und Tipps,
- Experimenten, die Ihnen helfen sollen, neue Fertigkeiten praktisch anzuwenden, und
- Übungen, die Sie immer wieder ausprobieren können.

Das Ziel dieses Buches ist, die Angehörigen bei den Herausforderungen und häufigen Probleme zu begleiten, die unserer Erfahrung nach ihre Rolle mit sich bringt. Es ist jedem Leser und jeder Leserin selbst überlassen, wie sie dieses Buch durcharbeiten möchten. Manche überfliegen zuerst den ganzen Text und kehren dann zu den entsprechenden Kapiteln zurück, die auf die jeweils aktuelle Situation zutreffen. Andere arbeiten sich lieber methodisch der Reihe nach durch jedes Kapitel des Buches und verinnerlichen die einzelnen Fertigkeiten. Wählen Sie die Methode, die für Sie am besten ist.

## Neue Fertigkeiten lernen

Um die komplexen Schwierigkeiten, die mit einer Essstörung einhergehen, zu bewältigen, brauchen Sie möglicherweise neue Fertigkeiten. Das sind Fertigkeiten, die es Ihnen ermöglichen, (1) Gewohnheiten aufzugeben, (2) Ängste zu bekämpfen und (3) eine gute, vielseitige Kommunikation zu entwickeln. Diese wesentlichen Fertigkeiten benutzen auch Fachkräfte, sie müssen jahrelang trainiert, geübt und supervidiert werden, bevor sie beherrscht werden. Wir haben festgestellt, dass die meisten Angehörigen entweder bereit sind, diese Fertigkeiten selbst anzuwenden, oder lernen wollen, wie professionelle Fachkräfte arbeiten, um selbst Unterstützung anbieten zu können.

### 1 Schädliche Gewohnheiten aufgeben

Der Prozess, schädliche Gewohnheiten aufzugeben, beinhaltet drei Komponenten: Aufmerksamkeit, Planen und Testen/Tun (abgekürzt mit dem Akronym APT). Achten Sie auf die jeweiligen Symbole in den Kapiteln.

**A bedeutet AUFMERKSAMKEIT.** Was kann ich aus meinen Beobachtungen lernen? Aufmerksamkeit und Reflexion sind wesentlich, um Informationen zu sammeln und Wissen zu gewinnen.

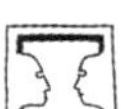

**AUFMERKSAMKEIT:** Dieses Symbol bedeutet für Sie, eine neue Perspektive einzunehmen – beispielsweise sich selbst von außen zu beobachten, etwa so, wie andere Sie sehen. Machen Sie Notizen und sammeln Sie Informationen über Ihr Verhalten und Auslöser für dieses Verhalten, die Sie vielleicht sonst nicht beachten und ignorieren, weil es automatische Prozesse sind. Fragen Sie die Familie oder andere Ihnen nahestehende Menschen, denen Sie vertrauen, nach einer Rückmeldung über Ihr Verhalten. Wenden Sie dazu „aktives Zuhören“ an (siehe Kapitel 8 „Kommunikation“).

**P steht für genaues PLANEN und Vorbereiten.** Gewohnheiten und angelernte Verhaltensweisen können ganz automatisch ablaufen und ein Eigenleben führen, wenn sie nicht frühzeitig unterbrochen werden. Überlegen Sie gut und schreiben Sie Ihren Plan nieder, damit diese Gewohnheiten durchbrochen werden können. Sorgen Sie dafür, dass auch andere Schlüsselfiguren in diesen Prozess eingebunden werden. So kann die Person mit der Essstörung die bestmögliche Unterstützung bekommen.

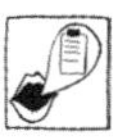

**PLANEN:** Das Symbol soll Sie motivieren, Zeit in die präzise Planung und Vorbereitung zu investieren. Überlegen Sie sich Lösungswege, um Hindernisse zu überwinden (zum Beispiel, indem Sie Wenn-dann-Sätze formulieren). Es hilft, diese laut auszusprechen, etwa in ein Aufnahmegerät oder zu jemandem, dem Sie vertrauen.

**T steht für TESTEN oder TUN.** Wählen Sie eine Herausforderung. Was erwarten Sie zu lernen? Wir lernen, indem wir unser Gehirn mit etwas Neuem überraschen.

**TESTEN/TUN (und dann weiter trainieren):** Wagen Sie den Sprung – und setzen Sie Ihre Pläne immer wieder in eine Handlung um (mindestens sieben Mal), damit diese neu abgespeichert wird. Nicht jeder Versuch wird erfolgreich sein, aber bleiben Sie dran! Es wird Zeit, Geduld und Übung kosten, neue Reaktionen zu lernen, aber es ist möglich. Dann gehen Sie zurück zu A. Betrachten Sie aufmerksam, was passiert ist, was gut gelaufen ist, was schiefgelaufen ist, was noch mehr Planung, Vorbereitung und Testläufe benötigt.

APT ist ein kontinuierlicher Prozess. Nachdem etwas Neues versucht wird, braucht es Zeit, zurückzublicken, eine Bestandsaufnahme zu machen und nachzudenken. Welche Erfahrungen haben Sie gemacht? Was würde Ihnen helfen, diese Veränderungen zu verinnerlichen und beizubehalten? Können Sie noch andere Menschen fragen, ob sie Ihre Ansicht dazu teilen und Anmerkungen machen können?

Ihre eigenen Veränderungen haben nicht nur die Macht, Symptome einer Essstörung zu schwächen, sondern sie zeigen auch den Betroffenen, dass Sie bereit sind, sich zu ändern, und so hoffentlich als positives Beispiel vorangehen. Es lehrt Sie auch, wie schwierig der Prozess einer Veränderung ist. Sie erreichen also drei Dinge gleichzeitig: die Krankheit schwächen, als gutes Beispiel vorangehen und eigene Einsicht gewinnen.

## 2 Ängste bekämpfen

Um Ängste zu bekämpfen, braucht es den Mut, die Ängste wahrzunehmen und sich ihnen zu stellen. Das Geheimnis ist, die Aufgabe in Teilaufgaben zu zerlegen. Erstellen Sie eine Reihe, von der kleinsten bis zur größten Angst. Beginnen Sie mit jener Angst, die eine Herausforderung darstellt, aber nicht zu überwältigend ist und nicht zu viel Angst macht. Es braucht Zeit und wiederholtes Üben, um das neu Gelernte abzuspeichern.

## 3 Kommunikation

Genaues Zuhören und Ermutigungen sind wichtig in der Kommunikation mit jedem Menschen. Auch dazu braucht es Zeit und Übung.

Das Kästchen „Zum Nachdenken“ am Ende jedes Kapitels gibt die wichtigsten „Take home“ Informationen kurz wieder. Das Wesentliche aus jedem Kapitel kann aber auch sehr individuell sein. Was haben *Sie* gelernt? Es kann hilfreich für Sie sein, Ihre Verhaltensweisen zu beobachten und in einem Tagebuch festzuhalten. Wir alle profitieren von regelmäßigem Feedback darüber, wo wir stehen. Können Sie sich vorstellen, über bestimmte Verhaltensweisen eine Liste zu führen? Haben Sie den Mut, offen zu sein und mit jemandem darüber zu sprechen, der Ihnen eine Rückmeldung bezüglich Ihres Fortschritts geben kann?

Es ist nicht leicht, die beschriebenen Fertigkeiten zu erlangen. Dennoch sind es nützliche Fertigkeiten, die in vielen Situationen des Lebens angewendet werden können. Außerdem können Sie der betroffenen Person besser helfen, die essstörungsspezifischen Verhaltensweisen zu verändern, wenn Sie selbst einen Veränderungsprozess durchgemacht haben.

## Wird es funktionieren? Gibt es Beweise dafür?

Von der Medizin als klinischer Wissenschaft wird erwartet, dass Behandlungen „evidenzbasiert" sind. Sie fragen sich vielleicht, was das bedeutet. Im Grunde heißt es, dass ForscherInnen und KlinikerInnen nachweisen müssen, dass eine Intervention den Patientinnen und Patienten hilft. Die beste Evidenz kommt aus groß angelegten randomisierten Studien, die eindeutige Ergebnisse liefern können. Die Frage, ob eine Behandlung hilft, ist trotzdem komplexer – es darf nicht vergessen werden, dass es individuelle Unterschiede bei den Betroffenen gibt. Das bedeutet, dass wir auch die individuellen Merkmale der Patientinnen und Patienten, ihre Erfahrungen und die spezifischen Auswirkungen ihrer Essstörung berücksichtigen müssen. Essstörungen entstehen in sensiblen Entwicklungsphasen und dauern unterschiedlich lange.[1] Die Art der Essstörung, ihre Auswirkungen und wie die betroffene Person auf die Behandlung anspricht, sind unterschiedlich. (In England wird zu Beginn der Erkrankung Familien-basierte Therapie erfolgreich eingesetzt, die nicht mehr so gut wirkt, wenn sich die Krankheit chronifiziert hat.) Auch gibt es Unterschiede darin, was die Patientinnen und Patienten wollen: Wenn jemand die Behandlung abbricht, kann die Intervention nicht helfen. Das heißt, es gibt nicht „DIE" Behandlung für Essstörungen, die allen gleich gut hilft. Vielmehr ist ein individuell angepasstes Therapiekonzept notwendig. Es muss für alle Betroffenen individuell entschieden werden, welche Behandlung passt.

Es gibt viele wissenschaftliche Untersuchungen, die belegen, dass Stress und Belastung reduziert werden können, wenn man Angehörige von Menschen mit Essstörungen mit Informationen und Fertigkeiten ausstattet. Auch gibt es gute Belege dafür, dass der Einbezug der Familie möglichst früh im Erkrankungsverlauf einen langen, chronischen Verlauf verhindern kann.

Weniger Informationen gibt es darüber, wie Angehörige helfen können, wenn die Gewohnheiten der Essstörung schon zu einer Art Identität geworden sind. Die Fertigkeiten, die in diesem Buch beschrieben sind, wurden daher auch für solch schwierige Situationen entwickelt. Es gibt vorläufige Evidenz aus zwei Studien, die gezeigt haben, dass Patientinnen und Patienten die Veränderung von Beziehungen positiv beurteilen, wenn die Eltern oder andere Angehörige zu Hause einige Tipps und Ratschläge aus dem Buch befolgt haben. Zudem wird das Ausmaß der Essstörung geringer und ein stationärer Aufenthalt seltener notwendig.

Die Materialien zum Thema „Essstörungen“ werden von uns laufend weiterentwickelt, da wir immer mehr Erfahrung haben, und der Verein *Succeed* hat uns in der Produktion von audiovisuellem Material unterstützt, das zusätzlich zum Buch angeboten wird (www.succeedfoundation.org).[2] Daher glauben wir, dass es für die Verwendung dieser Materialien gute Evidenz gibt. Weltweit werden diese Materialien verwendet, zum einen um Familienangehörigen diese Fertigkeiten beizubringen, zum anderen in Trainings für Krankenpflegepersonal in Spezialkliniken.

## Tipps für die erfolgreiche Anwendung dieses Buches

### 1. Fertigkeiten aufbauen

AUFMERKSAMKEIT, PLANEN und TUN, aber auch die Bereitschaft, sich den eigenen Ängsten zu stellen, und gute Kommunikation sind grundlegende Komponenten dieses Buches. *Es kann nicht oft genug betont werden, wie wichtig es ist, fortlaufend zu lernen und zu üben.*

Die Ausbildung von professionellen Therapeutinnen und Therapeuten dauert Jahre und umfasst die kontinuierliche Begleitung durch andere, erfahrenere Expertinnen und Experten (bekannt als „Supervision“). Während der Ausbildung wird Audio- und Videomaterial der Therapiestunden ausgewertet und es werden die Fortschritte und Fehler der angehenden Therapeutinnen und Therapeuten durchgängig reflektiert, analysiert und dokumentiert. Dies ist also offensichtlich nicht ohne Weiteres auf die Situation zu Hause übertragbar … Versuchen Sie, sich gezielt Zeit zu nehmen, um über Ihren Fortschritt zu reflektieren. Wenn möglich, bitten Sie

Ihre Partnerin oder Ihren Partner, Menschen aus der Verwandtschaft oder dem Freundeskreis und auch die betroffene Person mit der Essstörung um Feedback.

Ist es möglich, von anderen Personen in der gleichen Situation Unterstützung zu bekommen, vielleicht in einer Selbsthilfegruppe?

## 2. Der Prozess

Durch dieses Buch und die Übungen werden Sie erkennen, dass der Prozess – also *wie und was Sie tun* – wichtiger ist als die einzelnen Interaktionen. Denken Sie immer daran!

## 3. „Aus Fehlern kann man lernen"

Wie in allen Bereichen des Lebens können auch bei der Anwendung der im Buch vorgestellten Techniken und Strategien Fehler passieren und es ist äußerst wichtig, diese Fehler nicht als Versagen zu sehen. Lassen Sie nicht zu, dass hohe persönliche Erwartungen oder Perfektionismus Ihre neuen Fertigkeiten blockieren. Tatsächlich können Fehler als Möglichkeit gesehen werden, etwas zu lernen. Sie zeigen, dass kein Mensch und kein Prozess perfekt ist. Sie müssen Fehler machen, um den richtigen Weg für sich zu finden. Denn wenn Sie aus Angst, Fehler zu machen, zu wenig ausprobieren (siehe APT-Zyklus: TESTEN/TUN), übersehen Sie vielleicht auch manches, das bei der Unterstützung der betroffenen Person positiv wirken könnte. Wir werden Sie im Laufe des Buches immer wieder daran erinnern.

## Abschließend

Es ist unmöglich, für jedes Problem, dem Sie begegnen könnten, Beispiele anzuführen. Wir hoffen, dass Sie manche der vorgestellten Inhalte an Ihre Situation anpassen können.

Wir haben dieses Buch mit Hilfe vieler Angehöriger entwickelt, die uns mitgeteilt haben, welche Bedürfnisse sie haben, was funktioniert und was nicht. Es können möglicherweise Fehler auftreten, für die wir uns entschuldigen möchten. Wir haben immer großes Interesse daran, unsere Arbeit weiter zu verbessern.

### Anmerkungen

1 Von kurzer Dauer spricht man, wenn die Erkrankung nach weniger als drei Jahren ausgeheilt ist. Es gibt aber auch schwere Verläufe, die länger als sieben Jahre andauern können.

2 In Österreich werden Workshops und Online-Interventionen auf der Website www.succeat.at angeboten. Eine DVD ist in deutscher Übersetzung verfügbar.

# 1 Gegenseitiges Verständnis – Leben mit einer Essstörung

Die Inhalte dieses Buches richten sich primär an Angehörige oder professionelles Fachpersonal, die Betroffene bei der Genesung unterstützen. Viele Inhalte können aber auch für dich als betroffene Person hilfreich sein.

## Warum solltest du weiterlesen?

Du hast dieses Buch vielleicht von einem Familienmitglied, einem Freund oder einer Freundin bekommen; und es ist bereits auf dieser Seite aufgeschlagen. Oder du hast das Buch selbst gefunden, oder es wurde dir empfohlen. Wie auch immer du dazu gekommen bist, wie auch immer deine derzeitige Situation aussieht und wie lang oder kurz deine bisherige Reise gewesen sein mag, du hast wahrscheinlich deine ganz eigene Geschichte, deine ganz persönlichen, gemischten Gefühle. Du *hoffst* vielleicht, dass jemand deine Not erkennen wird; du bist vielleicht *bestürzt* oder *verärgert* darüber, dass andere denken, du seist krank; möglicherweise bist du *gefangen* durch dein Geheimnis, deine „Stütze" im Leben, deine „erfolgreiche" Bewältigungsstrategie; bist über dein Verhalten *entsetzt* und *schämst* dich wegen der Folgen und Auswirkungen auf andere. Wer auch immer du bist, wie auch immer du dich fühlst und unabhängig davon, wie stark, zwiespältig oder unentschlossen dein Wunsch nach einer Veränderung ist, du musst *Vertrauen* haben. Vertrauen, dass du irgendwo und irgendwie an einem Punkt anlangen wirst, an dem du jemanden *brauchst*. DU musst den Willen haben, diese Situation zu bewältigen, doch egal wie frei du dich fühlst oder wie unabhängig du zu sein glaubst, denke daran: **„Nur du allein kannst es schaffen, aber du kannst es nicht allein schaffen."**

Dieses Buch soll deine Angehörigen, möglicherweise einen Freund, eine Freundin, deine Eltern oder Geschwister, darüber aufklären, wie sie dich durch deine Essstörung hindurch begleiten und unterstützen können. Die Methoden und Informationen in diesem Buch wurden über einen längeren Zeitraum hinweg gesammelt und basieren auf drei unterschiedlichen Perspektiven – von Fachkräften, von Angehörigen, die Erfahrung mit

Essstörungen haben, und von Betroffenen auf dem Weg, gesund zu werden.

Es gibt nichts, das dich davon abhält, dieses Buch zu lesen, wenn du das möchtest. So kannst du zu deinem eigenen Coach werden. Du kannst das Buch selbst lesen oder es auch deinen Freundinnen, Freunden, deinem Therapeuten oder deiner Therapeutin zeigen. Wir möchten dich ermutigen, das Buch so zu nutzen, dass es dir bestmöglich hilft.

Zunächst möchten wir einen Überblick über die Inhalte geben, damit du verstehst, welchen Ansatz deine Angehörigen vielleicht verfolgen. Außerdem lernst du vielleicht zu schätzen, wie sehr es dir am Beginn oder während deiner Reise helfen kann, wenn deine Angehörigen informiert und geschult sind und dir zur Seite stehen. Wir haben festgestellt, dass Angehörige deinen Kampf besser nachvollziehen können, wenn sie selbst erkennen, wie schwierig es ist, eigenes Verhalten zu ändern.

## Ein kurzer Überblick

### 1 Tier-Metaphern

Die Symptome einer Essstörung wirken sich nicht nur auf dich als betroffene Person selbst aus, sondern auch auf jene Menschen, die dir nahestehen. So kann dein Verhalten eine Vielzahl unterschiedlicher Reaktionen hervorrufen: Wut, Frustration, Hoffnungslosigkeit, Tränen, Panik, Angst bis hin zum Wegschauen. In Kapitel 5 können Angehörige lernen, ihre Reaktion auf Symptome der Essstörung zu identifizieren und sich diese bewusst zu machen. Wir haben einige Tier-Metaphern entworfen, die typische Reaktionen von Angehörigen auf Symptome der Essstörung beschreiben. Überlege, ob deine Angehörigen einige dieser Verhaltensweisen zeigen.

Wollen sie dich ständig beschützen und jeden deiner Schritte überwachen? Behandeln sie dich wie ein kleines Kind, als könntest du keine Entscheidungen selbst treffen? Mit anderen Worten, sind sie wie ein *Känguru*, das dich in seinem Beutel beschützt und darin versteckt?

Oder greifen sie dich häufig an und sind wütend und verärgert? Können sie nicht verstehen, warum du dich so verhältst? „Iss einfach mehr, das ist doch ganz leicht!“ oder „Geh nach dem Essen einfach nicht auf die Toilette – Problem gelöst“. Mit anderen Worten, sind sie wie ein *Nashorn*, das nur zwei Lösungen kennt: Wut und Kontrolle?

Verhalten sich deine Angehörigen vielleicht wie ein *Terrier*, nörgeln ständig an dir herum, kritisieren dich für dein Verhalten und fragen andauernd nach, ob und was du gegessen hast?

Möglicherweise fällt dir auf, dass deine Angehörigen deinen schlechten Gesundheitszustand, deine negativen Gewohnheiten und dein selbstzerstörerisches Verhalten ignorieren. Wäre es für sie vielleicht zu schwierig, zu schmerzvoll, zu beängstigend, wenn sie wirklich hinsähen? Stecken sie den Kopf in den Sand wie ein *Vogel Strauß*, hoffen, dass die Zeit vergeht und alle Probleme einfach verschwinden?

Oder brechen sie angesichts deines Verhaltens in Tränen aus und sind sehr emotional wie eine *Qualle*? Sie haben vielleicht unendlich viele Schuldgefühle und schämen sich, weil sie davon überzeugt sind, Schuld an „allem“ zu sein.

Diese emotionalen Reaktionen können dazu führen, dass Angehörige sich fürchten, die Bewältigung der Essstörung mit dir in Angriff zu nehmen. Diese Anpassung der Angehörigen an die Erkrankung wird in Kapitel 5 und 13 besprochen. Angehörige brauchen viel Kraft und ausreichend Informationen, um ruhig bleiben zu können und dich zu unterstützen.

In Kapitel 9 und 13 wird erklärt, dass die beschriebenen Reaktionen, auch wenn sie nachvollziehbar sind und automatisiert ablaufen, weder für dich noch für deine Angehörigen hilfreich sind. Wir möchten daher Angehörigen verschiedene Werkzeuge, nützliche Fertigkeiten und das nötige Wissen mit auf den Weg geben, damit sie ihre Reaktionen verändern können, um mit dir statt gegen dich zu arbeiten. Dadurch können sie dich in Richtung Heilung, Leben und Gesundheit unterstützen, statt die Krankheit weiter zu fördern. Die Essstörung wird dadurch in Frage gestellt und abgeschwächt und nicht weiter verstärkt. Wenn Angehörige ihr Verhalten verändern, hilft das dir vielleicht auch zu erkennen, dass Veränderung möglich ist.

## 2 Fakten

Angehörige werden in Kapitel 2 und 3 über Essstörungen aufgeklärt. In Kapitel 2 werden gängige Mythen und Vorurteile besprochen und ausgeräumt, außerdem wird Wissen vermittelt, wie Symptome von Essstörungen besser erkannt werden können. In Kapitel 3 erfahren Angehörige etwas über potenzielle medizinische Risiken sowie die Auswirkungen von Essstörungen auf die Gesundheit. Möglicherweise ist es auch für dich hilfreich, diese Kapitel zu lesen. Du wirst merken, wie wenig sich unsere Gesellschaft mit Essstörungen, deren Risiken und Auswirkungen auf die Gesundheit beschäftigt. Darüber hinaus können du und deine Angehörigen ein gemeinsames Verständnis für die Krankheit entwickeln und so von einer gemeinsamen Perspektive aus *zusammen*arbeiten, was ein großer Vorteil ist.

Wir besprechen auch die besonders schädlichen Aspekte der Krankheit, die angstmachenden Symptome, wie der Mangel an lebenswichtigen Nährstoffen, und die körperlichen Auswirkungen und Folgeschäden, z. B. auf das Gehirn. Die eingeschränkte Gehirnfunktion ist besonders problematisch, da sie für die Genesung benötigt wird. Durch die Mangelernährung entstehen verzerrte Denkmuster. Das ist einer der wesentlichsten Gründe, warum du auf deinem Weg vielleicht Hilfe von anderen brauchst (und einer der wichtigsten Gründe, weshalb wir dieses Buch geschrieben haben).

## 3 Veränderung

In Kapitel 7 werden die unterschiedlichen Phasen der Veränderung, die Betroffene durchlaufen, dargestellt. Vielleicht kannst du dich mit dem Text und der Beschreibung auf den Seiten 90 bis 92 identifizieren? Angehörige müssen erkennen, dass du den Willen zur Veränderung aufbringen musst. Nur du kannst dich für das Leben, die Gesundheit und die Zukunft entscheiden. Denk daran: *„Nur du allein kannst es schaffen."* Jeglicher Druck oder Zwang und jegliche Täuschungsversuche sind zwecklos, wenn du entschlossen bist, die Krankheit nicht aufzugeben. Die Angehörigen lernen jedoch in Kapitel 7, dass sie im Prozess der Veränderung sehr wohl eine Rolle spielen. Sie sollten dir Zeit und Raum geben und dich ermutigen, die Vor- und Nachteile der Veränderung in Worte zu fassen. Das ist wichtig für dich. Denke daran: *„Du kannst es nicht allein schaffen."* Die „Bereitschaftsskala" bietet dir außerdem ein konkretes Instrument, um den Fortschritt zu messen.

## 4 Kommunikation

In Kapitel 8 liegt der Fokus auf der Kommunikation – ein bedeutendes Element im Heilungsprozess. Kommt es dir vielleicht so vor, als ob dir niemand zuhörte? Als ob man dich zu Hause einfach nicht verstünde? Wirkt es vielleicht, als würde niemand begreifen, wie hart du kämpfst, und keiner bemerken, wenn du etwas erfolgreich geschafft hast? Kommunikation lässt sich nur schwer verändern, besonders wenn die Beziehungen innerhalb einer Familie bereits angespannt sind und schon Unmut herrscht. In Kapitel 8 werden kommunikative Fähigkeiten erklärt, damit deine Angehörigen dich im Heilungsprozess langfristig besser unterstützen können. Auch kurzfristig verbessern sich dadurch die Stimmung zu Hause und die Beziehungen der Familienmitglieder untereinander.

## 5 Verloren gegangene Emotionen

Es kann sehr schwierig sein, die emotionale Komponente deiner Essstörung zu verstehen. Wirkt es so, als gehe es „nur" um das Gewicht, „nur" um Kalorien, Sport und das, was du im Spiegel siehst? Oder ist dir bewusst, wie sehr die Essstörung starke Emotionen und intensive Gefühle abschwächt, kontrolliert oder abstumpfen lässt? In welcher Situation du auch gerade bist, nimm dir etwas Zeit, um den folgenden Absatz durchzulesen. Eine Betroffene beschreibt darin ihre Beziehung zur Magersucht – die sie sehr treffend „ES" (Essstörung) nennt – zu dem Zeitpunkt, als sie stationär im Krankenhaus aufgenommen wurde:

> „Die Krankenpflegerinnen ertrugen meine Gefühlsausbrüche, meine Wut, meine Tränen, meine Frustration und mein Schreien, als zwei Jahre unterdrückte Gefühle und Emotionen unkontrolliert aus mir herausströmten. Sie ließen mich kämpfen, sie ließen mich weinen und um den Verlust meines sogenannten ‚Freundes' trauern. ES zerstört sämtliche Gefühle, positive wie negative.

Wenn ES da ist, gibt es keine Wut, kein Lachen, keinen Zorn, keine Freude, keine Traurigkeit, kein Vergnügen, keine Ängste, keinen Schmerz, nur Taubheit. Überhaupt keine Gefühle, einfach nichts. ES ist eine Barriere und ein Beschützer. Wenn ES da ist, fühlt man sich unantastbar, unsichtbar und geschützt. Nach einigen Wochen der Behandlung begannen meine Gefühle immer mehr zu fließen – zunächst sehr intensiv und unkontrollierbar! Meine Emotionen waren extrem beängstigend, unbekannt und konnten rasch umschlagen. Innerhalb weniger Augenblicke konnte Ruhe zu Panik werden, Lachen zu Scham. Bei jeder Gelegenheit kamen mir die Tränen. Je mehr ich mich auf das Leben einlasse, desto mehr lerne ich, wie ich diese fremden Gefühle kontrollieren kann. Die Taubheit, die ES schafft, verdrängt alles andere. Mit einer Essstörung verpasst man all die wunderbaren Emotionen, die das Leben bereithält, nur um die schmerzhaften Gefühle zu vermeiden. Durch die Behandlung lernt man, wie man mit dem Leben und all den damit verbundenen Emotionen umgeht."

Auch andere Verhaltensweisen wie Essanfälle, übermäßiger Sport und Erbrechen können dazu dienen, intensive Gefühle zu lindern oder von ihnen abzulenken. Möglicherweise fühlst du dich permanent „voll", aufgeblasen wie ein Ballon und kannst nichts mehr essen. Versuche, diese Wahrnehmung einmal anders zu betrachten. Bist du vielleicht voller unterdrückter Gefühle und Emotionen? Wirkst du vielleicht diesem „Völlegefühl" entgegen, indem du dein Essen einschränkst oder indem du womöglich Abführmittel einnimmst oder erbrichst?

Gefühle wahrzunehmen und über Gefühle zu sprechen ist schwierig für viele Menschen und Familien (auch solche ohne Essstörung). Manchmal kommt es einem so vor, als wäre es ein Tabu, über Gefühle zu sprechen. Vielleicht hat dich daher auch noch nie jemand gefragt, wie du dich fühlst. Vielleicht kannst du deshalb deine Emotionen nicht erkennen oder identifizieren. Häufig lernt man etwas am besten, wenn jemand anderer mit gutem Beispiel vorangeht. Angehörigen wird in Kapitel 11 erklärt, wie wichtig es ist, „emotionale Intelligenz" zu lernen und über Emotionen zu sprechen.

## 6 Abgebrochene Beziehungen

Durch die Essstörung hast du dich vielleicht von deinem Umfeld abgekapselt. In Kapitel 10 geht es um soziale Kommunikation und darum, wie die

Essstörung deine Beziehungen zu Partnerinnen, Partnern, Freundinnen, Freunden und Geschwistern beeinträchtigen kann. Isolation und Einsamkeit sind sehr schädlich für den Menschen als soziales Wesen und die dadurch entstehende Belastung kann deiner Psyche und deinem Körper weiter schaden. Das Wissen und die Fertigkeiten aus diesem Buch können die abgebrochenen Beziehungen wieder herstellen. Das ist der erste Schritt, mit der Welt wieder mehr verbunden zu sein.

## 7 Essen und Verhalten

Die Kapitel 12 und 13 behandeln Themen rund ums Essen (zu wenig essen, zu viel essen) und in Kapitel 14 werden andere problematische Verhaltensweisen besprochen. Möglicherweise hast du strenge Regeln beim Essen. Zum Beispiel „Man muss sich Essen erst verdienen und hart erarbeiten“ oder „Lebensmittel dürfen nicht vermischt werden, keinesfalls Eiweiß, Kohlehydrate und Gemüse gleichzeitig essen“. Kannst du dich vielleicht mit manchen Regeln auf den Seiten 185 und 186 identifizieren? Hast du vielleicht Regeln, die dir helfen, dich nach dem Essen sicherer zu fühlen, wie z.B. Sport, Erbrechen oder die Einnahme von Abführmitteln? Um eine Essstörung überwinden zu können, musst du auch dieses Verhalten und diese Regeln ablegen. Das ist vielleicht ein Schritt in Richtung Gesundheit, der dir sehr schwierig vorkommt und große Angst macht. Wir erklären in Kapitel 12, wie Angehörige dir helfen können, dich von diesen Regeln zu trennen, indem du zuerst deine persönlichen Regeln identifizierst (Seite 137), dann den ABC-Ansatz anwendest (Seite 203) und die Vor- und Nachteile abwägst (Seite 213). Außerdem werden praktische Ratschläge gegeben, wie Angehörige dir bei Mahlzeiten und mit dem Essen helfen können – unabhängig davon, wie sehr du die Veränderung oder die Hilfe momentan ablehnst. *„Du kannst es nicht allein schaffen“* trifft besonders auf das Essverhalten zu. In Kapitel 13 wird erklärt, wie gefährliche Essgewohnheiten und damit verbundene Vorgänge im Gehirn dazu führen können, dass ein nahezu unkontrollierbares Verlangen (Heißhunger) nach Essen entstehen kann. Es wird außerdem beschrieben, wie Veränderungen in deinem Umfeld dazu beitragen können, deine aus den Fugen geratene Appetitregulation wieder zu normalisieren.

Es mag Verhaltensweisen geben, mit denen andere Familienmitglieder nur schwer umgehen können, z. B. Erbrechen, Isolation oder Essanfälle. Ebenso mag es Verhaltensweisen geben, mit denen du selbst schwer umgehen kannst oder die dich anstrengen, z. B. Reinigungsrituale, Kochrituale, ständige negative Gedanken und häufiges Grübeln. Vielleicht bist du zwar bereit und motiviert, gewisse Verhaltensweisen zu ändern, zögerst aber noch, andere Verhaltensweisen aufzugeben, die dir am meisten „Sicherheit" geben. In Kapitel 14 zeigen wir den Angehörigen verschiedene Methoden, wie sie dich im Umgang mit problematischen Verhaltensweisen unterstützen und begleiten können. Wir zeigen Angehörigen den APT-Ansatz, um Gewohnheiten zu verändern (siehe Einleitung).

Zu Beginn dieses Ansatzes steht die **AUFMERKSAMKEIT**. Ein bestimmtes Verhalten wird wahrgenommen und bewusst gemacht, indem festgehalten wird, wann und in welchem Zusammenhang es auftritt. Dieser Schritt kann auch genutzt werden, um später Fortschritte sichtbar zu machen.

Der nächste Schritt ist das **PLANEN**. Es müssen Wenn-dann-Szenarios vorbereitet werden, die dir dabei helfen, herauszufinden, was du verändern möchtest, wie du es angehen willst, wer dich dabei unterstützen kann usw. Dabei kann es helfen, alle möglichen Schwierigkeiten zu visualisieren (ein Szenenbuch zu haben wie in einem Film) und darüber zu sprechen. Du musst dich für die Zeit, in der du das Verhalten tatsächlich ausprobierst, gut vorbereiten.

Im **TUN** schließlich geht es darum, das neue Verhalten immer wieder zu testen. Was hast du dabei gelernt? Kannst du etwas von der Erprobung der neuen Verhaltensweise für dich mitnehmen? Du musst es zumindest siebenmal versuchen. Denk daran, du wirst Fehler machen – *jeder* macht manchmal Fehler – und jeder Fehler ist ein Geschenk. Wenn dein Ziel zu schwierig (oder zu leicht war), suche dir ein neues Ziel, das besser passt.

## Gedanken von Betroffenen

Wie haben Betroffene reagiert, deren Angehörige dieses Buch genutzt haben?

- **Beruhigung:** „Ich hatte das Gefühl, dass meine Eltern irgendwie ‚erleichtert' und ‚befreiter' waren. Es war für sie ein Trost, dass andere Menschen vor denselben Problemen und Herausforderungen stehen. Sie waren bei mir dann weniger gestresst."
- **Isolation durchbrechen:** „Jahrelang waren meine Eltern mit mir und der Krankheit gefangen. Sie ließen mich nicht mehr allein, fuhren nicht mehr auf Urlaub, gingen nicht mehr ins Kino oder sonst irgendwohin. Die ganze Familie lebte nur noch mit der Essstörung und alles konzentrierte sich darauf. Es war, als wären wir alle in einer Blase gefangen gewesen. Ich glaube, das Buch half ihnen – trotz ihrer Fürsorge für mich – über die Krankheit hinaus zu blicken, sich Zeit für sich selbst zu nehmen, Dinge zu tun, die ihnen Spaß machten, und ihr Leben zu leben, statt alles nur noch durch mich und meine Krankheit zu erleben."
- **Geheimnisse enthüllen:** „Bis meine Mutter mehr über Essstörungen lernte, war meine Essstörung ein Geheimnis. Sie war Privatsache und gehörte mir allein. Ich war hinterlistig und richtig gut darin! Irgendwie hat ihr Wissen meine Krankheit ‚aufgedeckt'. Sie wusste über die Tricks Bescheid und kannte meine Täuschungsversuche. Die Krankheit war auf einmal nicht mehr so individuell und persönlich. Irgendwie war eine Barriere durchbrochen worden. Ich war am Anfang außer mir vor Wut, aber rückblickend war es der einzige Weg, wie ich den Heilungsprozess beginnen konnte."
- **Verständnis:** „Was im eigenen Kopf vorgeht, ist für andere wirklich komplex und schwierig zu verstehen. Sie verstehen die Ängste, die Schuldgefühle, die Selbstverachtung einfach nicht. Es ist alles so unbegreiflich. Meine Eltern waren sich der Gefühle hinter meiner Krankheit nicht bewusst. Für sie ging es zunächst immer nur um das Essen. Sie wollten, dass ich mehr esse und so viel wie möglich bei mir behalte. Nachdem sie dieses Buch gelesen hatten, begannen sie zu verstehen, dass weit mehr dahintersteckte – sie verstanden meine Überempfindlichkeit, meine unterdrückten Gefühle, meine Persönlichkeit, mein

vermindertes Selbstwertgefühl und meine negative Interpretation von sozialen Situationen. Ihr Verhalten mir gegenüber veränderte sich komplett."

- **Wer entscheidet eigentlich?** „Ich glaube, meine Mutter erkannte, dass sich mein Leben nur ändern würde, wenn ich es selbst wollte. Sie überließ mir mehr Entscheidungen und gab mir mehr Verantwortung. Es war manchmal hart, ihr Vertrauen nicht zu missbrauchen, aber die Schuld- und Schamgefühle, die ich hatte, wenn ich es tat, waren unerträglich. Ich denke, wenn sie die Zügel nicht aus der Hand gegeben hätte, dann hätte ich sicher jahrelang keinen Fortschritt gemacht."
- **Realitätstest:** „Zu diesem Zeitpunkt hatte ich bereits entschieden, dass ich mich ändern wollte. Ich hatte die Vor- und Nachteile der Krankheit so oft mit meinen Eltern durchgesprochen. Ich kannte sie alle bis ins Detail! Das Frustrierende war nur, dass sich, sobald es ums Essen ging, mein Blick verengte. Ich konnte einfach nicht mehr sehen, dass ich Pläne für die Zukunft, Hoffnungen und Ziele hatte. Alles, was ich sehen konnte, war das Essen auf dem Teller vor mir. Meine Eltern erinnerten mich beim Essen dann an die ‚echte Welt' und das ‚Gesamtbild'. Das half mir, daraus auszubrechen."

**EINE NEUE PERSPEKTIVE**

- Wenn du den Mut hast, dieses Buch zu lesen, hast du den ersten Schritt bereits getan, um über die Essstörung hinaus das Gesamtbild des Lebens zu sehen, das nach der Essstörung auf dich wartet.
- Du wirst es schaffen, eine neue Perspektive einzunehmen – nämlich wie das Ganze für Außenstehende aussieht.
- Du wirst Reife und Weisheit erlangen, wenn du es schaffst, einen Einblick in deine eigenen Gedanken, Emotionen, Eindrücke, Erinnerungen und Wahrnehmungen und jene anderer Menschen zu gewinnen.

**ZUM NACHDENKEN**

1. *„Nur du allein kannst es schaffen, aber du kannst es nicht allein schaffen.“* Mit diesem Buch versuchen wir, Angehörigen das Wissen zu vermitteln, das sie brauchen, um sich durch die Krankheit nicht so hilflos zu fühlen und besser mit ihr umgehen zu können.
2. Geheimnisse sind nicht hilfreich. Offenheit und Respekt sind die Schlüsselelemente für den Heilungsprozess. Dieses Buch spricht einige der Klischees über Essstörungen offen an.
3. „Jeder Fehler ist ein Geschenk“ – aus Fehlern können wir viel lernen. Sie erinnern uns daran, was falsch gelaufen ist und was wir ändern können, um es nächstes Mal besser zu machen.

# 2 Gemeinsam die Krankheit verstehen – Fakten über Essstörungen

Die fünf häufigsten Fragen bei *jeder* Krankheit sind:

1. Was sind die Symptome?
2. Was sind die Ursachen?
3. Wie ist der zu erwartende Verlauf?
4. Was sind die Konsequenzen für (a) die Betroffenen und (b) die Angehörigen?
5. Kann die Krankheit kontrolliert/behandelt werden?

## Handelt es sich um eine Essstörung?

Viele Menschen sind auf Diät – woher können Sie wissen, dass es nicht nur eine vorübergehende Phase ist? Die ersten Anzeichen einer Essstörung sind subtil und werden häufig von den Betroffenen geheim gehalten. Die Verhaltensweisen entstehen über mehrere Jahre hinweg und werden zuerst oft fälschlich als „Phase" bezeichnet oder als eine entwicklungsbedingte Änderung der Hobbys und Interessen wahrgenommen. Das „typische" abgemagerte Aussehen von Betroffenen führt dazu, dass sofort die Alarmglocken läuten und eine Blickdiagnose gestellt wird. Wenn das Körpergewicht aber „normal" ist, ist es notwendig, andere Anzeichen als nur das körperliche Aussehen heranzuziehen, um eine Essstörung zu erkennen. In Tabelle 2.1 finden Sie einige Anzeichen, die ein Hinweis darauf sein können, dass es um etwas Ernsteres geht als eine Diät. Wenn eine Essstörung entsteht, zeigen sich möglicherweise einige der angeführten Anzeichen.

**Tab. 2.1: Mögliche Anzeichen einer Essstörung**

- Leugnen einer Diät – Jemand, der auf Diät ist, spricht ständig darüber.
- Veränderung der Ernährungsgewohnheiten, z. B. Vegetarierin/Vegetarier werden
- Leugnen von Hungergefühlen und Heißhunger
- Verbergen des Gewichtsverlusts, z. B. indem weite Kleidung getragen wird

- Erhöhtes Interesse an Lebensmitteln – für andere kochen, in Rezeptbüchern stöbern, Supermarktregale entlanglaufen und Kalorien zählen
- Behaupten, dass man nur wenig zu essen braucht oder nur sehr kleine Portionen benötigt
- Langsames Essen, mit kleinen Bissen
- Vermeiden, mit anderen zu essen, z. B. Benutzen der Ausrede, bereits gegessen zu haben
- Auch anderes Verhalten wird zwanghafter und ritualisierter, z. B. beim Putzen, Aufräumen, Organisieren, Waschen usw.
- Entstehen von starren Regeln: nur bestimmte Lebensmittel, Marken, Tageszeiten
- Zunehmend soziale Isolation und schlechtere Laune
- Häufiges Verschwinden auf die Toilette – während oder nach Mahlzeiten; der Geruch von Erbrochenem oder die übertriebene Nutzung von Raumsprays im Haus
- Selbstkritik – Unzufriedenheit mit dem Aussehen und generell mit den eigenen Leistungen und sozialen Fähigkeiten; sich selbst herabwürdigende Aussagen wie „Ich bin nichts wert", „Ich bin so unfähig", „Ich bin dumm", „Ich bin faul", „Ich bin so verrückt" oder „Ich bin so nutzlos".
- Neues oder verschärftes Sportprogramm – intensiv, unveränderlich und bis zur Erschöpfung
- Gereiztheit und Ärger bei Konfrontation mit dem Essverhalten oder dem Sportprogramm

## Falsche Mythen über Essstörungen

Obwohl allgemeine Informationen über Essstörungen für die meisten Betroffenen gelten, gibt es bei jedem Menschen auch individuelle Aspekte. Falsche Annahmen über die Krankheit können zu nicht hilfreichen Reaktionen seitens der Angehörigen führen. Dies wiederum führt zu starken Belastungen – sowohl bei den Betroffenen als auch bei Familienmitgliedern, Freundinnen und Freunden. Im folgenden Abschnitt geben wir ein paar Beispiele für weit verbreitete falsche Mythen über Essstörungen. Sie haben vielleicht Ihre ganz eigenen Überzeugungen, die hilfreich oder nicht hilfreich im Umgang mit der Krankheit sind.

- *„Die Familie (besonders die Mutter) ist dafür verantwortlich, dass die Tochter/der Sohn eine Essstörung entwickelt."*

- *„Menschen mit einer Essstörung entscheiden sich bewusst dafür, die Krankheit zu haben. Sie wollen krank sein/sterben/nicht erwachsen werden."*
- *„Menschen mit Essstörungen wollen ihre Angehörigen bestrafen."*
- *„Familien, in denen jemand an einer Essstörung leidet, brauchen zwangsläufig eine Familientherapie."*
- *„Bei Essstörungen geht es nur um Eitelkeit und darum, wie ein Model aussehen zu wollen."*
- *„Das ist nur pubertäres Verhalten rebellischer Teenager, die Aufmerksamkeit erregen wollen."*
- *„Es ist eine Phase, die vorübergeht und aus der man hinauswächst."*
- *„Die Person ist vollständig geheilt, wenn sie stationär behandelt wurde."*
- *„Man muss alles in seiner Macht stehende tun, um die kranke Person fröhlich zu stimmen und bei Laune zu halten."*
- *„Das behandelnde Team im Krankenhaus kann die Betroffenen immer heilen."*
- *„Es geht nur um das Essen."*
- *„Menschen mit einer Essstörung wissen, was sie essen sollten, sie entscheiden sich nur dagegen."*
- *„Essstörungen sind nur extreme Diäten."*
- *„Wer einmal eine Essstörung hat, kann nie wieder gesund werden."*
- *„Wenn die Betroffenen wieder ein gesundes Gewicht haben, sind sie geheilt."*

Wenn Familienangehörige oder andere Menschen diese Ansichten haben, können negative Emotionen wie Schuldgefühle, Gewissensbisse, Wut, Frustration und Schuldzuweisungen entstehen, was zu erhöhtem Stress und Anspannung führt. Bisher sind die Ursachen von Essstörungen noch nicht eindeutig belegt und werden weiterhin wissenschaftlich intensiv erforscht. Viele schriftliche Quellen führen Mythen über die Krankheit an, die verletzend und nicht hilfreich sein können.

Fest steht, dass es bei Essstörungen nicht nur um ein Problem mit dem Essen und den Lebensmitteln geht. Das Problem liegt tiefer und hängt mit Identität, Emotionen, Überzeugungen und Werten zusammen. Die Behandlung kann längere Zeit dauern, und manche Schritte des Heilungsprozesses finden im Rahmen der normalen Entwicklung statt. Die Reise in Richtung Gesundheit ist oftmals lang und herausfordernd, aber es ist möglich, die Essstörung zu besiegen.

## Bisher bekannte Fakten …

Idealerweise haben alle Beteiligten – die betroffene Person, Familienangehörige, Experten und Expertinnen im Gesundheitswesen – eine gemeinsame Auffassung von Essstörungen und verfügen über Informationen, die auf wissenschaftlichen Erkenntnissen beruhen. Es sollte ein Austausch über Wissen, Ansichten und Einstellungen stattfinden, um Zusammenarbeit und Teamwork zu ermöglichen. Das ist in der Praxis nicht immer leicht, weil es viele widersprüchliche Informationen über Essstörungen gibt. Aber alle unterschiedlichen Ansätze und wissenschaftlichen Erkenntnisse unterstreichen eine wichtige Tatsache: *Es gibt keine eindeutige Ursache.* Wir möchten mit den folgenden Informationen, die auf qualitativ hochwertigen und weithin akzeptierten Forschungsergebnissen beruhen, ein einheitliches und grundlegendes Verständnis über Essstörungen schaffen.

## Welche Faktoren spielen bei der Entstehung einer Essstörung eine Rolle?

### Biologische Faktoren

Neueste Forschungsergebnisse weisen darauf hin, dass viele der Mechanismen, die einer Essstörung zugrunde liegen, nicht willentlich oder bewusst kontrolliert werden können. Stattdessen trägt ein Netzwerk aus biologischen Systemen – inklusive der Art und Weise, wie das Gehirn Informationen, Emotionen und Verhaltensweisen verarbeitet – zur Entstehung der Erkrankung bei. Manche dieser Faktoren sind genetisch bedingt, andere entstehen durch Umwelteinflüsse und Erziehung. Wie genau die Genetik und das Verhalten zusammenhängen, ist jedoch noch unklar.

*Zentrale Forschungsergebnisse*[1]

- Genetische Faktoren erklären über 50 Prozent des Risikos für Essstörungen.
- Häufig – aber nicht immer – entsteht eine Essstörung während der Pubertät, einer komplexen Phase, in der sich das Gehirn entwickelt und reift. Dieser zeitliche Zusammenhang kann zu einem sich selbst aufrechterhaltenden Teufelskreis führen, da das Hungern und damit

zusammenhängende gelernte Verhaltensweisen den normalen Entwicklungsprozess stören und eine Heilung erschweren können.

- Bei den Betroffenen wurde ein chemisches Ungleichgewicht im Gehirn festgestellt. Die Rezeptoren für Serotonin und Dopamin – beides wichtige Botenstoffe im Gehirn, die eine wesentliche Rolle für Stimmung und Appetit spielen – sind sowohl im akuten Krankheitsstadium als auch nach dem Heilungsprozess reduziert.
- Aufnahmen des Gehirns haben ergeben, dass das Gehirn von Menschen mit Essstörungen ungewöhnliche Reaktionen auf essensbezogene Reize zeigt. Genauer gesagt wird dabei das Vorderhirn (das bei Planung und Emotionsregulation eine Rolle spielt) ebenfalls aktiviert. Das deutet darauf hin, dass Planung und Motivation mit dem Essen verknüpft werden.

### Emotionale und kognitive Faktoren

Emotionale Faktoren und Denkstile scheinen bei Essstörungen eine Rolle zu spielen. Diese Faktoren können angeboren sein oder als Teil der Erkrankung entstehen.

*Zentrale Forschungsergebnisse*

- Menschen mit einer Essstörung reagieren beispielsweise sensibler als andere Menschen auf wahrgenommene Bedrohungen. Zum Beispiel finden sie womöglich den Start in einer neuen Schule oder eine Übernachtung bei Freundinnen oder Freunden angsteinflößender als andere Menschen.
- Menschen mit einer Essstörung sind oft sehr gewissenhaft, möchten es anderen recht machen und haben sehr hohe Ansprüche an sich selbst.
- Es kann passieren, dass sie in soziale Schwierigkeiten geraten, zum Beispiel plötzlich aus einem Freundeskreis ausgeschlossen werden.
- Ein detailorientierter Denkstil mit der Fähigkeit, sich besonders gut zu konzentrieren, erhöht das Risiko, an einer Essstörung zu erkranken. Sich gut konzentrieren zu können und auf Details zu achten, kann eine große Stärke sein – aber dieser Denkstil kann ein Problem werden, wenn die Betroffenen Schwierigkeiten haben, flexibel zu sein, und wenn die Detailorientiertheit so stark ist, dass das Gesamtbild verloren geht.

  - Zum Beispiel konzentrieren sich Menschen mit einer Essstörung sehr auf das Essen und blenden alles andere (z. B. Schule, Arbeit, Freundeskreis, soziale Aktivitäten usw.), inklusive der Gesundheit, aus.
- Betroffene neigen zu automatisierten Verhaltensweisen – das kann generell beim Lernen hilfreich sein, aber wenn die automatisierten Verhaltensweisen ungesund sind, können sie schädlich sein.

Die Abbildungen 2.1 und 2.2 zeigen, wie sich die Symptome einer Essstörung sowie die Folgen des Hungerns und der abnormen Essgewohnheiten auf das Gehirn auswirken.

**Abb. 2.1: Stadien einer Anorexie**

Diese Abbildung zeigt die aufeinanderfolgenden Stadien einer Anorexie, angefangen von der Veranlagung für eine Anorexie bis hin zu den sekundären Konsequenzen, die die Krankheit aufrechterhalten.

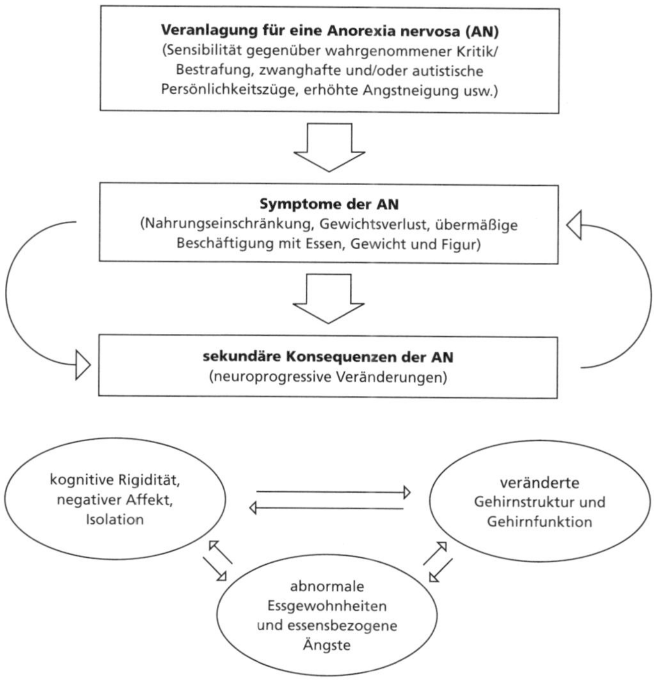

## Wie werden Essstörungen behandelt?

Es gibt bisher wenige Erkenntnisse darüber, welche Behandlungsart bei einer Essstörung am wirksamsten ist, jedoch wurde festgestellt, dass Formen der Psychotherapie, bei denen das Gespräch im Vordergrund steht, am häufigsten zum Erfolg führen und am meisten akzeptiert werden. Diese Therapie muss mit einer medizinischen Behandlung kombiniert werden. In manchen Fällen ist eine ambulante Behandlung erfolgreich. In anderen Fällen ist die Ernährungsunterstützung in einem spezialisierten Krankenhaus notwendig. Eine stationäre Behandlung ist meist kurzfristig erfolgreich, was die Gewichtszunahme betrifft. Wenn jedoch die Arbeit an der Basis – die Behandlung des zugrunde liegenden emotionalen Problems – nicht erfolgt, ist die Gefahr eines Rückfalls hoch.

**Abb. 2.2: Stadien einer Bulimie**

Diese Abbildung zeigt die aufeinanderfolgenden Stadien einer Bulimie, angefangen von der Veranlagung für eine Bulimie bis hin zu den sekundären Konsequenzen, die die Krankheit aufrechterhalten

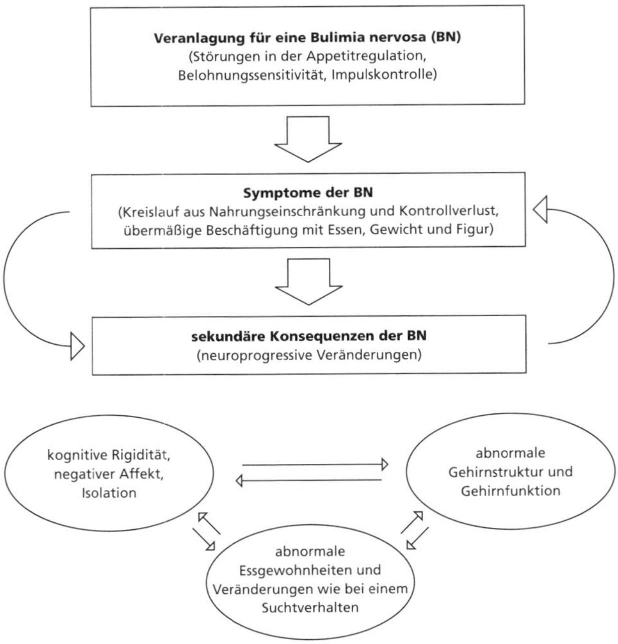

**Tab. 2.2: Was können wir daraus lernen?**

- Diese Ergebnisse sprechen gegen den Mythos, dass Essstörungen aus Absicht und Sturheit der Betroffenen verursacht werden.
- Menschen, die an einer Essstörung leiden, sind nicht im Hungerstreik. Sie versuchen nicht, jemand anderem etwas anzutun. Die Symptome sind vielmehr ein Hinweis auf ein erhöhtes Stress- und Belastungsniveau, das sich auf Hirnfunktionen auswirkt.
- Das Gehirn ist ein „plastisches" Organ, d. h., es kann wachsen und auf Umwelteinflüsse reagieren. Stress und Hungern können diesen Prozess hemmen.
- Je länger die eingeschränkte Ernährung oder gestörte Essgewohnheiten bestehen bleiben (zu wenig essen, zu viel essen oder die Nahrung nach dem Essen wieder loswerden), desto mehr passt sich das Gehirn an den erhöhten Stresszustand an und/oder es entsteht ein suchtähnlicher Teufelskreis.
- Je länger das Hungern oder die assoziierten Verhaltensweisen andauern, desto schwieriger ist der Heilungsprozess, da sich das Gehirn nicht entwickeln kann.
- Um den Heilungsprozess zu fördern, müssen Betroffene lernen, ihr Verhalten zu verändern, und sich ihren Instinkten widersetzen. So können neue Gehirnbahnen geformt und „trainiert" werden.

*Was sind die Ziele der Behandlung einer Essstörung?*

- Für die meisten Menschen mit einer Essstörung wie einer Anorexie ist das erste Ziel der Behandlung, mit einer ausreichenden Ernährung einen guten körperlichen Gesundheitszustand wiederherzustellen. Das ist deshalb besonders wichtig, weil das Hungern die Gehirnentwicklung unterbricht, wenn Betroffene über einen längeren Zeitraum unterernährt bleiben.
- Manche medizinischen Folgen des Hungerns, wie die Störung des Knochenwachstums oder des Fortpflanzungssystems, werden durch eine Gewichtszunahme aufgehoben. Ebenso wird ein unausgewogener Salzhaushalt, ausgelöst durch einen Missbrauch von Abführmitteln oder durch Erbrechen, durch die Genesung normalisiert. Das Hauptproblem ist die Appetitregulation und sollte daher im Mittelpunkt der Behandlung stehen (siehe dazu Kapitel 12 „Unterernährung und Gewichtszunahme").

- Sobald eine Gewichtszunahme erreicht ist, muss als nächstes Ziel das Gewicht gehalten werden. Kann die betroffene Person ohne intensive externe Kontrolle ihr Gewicht halten? (Was passiert z. B. zwischen den Behandlungsterminen bei einer ambulanten Therapie oder am Wochenende zu Hause bei einer stationären Behandlung?)

Für Menschen mit einer Essstörung ist es auch wichtig, sich selbst, die eigenen Stärken und Schwächen kennenzulernen und sich ein Umfeld zu schaffen, in dem sie aufblühen können. Wenn man zum Beispiel Ordnung mag und Planung liebt und gerne ein Problem nach dem anderen löst, dann wird man in einer Unfallchirurgie oder in einem Beruf, in dem es viel um Interaktion mit der Öffentlichkeit geht, weniger aufblühen. Wenn Menschen, für die Ordnung und Planung wichtig ist, in einem Labor oder einer Bibliothek arbeiten, können sie Großartiges leisten.

Menschen, die von einer Essstörung geheilt sind, haben häufig das Gefühl, im Leben „etwas hinterher" zu sein. In der Zeit, in der die Erkrankung ihr ganzes Leben und ihre Gedanken eingenommen hat, sind sie emotional nicht gereift und haben etwas in ihrem Leben verpasst. Ein „Aufholen" ist möglich, Therapieprogramme beinhalten häufig alltägliche Erfahrungen, die für Gleichaltrige selbstverständlich sind, z. B. ins Kino gehen, ein Tagesausflug zum Strand, ein Verwöhn-Erlebnis.

## Warum sind Essstörungen so schwierig zu behandeln?

Einer der Gründe, warum Betroffene in einer Essstörung gefangen bleiben, ist, dass die Auswirkungen auf das Gehirn, die durch das Hungern entstehen, Veränderungen erschweren. Das Gehirn braucht Kalorien, um zu denken und Neues zu lernen – etwa 500 Kalorien werden pro Tag benötigt, um die Gehirnaktivität zu ermöglichen. Ohne diese Kalorien, die für das Denken und Verstehen so wichtig sind, ist es viel schwieriger, Neues zu lernen. Das Gehirn reagiert auf das Hungern mit einem erhöhten Spannungszustand und mit reduzierter Lebenskraft.

*Weitere Schwierigkeiten sind:*
Nicht nur die Gehirnfunktion ist durch die Essstörung beeinträchtigt, auch die Größe des Gehirns ist reduziert. Die anspruchsvollsten Aspekte der Gehirnfunktion, die größere Netzwerke benötigen, leiden dabei am meisten. Betroffen sind die Bereiche des Gehirns, die für soziale Interaktionen und Emotionsregulation zuständig sind. (In Kapitel 10 wird das genauer diskutiert.) Soziale und emotionale Funktionen sind also reduziert und die Flexibilität sowie die Fähigkeit, das Gesamtbild zu sehen, sind beeinträchtigt.

- Es spielt nicht nur das Hungern eine Rolle bei der Hirnschädigung, sondern ebenso wie und was gegessen wird. Es kommt auch bei Essanfällen zu neuroadaptiven Veränderungen (wenn das Essen aus schmackhaften süßen und fetten Speisen besteht).
- Es ist wichtig, die Bildung neuer negativer Gewohnheiten und Muster zu verhindern – wenn sie sich erst einmal gebildet haben, sind sie schwer zu durchbrechen. Um den Kreislauf gar nicht erst entstehen zu lassen, kann es helfen, regelmäßige Essgewohnheiten mit einem breiten Nahrungsmittelspektrum sicherzustellen. Essanfälle und Überessen werden in Kapitel 13 näher besprochen.
- Außerdem führen Essanfälle zu suchtähnlichen Veränderungen im Gehirn – das Verlangen nach verbotenen Nahrungsmitteln steigt, die Schwelle für Essanfälle sinkt und die Frequenz der Anfälle nimmt zu. Diese sekundären neuroadaptiven Veränderungen werden im Gehirn verankert, das veränderte Essverhalten wird zur Gewohnheit und die Betroffenen isolieren sich.

Diese Faktoren verursachen gemeinsam eine Krankheitsspirale: Das Hungern verursacht also Veränderungen im Gehirn, diese wiederum lösen Ängste und Stress aus, das problematische Essverhalten reduziert für die Betroffenen die Angst nur kurzfristig – verfestigt aber langfristig die Veränderungen im Gehirn. Und so geht die Spirale weiter. Wenn also das Hungern über mehrere Jahre bestehen bleibt, müssen sehr viel mehr Probleme überwunden werden.

*Diese Krankheitsspirale kann unterbrochen werden, indem die Mangelernährung im Verlauf einer Essstörung so früh wie möglich ausgeglichen wird* (egal, ob sie durch Unterernährung, Essanfälle und Erbrechen oder eine Kombination von beiden verursacht wurde).

## Wie lange wird es dauern?

**Essstörungen können unterschiedlich verlaufen.** Laut Ergebnissen von spezialisierten Einrichtungen liegt die durchschnittliche Dauer bei sechs bis zwölf Jahren. Wenn eine Essstörung also in der Pubertät beginnt, haben die meisten Menschen als junge Erwachsene immer noch Probleme. Es gibt jedoch auch Menschen, die bereits nach einem Jahr als geheilt gelten, und jene, die einen länger dauernden, schweren Krankheitsverlauf haben. Auch wenn der Krankheitsverlauf mit zunehmender Krankheitsdauer oft komplizierter wird, ist eine Heilung möglich, unabhängig davon, wie lange jemand erkrankt war.

## Wie ist die Prognose?

Ebenso wie der Verlauf einer Essstörung ist auch die Prognose bei verschiedenen Menschen unterschiedlich. Die folgenden Punkte sind dabei hilfreich:

- Die Prognose von jüngeren Menschen oder Betroffenen mit einer kurzen Krankheitsdauer ist gut.
- Eine wirksame und *frühzeitige* Behandlung, also innerhalb der ersten drei Jahre, führt in 90 Prozent der Fälle zu einem guten Ergebnis.
    - Wenn mehrere Versuche einer Behandlung fehlschlagen, sind das festgefahrene Denken und Verhalten schwieriger aufzubrechen und zu überwinden. Dennoch ist es immer möglich, die Krankheit zu besiegen und nicht nur eine Heilung zu erlangen, sondern sogar einen Zustand, der „posttraumatisches Wachstum" genannt wird. Dabei ermöglichen das tiefe Selbstverständnis und die Fähigkeiten, die zur Genesung benötigt werden, den Betroffenen, ein besonders sinnvolles Leben zu führen.
- Auch wenn nach einer stationären Behandlung das Normalgewicht wieder erreicht wird, bedeutet das nicht automatisch, dass die Betroffenen geheilt sind. Für eine wirksame Behandlung ist es von grundle-

gender Bedeutung, dass der Zusammenhang zwischen Ernährung und Gewicht einerseits und Emotionen, Denkstilen und Beziehungen andererseits verstanden und bearbeitet wird.

**ZUM NACHDENKEN**

1. Klischees und Mythen sind nutzlos und verletzend. Sie wirken sich auf die eigenen Einstellungen und Verhaltensweisen und die der Familie und der Betroffenen aus und erhöhen die Belastung für alle.
2. Die Entstehung der Essstörung ist nicht bewusst oder willentlich steuerbar.
3. Während die Ursachen von Essstörungen noch nicht eindeutig erforscht sind, sind die Folgen klar. Expertinnen, Experten und Familienangehörige können die Folgen beeinflussen, indem sie den Betroffenen helfen, die Phasen des extremen Untergewichts zu verkürzen und emotional, kognitiv und sozial zu reifen.

TRY IT

**WAS KANN ICH TUN?**

Räumen Sie mit Ihren eigenen Klischees, Mythen und Ansichten über Essstörungen auf, indem Sie sich Informationen von verlässlichen Quellen holen, etwa den AWMF-Richtlinien[1]. Besprechen Sie die Informationen mit Familienmitgliedern, Freundinnen und Freunden, die an der Behandlung der betroffenen Person teilhaben. Versuchen Sie gemeinsam das gleiche Verständnis für die Krankheit aufzubringen.

## Anmerkung

1 Wir fügen keine Referenzen aus der Forschung hinzu, da sich die Forschung ständig weiterentwickelt und konkrete Quellenangaben schnell veraltet sind. Momentan gibt es den Trend, Forschungsergebnisse „open access“, also gratis für alle Interessierte, zugänglich zu machen. Das bedeutet, dass Sie etwa mit Google Scholar suchen können, wenn Sie etwas genauer wissen möchten.

---

1 AWMF-Leitlinie zur Diagnostik und Behandlung der Essstörungen: https://www.awmf.org/uploads/tx_szleitlinien/051-026l_S3_Essstoerung-Diagnostik-Therapie_2020-03.pdf

## Weiterführende Literatur

Schmidt, Ulrike, Treasure, Janet & Alexander, June. (2016). *Die Bulimie besiegen. Ein Selbsthilfe-Programm* (9., erweiterte und illustrierte Auflage). Weinheim: Beltz.

Treasure, Janet & Alexander, June. (2014). *Gemeinsam die Magersucht besiegen. Ein Leitfaden für Betroffene, Freunde und Angehörige* (7., überarbeitete und erweiterte Auflage). Weinheim: Beltz.

# 3 Folgen – und das Bewusstsein für medizinische Risiken

## Wichtige Beobachtungen

Die meisten Menschen, die mit jemandem zusammenleben, der eine Essstörung hat, fürchten das medizinische Risiko sowie die Langzeit- und Kurzzeitfolgen der Mangelernährung. Wie wir bereits betont haben, ist es hilfreich, im Gespräch mit dem medizinischen Fachpersonal konkret anzusprechen, welche Beobachtungen Ihnen Sorgen machen. Es kann auch hilfreich sein, Beispiele detailliert aufzuschreiben, etwa wie häufig Sie bestimmte Beobachtungen gemacht haben, wann etwas vorkommt usw. (Hoffentlich können Sie später zurückblicken und eine Verbesserung erkennen.)

Es ist nicht einfach, auf das medizinische Risiko zu achten, ohne gleich wegen kleinster körperlicher Anzeichen in Panik zu geraten. Dieses Kapitel bietet eine grundlegende Orientierungshilfe darüber, worauf geachtet werden soll, was das bedeutet und wann akut professionelle Hilfe notwendig ist, und kann auch mit erfahrenem Fachpersonal besprochen werden.

## Body Mass Index

Der Begriff des Body Mass Index (BMI) wird von Fachpersonal aus dem Gesundheitsbereich als Maßstab für das Gewicht bei allen Menschen verwendet, nicht nur bei jenen mit einer Essstörung.

> Frage: Wie wird der BMI berechnet?
> Der BMI beschreibt das Verhältnis von Körpergröße zum Körpergewicht und wird berechnet, indem das Gewicht in Kilogramm durch die Quadratsumme der Größe in Metern dividiert wird. BMI-Rechner sind im Internet verfügbar.

Der BMI ist eine Möglichkeit, wie das Fachpersonal eine grobe Schätzung des medizinischen Risikos durchführt. Die Weltgesundheitsorganisation (World Health Organisation, WHO) hat festgelegt, dass das Kriterium für

Untergewicht bei Erwachsenen mit Anorexie ein BMI unter 18,5 ist. Ein BMI unter 16 wird als „gefährlich niedriges Untergewicht“ oder „extremes Dünnsein“ beschrieben. Für Schulkinder und ältere Jugendliche ist die Einschätzung des medizinischen Risikos aufgrund des Wachstums etwas komplizierter. Ergänzend zur Berechnung des BMIs werden folgende Faktoren zur Risikoabschätzung verwendet:

- die Geschwindigkeit der Gewichtsabnahme,
- ob Verhaltensweisen wie Abführmittelmissbrauch und Erbrechen auftreten,
- ob es Vorerkrankungen gibt, z. B. Diabetes.

## Standardmäßige Gewichtskontrolle

Die kontinuierliche Gewichtsmessung ist ein wichtiger Bestandteil der Anorexiebehandlung, weil sie die basale Einschätzung des medizinischen Risikos ermöglicht. Fachpersonal und Familienangehörige sollten sich dessen bewusst sein, dass Betroffene möglicherweise versuchen, ihr Gewicht zu manipulieren, und Gewichte oder Batterien versteckt am Körper tragen oder große Mengen an Flüssigkeit vor der Gewichtskontrolle trinken, um ein höheres Körpergewicht vorzutäuschen. Pro-Anorexie-Webseiten beschreiben detailliert die meisten Tricks und Betroffene tauschen sich darüber aus. Darum ist durch das Gewicht oder den BMI allein keine zufriedenstellende Risikoabschätzung möglich, sondern man benötigt darüber hinaus eine komplexere Analyse der körperlichen Funktionen. Eine andere Möglichkeit der Risikoabschätzung und Überwachung der Gesundheit der Betroffenen besteht in der Messung der folgenden Parameter:

- Herzfrequenz
- Blutdruck
- Temperatur
- Muskelkraft
- Ausmaß der Gewichtsabnahme
- Bluttests zur Feststellung eines Nährstoffmangels

Diese Abschätzung muss von Fachärztinnen und Fachärzten gemacht werden, wo auch die kontinuierlichen Gewichtskontrollen stattfinden können. Die Gewichtskontrollen können auch von einem Arzt oder einer Ärztin für Allgemeinmedizin vorgenommen werden.

Mit den Betroffenen sollte besprochen werden, wie die Testergebnisse mit ihrem Gesundheitszustand zusammenhängen. Wenn die Ergebnisse dieser Tests ein hohes Gesundheitsrisiko darstellen, muss überlegt werden, welche Schritte zur Verbesserung der Gesundheit notwendig sind. Nur die Betroffenen selbst können diese Schritte gehen.

Der Facharzt oder die Fachärztin wird die Gewichtsschwankungen der Betroffenen regelmäßig aufzeichnen. Sie werden vielleicht zu Ihrer eigenen Sicherheit oder für Ihren Seelenfrieden eigene Aufzeichnungen über das Gewicht der betroffenen Person führen wollen. Dies kann eine positive oder eine negative Reaktion der Betroffenen auslösen, abhängig von der Person und ihren Einstellungen und Überzeugungen bezüglich der Erkrankung zu dieser Zeit. Manche Betroffene werden ihr wöchentliches Gewicht geheim halten, sie werden wütend und möchten nicht preisgeben, ob die Krankheit gewonnen hat oder nicht. Andere gehen offener damit um, bewerten ihren Fortschritt positiv und führen selbst darüber Buch. Manchen Familien und Betroffenen hilft es, sich zu Hause zu wiegen und das Gewicht zu überwachen. Andere sind von der Zahl auf der Waage so besessen, dass das Wiegen zu Hause nicht hilfreich, sondern sogar quälend ist und Fortschritte verhindert. Es muss ein Plan zur Gewichtskontrolle ausgearbeitet werden, der für Sie *und* die betroffene Person passt.

**WAS KANN ICH TUN?**

Kontaktieren Sie Ihren Arzt bzw. Ihre Ärztin, wenn einer der folgenden Punkte zutrifft. (Bringen Sie eine schriftliche Notiz mit. Dies ist vielleicht einfacher als ein Telefonanruf und kann für spätere Vergleiche aufgehoben werden.) Die betroffene Person sollte medizinisch untersucht werden, wenn Sie diese Symptome feststellen:

- Der betroffenen Person ist immer so kalt, dass sie dauernd die Heizung einschaltet und/oder mehrere Schichten Gewand trägt, obwohl andere das zu warm finden.
- Sie stellen fest, dass die Hände und Füße bläulich und kalt aussehen – das ist ein Zeichen von Durchblutungsstörungen.

- Die betroffene Person fühlt sich nach schnellem Aufstehen schwindelig und schwach oder Ihnen fallen am Morgen geschwollene Augen auf und/oder geschwollene Knöchel am Nachmittag. All das kann auf eine Störung des Salz- und Wasserhaushaltes hinweisen.
- Die betroffene Person hat Schwierigkeiten, Stufen zu steigen, ihr Haar zu bürsten oder die Arme zu heben. Dies ist auf die beeinträchtigte Muskelkraft zurückzuführen.

**Rufen Sie einen Arzt bzw. eine Ärztin oder die Rettung an, wenn die betroffene Person**

- im Liegen Atemnot bekommt,
- einen sehr schnellen Puls hat,
- einen Krampfanfall hat,
- schläfrig oder nervös wird,*
- sich über Ameisenlaufen oder Nadelstiche in den Zehen beschwert,*
- ihre Hände im Krampf verdreht.*

* Beachten Sie: Dies deutet auf eine schwerwiegende Störung im Salzhaushalt hin.

**Besonders gefährlich sind folgende Momente:**

- Wenn sich die Routine verändert und Mahlzeiten hinausgezögert oder ausgelassen werden (z. B. bei langen Reisen)
- Nach exzessivem Sporttreiben
- Wenn begonnen wird, wieder mehr zu essen – dies muss langsam und mit kleinen Mengen normaler Nahrungsmittel zu regelmäßigen Intervallen im Tagesverlauf und unter Ergänzung von Vitaminen und Mineralien erfolgen. Bei sehr geringem Gewicht sollte von einem Diätologen bzw. einer Diätologin gemeinsam mit der betroffenen Person ein Ernährungsplan erstellt und besprochen werden.

Das sind allgemeine Richtlinien. *Ihr Bauchgefühl ist auch wichtig* – notieren Sie für die ärztlichen Kontrolltermine alles, was Sie beunruhigt.

## Wichtige Veränderungen – besprechen Sie diese mit den Betroffenen

Sie benötigen Fertigkeiten wie positive Kommunikation und sicheres Auftreten (Kapitel 8), wenn Sie mit den Betroffenen ihr Gesundheitsrisiko besprechen. Das beinhaltet:

- Ihre Sorgen ausdrücken,
- genau erklären, welche Handlung Sie unternommen haben,
- Hilfe anbieten.

Die Unterhaltung könnte so aussehen:

> *„Ich liebe dich so sehr/Ich sorge mich so sehr um dich und ich habe einiges beobachtet, sodass ich mir Sorgen um deine Gesundheit mache. Du bist sehr kälteempfindlich – du hast die Heizung in deinem Zimmer so hoch aufgedreht, dass es sich wie in einer Sauna anfühlt. Dann ist mir aufgefallen, dass es dir schwerfällt, schwere Türen zu öffnen. Ich möchte gerne, dass du dich zu meiner Beruhigung medizinisch durchchecken lässt. Machen wir einen Termin bei einem Facharzt oder einer Fachärztin aus? Ich begleite dich gerne.“*

Es kann sein, dass die Betroffenen darauf positiv reagieren oder auch nicht. Sie versuchen vielleicht, Sie dazu zu überreden, den Termin aufzuschieben oder sich weniger Sorgen zu machen. Wenn Zeichen eines erheblichen Gesundheitsrisikos vorhanden sind, folgen Sie Ihrem Instinkt! Die körperliche Gesundheit der Betroffenen muss Top-Priorität haben!

*Der wesentliche Punkt ist, dass Sie ruhig bleiben und Ihre Sorgen gefühlvoll vorbringen.*

## Rechtliche Rahmenbedingungen

Es gibt Gesetze, die Menschen schützen, wenn sie die Gefahr um ihr Leben nicht selbst einschätzen können. Wenn das passiert, wird vielleicht jemand gegen seinen Willen in ein Krankenhaus eingewiesen. Vielleicht funktionieren behutsame Überzeugungsversuche für einen stationären Aufenthalt, eventuell indem einige Empfehlungen dieses Buches, wie etwa die „Bereitschaftsskala“ (siehe Kapitel 7 „Veränderung verstehen“), angewendet werden. Konfrontationen hingegen können die Betroffenen vielleicht noch mehr in eine Abwehrhaltung treiben.

Wenn unter extremen Umständen und nach dem Versuch, behutsam zu überzeugen, nachweislich ein hohes medizinisches Risiko besteht und der Zustand lebensgefährlich geworden ist, kann es notwendig sein, diese Gesetze zu nutzen und die betroffene Person gegen ihren Willen in ein Krankenhaus einzuweisen.

## Hungern als aufrechterhaltender Faktor für Essstörungen

Wir haben umrissen, wie die Anorexie aufgrund der Mangelernährung das Leben akut in Gefahr bringen kann. In Kapitel 2 haben wir beschrieben, wie das Hungern die Gehirnfunktionen beeinträchtigen kann, wodurch es schwieriger wird, von der Krankheit geheilt zu werden.

Die Jugendzeit ist eine besondere Zeit, in der sich wichtige Funktionen des Gehirns verändern. Entwicklungsgemäße Veränderungen, die in einem gesunden Gehirn auftreten, beinhalten folgende Fähigkeiten:

- Abstraktes Denken und Reflexion
- Impulskontrolle: Regulieren der automatischen und impulsiven Reaktionen des Gehirns (z. B. bei „Sex, Drogen und Rock 'n' Roll")
- Entwicklung emotionaler Intelligenz, inklusive der Fähigkeit, (positive und negative) Emotionen zu verstehen und zu regulieren

Eine Mangelernährung in dieser Phase kann diese Prozesse behindern und bewirken, dass das Gehirn in einem unreifen Zustand bleibt. Eine lang andauernde Unterernährung kann die Gehirnentwicklung auf Eis legen, wodurch eine Heilung erschwert wird. Bei Menschen, die nach dem Jugendalter eine Essstörung entwickeln, können ähnliche Probleme entstehen. Sogar in diesen Fällen kann eine Verschlechterung der Fähigkeit, Gedanken und Emotionen wahrzunehmen und zu regulieren, festgestellt werden. Das unterstreicht, wie wichtig es ist, eine ausreichende Ernährung so früh wie möglich im Krankheitsverlauf nachhaltig wiederherzustellen.

**Bewusstsein schaffen**

- Wenn Sie sich aufgrund von bestimmten Symptomen Sorgen um die betroffene Person machen, schreiben Sie Beispiele auf. Wann kommt das Verhalten vor? Für wie lange? Wie häufig? Usw.
- Benachrichtigen Sie den behandelnden Arzt bzw. die behandelnde Ärztin – schriftlich oder in dringenden Fällen per Telefon – über relevante Details.
- Lassen Sie regelmäßige Gewichtskontrollen durchführen.
- Sprechen Sie mit der betroffenen Person:
  - Versichern Sie Ihre Liebe und dass Sie helfen möchten.
  - Äußern Sie Ihre Sorgen.
  - Erklären Sie Ihre Handlungen.
  - Bieten Sie Hilfe an.

**ZUM NACHDENKEN**

1. Beachten Sie das medizinische Risiko und suchen Sie, wenn nötig, Hilfe.
2. Andauernde Mangelernährung behindert die Gehirnfunktion und erschwert die Heilung.
3. Emotionsregulation, abstraktes Denken und soziale Intelligenz werden durch anhaltende Mangelernährung beeinträchtigt, was wiederum einer Heilung im Weg steht.

# 4 Sich um jemanden mit einer Essstörung kümmern – erste Schritte

Die hartnäckigen, extremen Verhaltensweisen im Zusammenhang mit Essstörungen sind beängstigend und irritierend, wenn Sie diese zum ersten Mal erleben. Sie fürchten vielleicht, dass die betroffene Person eine Krebserkrankung hat, wenn Sie den extremen Gewichtsverlust sehen. Ähnlich beunruhigend können regelmäßiges Erbrechen und Essanfälle sein. Viele Facetten der Symptome werden von den Betroffenen geheim gehalten. Sie wissen vielleicht gar nicht wirklich, was vor sich geht – die betroffene Person kann sehr gut darin sein, das gestörte Essverhalten zu verstecken –, aber Ihr Instinkt sagt Ihnen, dass es sich um etwas Schlimmes handelt, das möglicherweise langfristige Auswirkungen hat. Es kann für Sie selbst und sogar für einen Arzt oder eine Ärztin schwierig sein zu erkennen, ob es sich bei dem Problem um eine Essstörung handelt oder nicht. Wo können Sie ansetzen? Das folgende Kapitel kann Ihnen vielleicht helfen.

## 1 Das Thema ansprechen – erste Überlegungen

In Kapitel 2 wurde beschrieben, wie schwierig es sein kann, eine Essstörung zu erkennen. Wenn Sie einmal Verdacht geschöpft haben, ist der nächste Schritt, die betroffene Person zu ermutigen, das Problem anzuerkennen. Denken Sie an die APT-Schritte in der Einleitung (Aufmerksamkeit, Planen, Tun). Verwenden Sie Tabelle 2.1 in Kapitel 2, um sich Wissen anzueignen und ein Bewusstsein für bestimmte Anzeichen zu entwickeln.

Es ist nicht leicht, Menschen mit einer Essstörung zu helfen. Manche Betroffene halten durchgehend Diät und essen kleine Portionen, andere haben Essanfälle. Sie fühlen sich dann dazu gezwungen, extreme Maßnahmen anzuwenden, um ihre „Schwäche“ zu kompensieren, wie übermäßige sportliche Aktivität, Erbrechen oder der Gebrauch von Abführmitteln. Es kann sich langsam ein Muster einstellen, das einer Abhängigkeit ähnelt. Die Betroffenen hungern oder halten über einen langen Zeitraum eine kalorienarme Diät. Wenn sie einmal ein besonders gutes (und sonst verbotenes) Essen zu sich nehmen, können sie plötzlich nicht mehr aufhören zu essen. Es können auch andere zwanghafte Verhaltensweisen, wie etwa übermäßiger Sport oder andere Rituale auftreten. Als Beobachterin oder Beobachter fällt Ihnen vielleicht auf, dass sich das Essverhalten (ob zu viel oder zu wenig) nicht nur auf das Leben Ihres geliebten Menschen auswirkt, sondern auch auf Ihr eigenes Leben.

Auch wenn Ihre Beobachtungen besorgniserregend sind, ist es vielleicht unmöglich, die Sorgen den Betroffenen gegenüber effektiv zum Ausdruck zu bringen, da diese einfach abgetan werden. Eines der Hauptanzeichen für eine Essstörung ist, dass die betroffene Person dem eigenen Zustand einige positive Aspekte abgewinnt – ein Gefühl des Wohlbefindens, der Macht, Kontrolle, Einzigartigkeit usw. Sie fühlen sich möglicherweise hilflos und machtlos, wenn die betroffene Person wütend wird und sich gedemütigt fühlt, sobald Sie das Thema ansprechen. Die folgenden Abschnitte sollen Ihnen helfen, sich auf eine Konversation mit der/dem Betroffenen vorzubereiten.

**Abb. 4.1: Gespräche mit Betroffenen**

Versuchen Sie, mit dem echten Menschen hinter der Essstörung zu sprechen und nicht mit der erkrankten Person. Unterdrücken Sie „den Tyrannen der Essstörung".

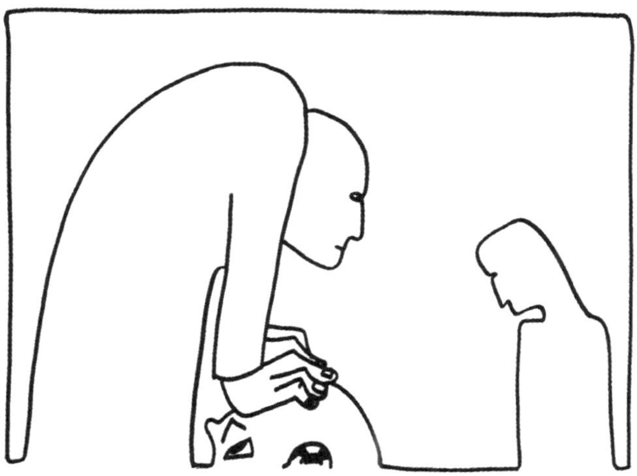

**Ein Ausblick:**
Kapitel 7: Darin lernen Sie, Veränderungen zu verstehen und wie Angehörige Betroffene ermutigen können, Verhaltensweisen mit negativen Folgeerscheinungen aufzugeben.

Kapitel 9: Weil Essen lebensnotwendig ist, können Beziehungen in der Familie und auch in professionellen Settings sehr angespannt sein. Dieses Kapitel beschreibt übliche Reaktionen auf Menschen mit einer Essstörung und die Belastungen in der Beziehung.

Kapitel 10: Dieses Kapitel beschreibt, wie soziale Verbindungen und Beziehungen durch die Krankheit zerstört werden können.

## 2 Das Thema ansprechen – Vorbereitung und Umgang mit Hindernissen

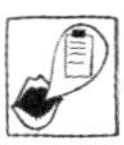

Es kann helfen, sich vorzubereiten und mögliche Szenarien zu üben, zu denen es kommen könnte, wenn Sie das Thema ansprechen. Überlegen Sie sich, wo und wann Sie das Gespräch führen möchten – finden Sie eine gute Gelegenheit, wenn Sie mit der betroffenen Person allein sind. Am besten ist ein ruhiger Raum, in dem man nicht Gefahr läuft, unterbrochen oder abgelenkt zu werden, oder vielleicht gehen Sie gemeinsam eine Runde spazieren.

Bei der Vorbereitung kann es hilfreich sein, sich Notizen zu den möglichen Symptomen und Verhaltensweisen zu machen, über die Sie besorgt sind. Nehmen Sie diese Beobachtungsnotizen zur Hand, wenn Sie mit der betroffenen Person sprechen.

Sammeln Sie so viele Informationen über Essstörungen wie möglich und vergleichen Sie Ihre Beobachtungen mit Fallbeschreibungen. Sprechen Sie mit einem Freund oder einer Freundin über Ihre Sorgen.

Es dauert eine Weile, bis die betroffene Person in der Lage ist, sich aus dem Teufelskreis zu lösen, und sich Ihre Sichtweise anhören will oder kann. Sie können der betroffenen Person helfen, die Sichtweise zu verändern: weg von ihrer engen, auf die Ernährung fokussierten Perspektive hin zu tiefergehenden Werten, wie Gesundheit und Lebenszielen – z. B. Arbeit, Reisen, Familie und Freundschaften.

Hindernisse überwinden: Hüten Sie sich davor, sich auf typische „Essstörungsthemen", also Diskussionen über die Ernährung, Kalorien, die Figur oder das Gewicht einzulassen und diese Themen so weiter zu fördern. Das sind für die Betroffenen vorherrschende Themen, über die sie ein unendliches und detailliertes Wissen haben und die sie geschickt in Gespräche einzubringen wissen. Wenn Sie sich aus diesem „Teufelskreis" lösen wollen, müssen Sie reflektiert und diszipliniert sein. Wenn es zu einem Streit kommt, macht das die Sache nur schlimmer. Falls notwendig, akzeptieren Sie die Meinungsverschiedenheiten und halten Sie sich so die Möglichkeit für ein späteres Gespräch offen. Warten Sie den richtigen Augenblick ab, aber bleiben Sie wachsam und machen Sie Pläne – zum Beispiel können Sie darüber nachdenken, wie Sie reagieren, wenn die betroffene Person bei allem, was Sie über das gestörte Essverhalten sagen, deutlich anderer Meinung ist. Zum Beispiel: *„Ich liebe dich so sehr und das Wichtigste für mich ist, dass es dir gut geht. Was diesen Punkt betrifft, sind wir uns jedoch nicht einig. Du sagst ..., und ich denke ..., also lassen wir dieses Thema erst einmal ruhen und sprechen wir vielleicht später noch einmal darüber. Jetzt werde ich duschen gehen/mit dem Hund eine Runde gehen/die Nachbarn besuchen."*

Einige allgemeine Empfehlungen zur Vorbereitung auf das Gespräch werden in Tabelle 4.1 gegeben.

**Tab. 4.1: Vorbereitung: Wie man das Thema anspricht**

- Wenn Sie einen Verdacht haben, *handeln* Sie – stellen Sie *vorsichtig* Fragen, drücken Sie auf *ruhige* Weise Ihre Besorgnis aus und sprechen Sie über Ihre Beobachtungen. Bestätigen Sie dem betroffenen Menschen Ihre Liebe und Ihre Fürsorge.
- Denken Sie daran: Menschen mit einer Essstörung weisen den Gedanken, dass sie ein Problem haben, von sich.
- Trauen Sie sich, das Thema anzusprechen, tun Sie Symptome nicht als harmlos ab, ignorieren Sie diese nicht und geben Sie nicht auf.
- Teilen Sie der betroffenen Person mit, dass Sie wissen, dass sie ein Problem hat. Es kann lange dauern, bis sie sich selbst damit konfrontiert und zugeben kann, dass sie tatsächlich ein Problem hat.

- Wählen Sie den Zeitpunkt mit Bedacht aus – eine entspannte Atmosphäre fernab der Mahlzeiten ist am besten.
- Versuchen Sie nicht, Druck auszuüben – Sie müssen nicht jede „Schlacht gewinnen".
- Machen Sie sich besonders am Anfang auf Rückschläge gefasst.

## 3 Das Thema ansprechen – konkrete Planung

Planen Sie voraus und entwerfen Sie ein „Drehbuch" für eine mögliche Unterhaltung. Visualisieren Sie, wo, wann und mit wem die Unterhaltung stattfindet. Denken Sie in Ruhe daran, wie Sie Ihre Sorgen ausdrücken möchten, und überlegen Sie sich mögliche Antworten und Reaktionen der betroffenen Person. Wie in allen Dingen ist Übung äußerst wichtig. Üben Sie vielleicht mit einem anderen Familienmitglied, einem Freund, einer Freundin – oder sogar vor dem Spiegel. Versuchen Sie, sich von außen zu beobachten.

*„Mir ist aufgefallen … Ich bin besorgt über … Bitte sprich mit mir darüber, sag mir, wie es dir geht …"*

Manchmal kann es helfen, sich die Essstörung als „Biest" oder „Tyrann" vorzustellen, um die Essstörung und die damit assoziierten Verhaltensweisen von der Person, die Sie lieben, zu trennen (siehe Abbildung 4.1). Sprechen und handeln Sie so, als hätte die betroffene Person im Hinblick auf Veränderungen gemischte Gefühle, als ob sie zwei Seiten hätte, eine „gesunde Seite" und eine „kranke Seite". Seien Sie ruhig und mitfühlend.

In Tabelle 4.2 finden Sie ein paar Anregungen, die Angehörigen helfen sollen, ihre eigenen nützlichen Sätze zu finden. Mehr Anregungen finden Sie im Verlauf dieses Buches.

**Tab. 4.2: Nützliche Sätze finden**

- Machen Sie deutlich, dass gemischte Gefühle normal sind:
  *„Es klingt so, als würde sich ein Teil von dir ... fühlen, doch ein anderer Teil von dir will ...“*
  (Siehe Kapitel 7 über Ambivalenz bezüglich Veränderung.)
- Beschreiben Sie die Fakten aus Ihrer Sicht, ruhig und warmherzig, und bieten Sie Hilfe an:
  *„Ich sehe, du denkst ... Ich denke, du fühlst ... Ich habe bemerkt, dass ... Wie kann ich helfen?“*
- Hören Sie bei den Antworten genau zu:
  *„Es klingt, als ob du es so siehst ... Habe ich das richtig verstanden?“*
  Nutzen Sie aktives Zuhören und Bestätigungen, um Vertrauen aufzubauen (Kapitel 8).
- Finden Sie heraus, welche Sorgen die betroffene Person hat:
  *„Der Arzt sagt, es wäre besser, du würdest etwas weniger Sport machen, weil dein BMI sehr niedrig ist. Was glaubst du, müsste passieren, dass du das tust?“*
  Die „Bereitschaftsskala“ (Kapitel 7) ist ein nützliches Instrument dafür.
- Hören Sie zu, ohne zu beurteilen:
  *„Jeder hat unterschiedliche Ansichten. Ich sehe es nicht so; und ich akzeptiere, dass du es anders siehst.“*
- Steuern Sie Ihre emotionale Reaktion, bleiben Sie *ruhig und mitfühlend* (Kapitel 11).
- Fragen Sie, was Sie und andere tun könnten, um zu helfen:
  *„Gibt es etwas, das ich tun kann, um dir zu helfen?“*
- Aufrichtige Unterstützung, Liebe, Freundlichkeit und Respekt spielen eine wichtige Rolle. Die aufgrund eines niedrigen Selbstwertes entstandene Überzeugung, dass niemand sich um einen kümmert, kann sehr zerstörerisch sein.
- Äußern Sie alle positiven Gedanken und Kommentare so oft wie möglich: *„Danke für ... Ich mag es, wenn ...“*
- Sprechen Sie über das gestörte Essverhalten, ohne zu beurteilen. Packen Sie diese Aussage zwischen zwei Kommentare, die versichern, dass Sie das Verhalten nicht mögen, Sie aber die Person dennoch lieben:
  *„Ich liebe dich – und ich bin aufgebracht, wenn du ... Ich mag es nicht, wenn du ... Ich liebe dich und mache mir Sorgen um dich und die Veränderungen in deinem Leben.“*
  *„Ich schätze es sehr, wie hart du gegen die Krankheit ankämpfst – ich finde es sehr schwierig, damit umzugehen, wenn die Krankheit wieder stark wird*

*und du alles über gesunde Ernährung vergisst. Ich liebe dich so sehr und kann sehen, wie intensiv du versuchst, die Essstörung zu besiegen."*
Diese Strategie wird „Sandwich-Strategie" genannt – ein schwieriger Teil wird zwischen zwei positive Teile gepackt. Verwenden Sie dabei Ihre eigenen Worte, die den Umständen entsprechen.

- Seien Sie geduldig – es ist schwierig, sich zu verändern, und es braucht Zeit.

---

## 4 Testen und Tun

Sind Sie bereit, das Gelesene auszuprobieren? Was glauben Sie wird passieren? Was haben Sie daraus gelernt? Gab es Überraschungen?

## 5 Wenn es einmal nicht klappt

*„Ich komme nicht zu ihm durch. Er verleugnet alles."*
*„Sie ist gerade so wütend geworden und sagte, ich sei überfürsorglich und würde Dinge erfinden."*
*„Sie sagte, dass sie nur hart für ihre Prüfungen lernen müsse und dass es ihr trotzdem gut gehe."*
*„Irgendwie haben wir schlussendlich über mich gesprochen! Das war wirklich nicht das Ziel."*

Lassen Sie sich nicht entmutigen, wenn Ihr erster und vielleicht viele weitere darauffolgende Versuche auf Wut treffen, lächerlich gemacht, ignoriert, abgeblockt oder völlig beiseitegeschoben werden.

Geben Sie nicht auf und bleiben Sie weiterhin wachsam. Warten Sie auf weitere Gelegenheiten. Das Vorankommen ist sehr mühsam – geben Sie nicht auf. Denken Sie in dieser Phase daran – die betroffene Person braucht Sie, ist aber noch nicht in der Lage, das selbst zu realisieren.

## 6 Weitere Möglichkeiten der Unterstützung?

Dieses frühe Stadium ist sehr schwierig. Sie fühlen sich vielleicht verloren, allein und irritiert. Es kann sein, dass Sie nicht bis zu dem Punkt kommen, an dem die betroffene Person Hilfe annehmen möchte, aber Sie können inzwischen Vorarbeit leisten.

TRY IT Sie könnten beispielsweise selbst zu Ihrem Hausarzt/zu Ihrer Hausärztin gehen und beschreiben, was Sie und andere Familienmitglieder beobachtet haben – Notizen über Vorfälle und die Häufigkeit des Verhaltens können hier nützlich sein.

Essstörungen sind relativ selten; das ist vielleicht ein Krankheitsbild, über das Ihr Hausarzt/Ihre Hausärztin nicht viel weiß. Er/sie weiß vielleicht, was in der Fachliteratur steht, hat aber kein Wissen darüber, welche Schwierigkeiten zu Hause auftreten können. Jedenfalls können Sie nachfragen, welche Hilfsangebote und Anlaufstellen es bei Ihnen in der Nähe gibt oder wie Sie das herausfinden können.

- Bedenken bezüglich der Vertraulichkeit: Professionelle HelferInnen dürfen keine persönlichen Informationen weitergeben, aber sie dürfen Probleme im Allgemeinen beschreiben. Ihren Hausarzt/Ihre Hausärztin aufzusuchen, auch ohne die betroffene Person, kann ein guter erster Schritt sein.
- Falls Sie bemerken, dass Sie im Umgang mit der betroffenen Person häufig frustriert reagieren, sollten Sie Hilfe für sich selbst suchen. Es gibt zum Beispiel Essstörungshotlines, an die Sie sich wenden können. Es lohnt sich möglicherweise, mit jemandem zu sprechen, der sich in die Situation einfühlen kann und der darüber Auskunft erteilen kann, wo Sie mehr Informationen finden können, und der Ihnen sagen kann, wo Sie eine Selbsthilfegruppe in Ihrer Umgebung finden.

**ZUM NACHDENKEN**

1. Handelt es sich um eine Essstörung? ACHTEN Sie auf Anzeichen.
2. DENKEN SIE DARAN: Dass eine betroffene Person ihr Problem akzeptiert, ist entscheidend, aber niemals einfach.
3. BEREITEN SIE SICH DARAUF VOR, das Thema anzusprechen. Sammeln Sie Informationen, recherchieren Sie und sprechen Sie – wenn möglich – mit anderen Menschen darüber. Entscheiden Sie sich für einen Zeitpunkt und einen Ort.
4. MACHEN SIE SICH IN GEDANKEN EIN KONZEPT, was Sie sagen möchten. Üben Sie das Gespräch.
5. VERSUCHEN SIE ES IMMER WIEDER: Geben Sie nicht auf. Ihre Besorgnis wird am Anfang womöglich auf taube Ohren stoßen.
6. REFLEKTIEREN SIE darüber, was Sie daraus gelernt haben.
7. Suchen Sie sich selbst UNTERSTÜTZUNG. Familie, Freundinnen, Freunde? Hotlines? Selbsthilfegruppen? Professionelle Hilfe? Sie müssen das nicht allein durchstehen.

# 5 Fürsorgestile von Angehörigen

Angehörige können sehr einfach erkennen, wie sich die Symptome der Essstörung negativ auf die soziale, emotionale und körperliche Gesundheit der Betroffenen auswirken. Diese negativen Auswirkungen auf das Leben der Betroffenen können bei Angehörigen Gefühle wie Angst, Wut, Frustration, Verwirrung und viele andere Emotionen hervorrufen.

Jedes Familienmitglied reagiert in einer derartigen Stresssituation unterschiedlich. Dennoch gibt es unserer Erfahrung nach einige Reaktionsmuster, die bei Angehörigen häufig vorkommen. Diese Reaktionen, die hier mithilfe diverser Tier-Metaphern beschrieben werden, sind typische und nachvollziehbare Reaktionen auf Symptome von Essstörungen. Es sind instinktive Reaktionen von besorgten und verängstigten Angehörigen. Auch wenn diese Reaktionen gut gemeint sind, können sie ungünstige Auswirkungen haben.

Es werden zwei Gruppen von Tier-Metaphern dargestellt, die verhaltensbezogene und emotionale Reaktionen von Angehörigen auf Symptome einer Essstörung beschreiben. Vielleicht finden Sie sich in diesen Metaphern wieder. Wir hoffen, dass das Wiedererkennen in den Tier-Metaphern letztlich Ihr Verhältnis und Ihre Beziehung zu der betroffenen Person verbessert.

**Ein Ausblick:** In Kapitel 9 wird erklärt, wie Sie diese Reaktionsmuster positiv verändern können.

## Gefühle

### Der Vogel Strauß

Manche Familienmitglieder finden es schwierig, mit der Sorge und dem Ärger, ausgelöst durch die herausfordernden Symptome einer Essstörung, umzugehen. Sie versuchen zu vermeiden, über das Problem nachzudenken oder zu sprechen – das ist der „Strauß-Zugang“, Sie stecken den Kopf in den Sand (siehe Abbildung 5.1)! Während der Strauß versucht, die Auswirkungen des Verhaltens der betroffenen Person zu ignorieren oder zu leugnen, kann er sich der Konsequenzen für die Familie bewusst sein –

oder auch nicht. Der Strauß verbringt möglichst viel Zeit außerhalb der Familie, arbeitet viel, ist vollkommen vertieft in ein Fernsehprogramm oder eine andere Tätigkeit, nur um nicht mit der schwierigen Situation und dem Verhalten der betroffenen Person konfrontiert zu werden. Diese Menschen ignorieren vielleicht die Verhaltensweisen und Symptome der Betroffenen und/oder erkennen die Schwere der Situation nicht an.

**Abb. 5.1: Der Vogel Strauß**

„Vogel-Strauß-Verhalten" signalisiert, dass Angehörige zu beschäftigt und unerreichbar sind. Der Nachteil besteht darin, dass Betroffene sich isoliert und einsam fühlen.

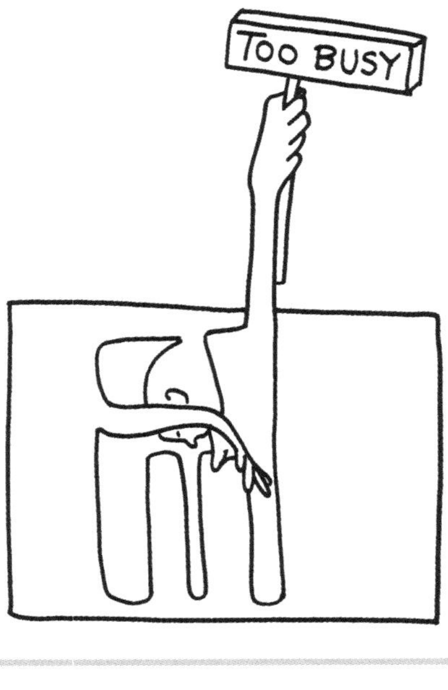


## Die Qualle

Manchmal können Angehörige förmlich von einer intensiven, sichtbar emotionalen Reaktion auf die Erkrankung vereinnahmt werden. Begleitet wird dies oft von Fehlannahmen (siehe Kapitel 2 über Mythen und Fehlannahmen). Eine verbreitete falsche Annahme ist die Überzeugung, als Elternteil versagt zu haben, wenn das eigene Kind an einer Essstörung leidet. Ein hohes Ausmaß an Selbstbeschuldigung führt zu „Qualle-Reaktionen“ (siehe Abbildung 5.2).

Vielleicht sind Sie zu perfektionistisch und haben als Elternteil zu hohe Erwartungen an sich. Sie sehen sich zur Gänze für das Leben und das Glück Ihres Kindes verantwortlich. Die Qualle-Reaktion, die häufig mit Tränen verbunden ist, kann außerdem durch Erschöpfung und Verzweiflung ausgelöst werden. Wenn Angehörige sich hilflos fühlen und diese Reaktion zeigen, ist ihre eigene Gesundheit gefährdet. Trost, Hilfestellung und Unterstützung werden benötigt, um einer Depression und einer Verschlechterung der Situation vorzubeugen.

**Abb. 5.2: Die Qualle**

Die betroffene Person löst eine Reihe intensiver „Qualle-Reaktionen" bei den Angehörigen aus. Der Nachteil ist, dass die emotionalen Reaktionen eskalieren.

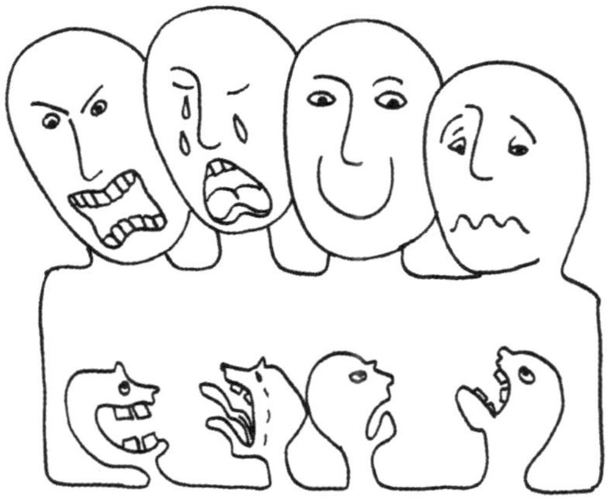

## Der Bernhardiner

Wir empfehlen Ihnen, zu versuchen, in emotionalen Situationen wie ein Bernhardiner zu reagieren. Ein Bernhardiner ist ruhig und gefasst – sogar, wenn Situationen gefährlich sind. Er verfällt nicht in Panik, schreit oder brüllt, was eine Lawine auslösen würde. Er ist organisiert, bietet Gesellschaft, Wärme und Nahrung. Er soll für das Wohlergehen und die Sicherheit derer sorgen, die hoffnungslos verloren sind. Ruhig, warm, fürsorglich – versuchen Sie, es einem Bernhardiner gleichzutun.

## Verhaltensweisen

### Die Känguru-Fürsorge

Känguru-Reaktionen entstehen, wenn der fragile körperliche Zustand der betroffenen Person Sie dazu bringt, sie beschützen zu wollen und für absolute Sicherheit zu sorgen, wie in einem Kängurubeutel (siehe Abbildung 5.3). Das Känguru wird alles Mögliche tun, um den betroffenen Menschen zu unterstützen und zu beschützen, indem es verschiedenste Aspekte des Lebens übernimmt. Das Känguru wird den betroffenen Menschen mit Samthandschuhen anfassen, weil es hofft, so jeglichen Ärger und Stress zu vermeiden. Das Känguru wird sich allen Forderungen anpassen, egal, ob sie vernünftig sind oder durch die Essstörung beeinflusst.

Beispiele für Känguru-Reaktionen:
- Wenn Essanfälle vorkommen, kann es sein, dass das Känguru größere Mengen von Nahrungsmitteln einkauft, um das Essen, das im Rahmen des Essanfalls gegessen wird, zu ersetzen.
- Wenn Hungerphasen vorherrschen, kann es sein, dass das Känguru kilometerweit fährt, um ein bestimmtes Nahrungsmittel zu finden, das der betroffenen Person eventuell zusagt.
- Es kann sein, dass das Känguru spezielle Mahlzeiten für die betroffene Person zubereitet, die getrennt vom Rest der Familie stattfinden.
- Es kann sein, dass das Känguru alle Familienaktivitäten ändert, um sich dem Sportplan des betroffenen Menschen anzupassen.

Der Nachteil daran, alle Verantwortung von den Betroffenen wegzunehmen, ist, dass die betroffene Person so nicht lernt, wie man an die Herausforderungen des Lebens herangeht und sie meistert – sie bleibt in der Rolle des Kindes gefangen.

**Abb. 5.3: Das Känguru**

Der „Känguru-Fürsorgestil" bezeichnet die Tendenz, überfürsorglich zu sein und die Betroffenen immer an einem sicheren Ort zu behalten, um sie vor allen Schwierigkeiten zu beschützen. Oft liegt es an den Ängsten der Angehörigen selbst, die dazu führen, die Betroffenen vor jedem Regentropfen schützen zu wollen. Der Nachteil ist, dass die Betroffenen so die reale Welt nicht kennenlernen.

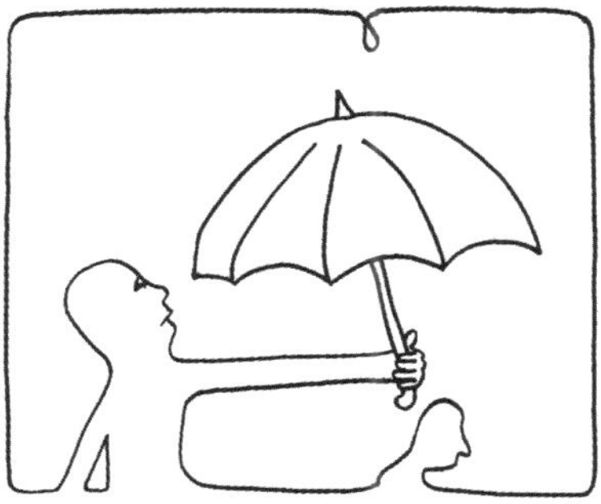

## Die Nashorn-Reaktion

Angehörige sind vielleicht gestresst und aufgrund der unermüdlichen Kompromisslosigkeit der Betroffenen erschöpft. Sie neigen zu einer Nashorn-Reaktion (siehe Abbildung 5.4), weil für sie das Essen einer ausreichenden und adäquaten Nahrungsmenge die offensichtliche und einfachste Lösung ist. Zusätzlich ist die Stimmung angespannt, weil ständig Essen verschwindet, das Badezimmer belegt ist, Waschbecken oder Toiletten verstopft sind und Familienessen unterbrochen werden. Sie sind vielleicht von Natur aus detailorientiert und Sie möchten, dass die betroffene Person Ihre Analyse der Situation versteht. Das Nashorn versucht, die Betroffenen mit Argumenten zu überreden und zu überzeugen, als könnten das gestörte Verhalten und die gestörten Überzeugungen mithilfe von Logik erklärt und verändert werden.

Der Nachteil ist, dass die Betroffenen kein Selbstvertrauen entwickeln, etwas selbst und ohne Hilfe zu schaffen, wenn sie nur blind gehorchen. Oder, viel wahrscheinlicher, die Betroffenen wenden all ihre Energie auf, um sich selbst zu schützen, sie widersprechen mit der Logik der Essstörung, rechtfertigen all die gestörten Gedanken – und graben sich ein noch größeres Loch, um sich darin zu verstecken.

**Abb. 5.4: Das Nashorn**

Das Verhalten von Betroffenen kann eine „Nashorn-Reaktion" hervorrufen, die in einer Face-to-Face-Auseinandersetzung endet, bei der logisch argumentiert wird. Der Nachteil ist, dass dadurch der Tyrann der Essstörung noch mehr Sendezeit bekommt, wodurch sie sich sogar noch verfestigen kann.

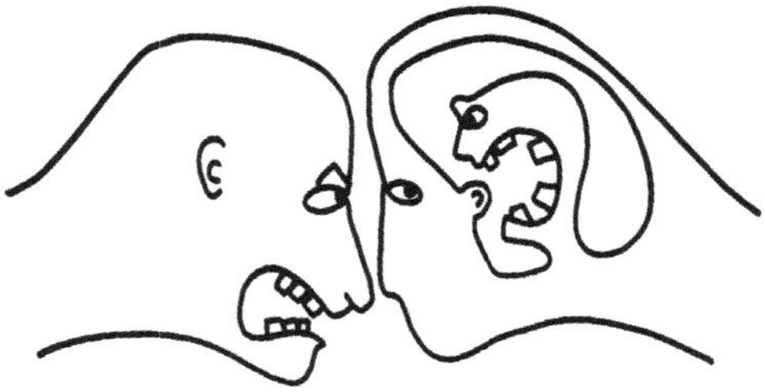

## Die Terrier-Antwort

Die „Jack Russel Terrier"-Antwort ist, kläffend am Fuß der Betroffenen zu hängen – und sie ans Essen zu erinnern und übers Essen auszufragen. Funktioniert das für Sie? Oder meinen Sie nicht, dass die betroffene Person Sie einfach ausblendet, als einen Teil der lauten kritischen Stimmen und Gedanken über das Essen, die sowieso momentan in ihrem Kopf herumschwirren? Die Zeit, die investiert wird, den Betroffenen zuzuhören – anstatt *zu* ihnen zu sprechen –, ist mehr wert als alles andere.

Zusätzlich zu den beschriebenen Tier-Metaphern spielen folgende Verhaltensweisen eine Rolle:

## Der Märtyrer – sich für die Essstörung aufopfern: Anpassen und Ermöglichen

Eine andere weit verbreitete Reaktion auf einen kranken Menschen ist, ihn zu verwöhnen und mit besonderer Aufmerksamkeit zu behandeln. Wenn Sie versuchen, Stress mit der betroffenen Person zu vermeiden und den Frieden zu bewahren, bedeutet das, die Regeln der Essstörung zu akzeptieren. Dazu gehört, das Verhalten im Zusammenhang mit dem Essen zu verändern: beim Einkaufen, beim Kochen und beim Einnehmen von Mahlzeiten. Oder kompensatorische Maßnahmen zu Hause zu erlauben.

Diese nachvollziehbaren Reaktionen haben einen negativen Nebeneffekt – sie erlauben, dass **gestörtes Essverhalten** noch mehr gefestigt wird (siehe Abbildung 5.5).

**Abb. 5.5: Anpassen und Ermöglichen**

Die Familie möchte die betroffene Person nicht aufregen. Alle Familienmitglieder sind bereits selbst ängstlich, fühlen sich schuldig, machen sich Sorgen und fürchten sich davor, die Ängste des betroffenen Menschen zu schüren. Daher tun sie alles Mögliche, um den Regeln, Anforderungen und Wünschen der betroffenen Person Folge zu leisten – z. B. lange Autofahrten, um das „richtige" Müsli zu kaufen, im Wohnzimmer bleiben, um das alltägliche Sportprogramm nicht zu stören, den Betroffenen zwischen 19 und 23 Uhr alleinigen Zugang zur Küche gewähren …

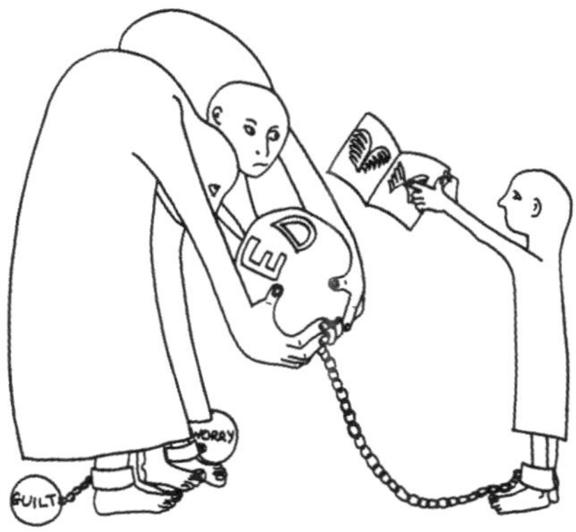


## Der Nährboden der Essstörung

Vielleicht teilen andere Menschen im sozialen Netz der Betroffenen deren Wertvorstellungen (Überschätzung der Wichtigkeit von Gewicht und Figur). Das kann außerhalb der Familie stattfinden – besonders in sozialen Medien, bei Gleichaltrigen in der Schule oder in der Arbeit, bei Sportlehrerinnen oder Tanzlehrern usw. –, aber häufig hatte auch innerhalb der Familie jemand eine Essstörung und vertritt nach wie vor diese Wertvorstellung. Die Betroffenen werden immer wieder versuchen, die Unterhaltung auf Themen wie Essen, Gewicht, Figur, Körperwahrnehmung zu lenken. Solche Unterhaltungen ermöglichen der Essstörung „Sendezeit", verstärken Überzeugungen und Gewohnheiten und verfestigen starre Gedanken (siehe Abbildung 5.6).

**Abb. 5.6: Geteilte Einstellungen bezüglich der Essstörung**

Gespräche über Diäten und die Überbewertung des Dünnseins können in sozialen Netzwerken vorherrschen.

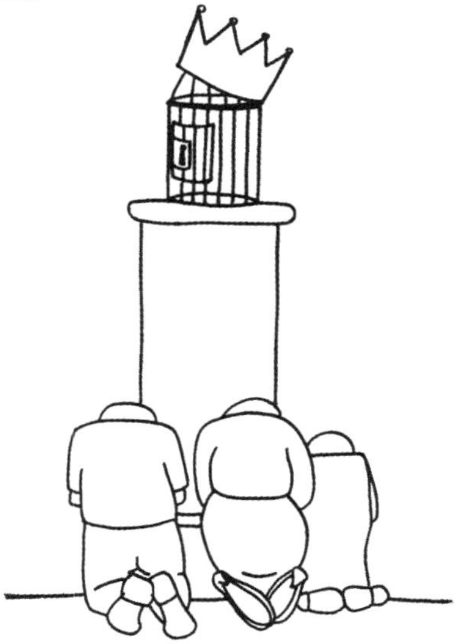

## Der Delfin

Jeder Fürsorgestil hat auch seine Stärken, wenn er im Rahmen eines gemeinsamen und integrativen Zugangs, den Betroffenen zu helfen, angewendet wird.

In Tier-Metaphern gedacht, empfehlen wir trotzdem, weniger wie ein Nashorn oder Känguru zu reagieren, sondern vielmehr wie ein Delfin, der den betroffenen Menschen in Richtung Sicherheit stupst. Der Mensch mit dem Rettungsring in Abbildung 5.7 repräsentiert eine betroffene Person. Es ist, als wäre diese mitten im Meer, mit der Essstörung als Rettungsring. Sie kann den vermeintlichen Schutz durch den Rettungsring nicht aufgeben, weil sich die Welt stressig und gefährlich anfühlt. Delfine schwimmen manchmal voraus, leiten die Betroffenen und führen sie durch schwierige Wegstücke. Ein anderes Mal schwimmen sie nebenher, begleiten die Betroffenen und geben Zuspruch und Unterstützung. Und wenn die Betroffenen positive Fortschritte machen, schwimmen sie ruhig hinterher.

**Abb. 5.7: Der Delfin**

Der „Delfin-Fürsorgestil" ist ein gemeinschaftlicher Ansatz

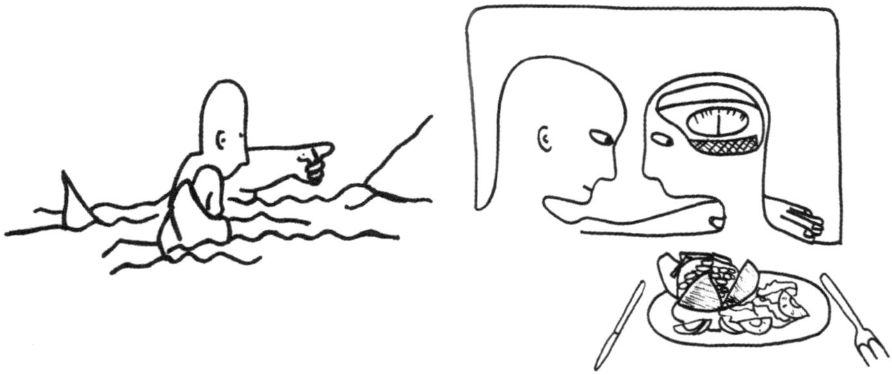

Erkennen Sie Tendenzen bei sich, die bei der Unterstützung des betroffenen Menschen nicht hilfreich sind?

Was Sie als Erstes tun können, um eine Änderung bei der betroffenen Person zu bewirken, ist, die Situation genau anzusehen und wenn notwendig Ihr eigenes Verhalten zu verändern. Das bedeutet, einen Schritt zurück zu machen, weg von den automatisierten nicht hilfreichen Reaktionen z. B. eines Straußes, eines Nashorns, einer Qualle oder eines Kängurus. Wie schon in der Einleitung erwähnt, erreichen Sie damit drei Dinge gleichzeitig: Sie verändern nicht nur ein schädliches Interaktionsmuster, Sie erleben auch selbst, wie schwierig eine Veränderung sein kann. Sie gehen als positives Beispiel voran und zeigen damit, dass Sie für eine Veränderung bereit sind. Durchlaufen Sie den APT-Zyklus, den wir in der Einleitung vorgestellt haben: AUFMERKSAMKEIT, PLANEN, TUN.

### Aufmerksamkeit: Welche Fürsorgestile zeigen andere Familienmitglieder?

Üblicherweise unterscheiden sich die Fürsorgestile der verschiedenen Familienmitglieder. Es passiert häufig, dass die Essstörung die Familie in zwei Lager spaltet – die einen, die „weich" sind, die den Forderungen des betroffenen Menschen und den gestörten Verhaltensweisen nachgeben, und die anderen, die härter sind. Die Essstörung gedeiht auf Basis dieser Spaltung.

**Abb. 5.8: Spalte und herrsche**
Unterschiedliche Familienmitglieder richten sich gegeneinander aus (z. B. der Vater sieht die Mutter als zu weich und umgekehrt). Viel Energie geht bei den Streitereien zwischen den Familienmitgliedern verloren und die Essstörung gewinnt. (Diese Spaltung kann auch zwischen einem Behandlungsteam und der Familie auftreten!)

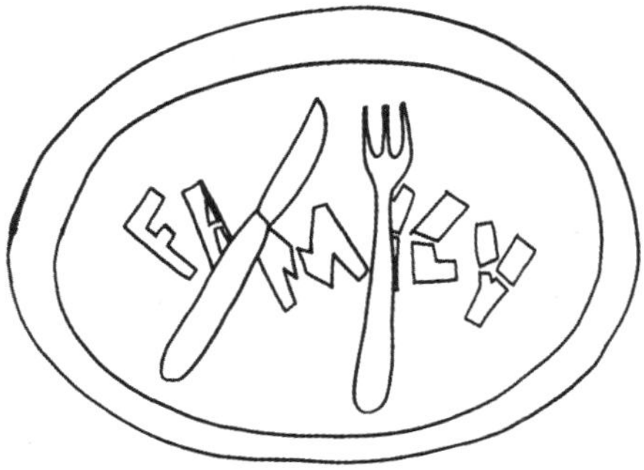

### Planen einer Zusammenarbeit und Kooperation

Wir können nicht nachdrücklich genug betonen, wie wichtig es ist, diese Spaltung zu überwinden und einheitlich als Team zu arbeiten. Hier wird ein Weg beschrieben, wie Sie daran arbeiten können – Ihnen fallen vielleicht auch andere Wege ein. Manchmal kann dabei auch eine außenstehende Person helfen, weil sie die Situation distanzierter sehen kann. (Die Anleitung für diese Aufgabe wird für Eltern beschrieben; dennoch ist es möglicherweise notwendig, andere Familienmitglieder mit einzubeziehen – z. B. Geschwister.)

Planen Sie zuerst, respektvoll und mit Humor zu kommunizieren. Sorgen Sie dafür, dass es keine Unterbrechungen gibt – zum Beispiel außerhalb von zu Hause, bei einem Essen oder einem Kaffee.

Nehmen Sie zwei Stück Papier, eines für sich und eines für Ihren Partner oder Ihre Partnerin, und malen Sie vier Linien mit einer Skala darauf – zwei Linien, die Ihre emotionalen Reaktionen abbilden, und zwei Linien, die Ihr Verhalten abbilden (so wie in Abbildung 5.9 am Ende des Kapitels). Schreiben Sie das jeweils zugehörige Tier an das jeweilige Ende.

Danach markieren Sie auf der ersten Linie der emotionalen Reaktionen – jede Person auf ihrem Blatt –, wo Sie selbst stehen, und auf der zweiten Linie der emotionalen Reaktionen, wo Sie Ihren Partner/Ihre Partnerin einschätzen.

Dann markieren Sie auf der ersten Linie des Verhaltens – wieder jede Person auf ihrem Blatt –, wo Sie selbst stehen, und auf der zweiten Linie des Verhaltens, wo Sie Ihren Partner/Ihre Partnerin einschätzen.

Setzen Sie sich danach zusammen und erklären Sie einander, wieso Sie diese Markierungen an dieser Stelle gesetzt haben. Tun Sie das auf eine mitfühlende Art und ohne Beschuldigungen. Wie ähnlich sind die Markierungen? Nachdem Sie darüber gesprochen haben, fragen Sie sich, ob Sie die Position der eigenen Markierung verändern möchten.

Fragen Sie sich gegenseitig, wie Sie einander helfen können, sich aneinander anzugleichen und an eine ähnliche Position zu gelangen – der durchwegs beste Punkt ist für viele Reaktionen vermutlich rund um die Null, aber in Bezug auf das Essen müssen Sie vielleicht beide streng sein. Es ist dabei wichtig, sich mitfühlend und warmherzig schrittweise Ziele zu setzen.

**Ein Ausblick:**
Lesen Sie noch weitere Kapitel, um zu entscheiden, welche Fertigkeiten Sie noch benötigen und wo die ideale Markierung eines einheitlichen Fürsorgestils sein sollte:
Kapitel 9 gibt mehr Details darüber, wie Sie einen beständigen und unterstützenden Fürsorgestil entwickeln können.
Kapitel 10: Zu Schwierigkeiten von Geschwistern sowie Partnerinnen und Partnern.
Kapitel 11: Wie man mit Emotionen umgeht.
Die weiteren Kapitel behandeln spezielle Fertigkeiten, die Sie für die Themen „extreme Unterernährung“ (Kapitel 12), „Essanfälle“ (Kapitel 13) und andere „problematische Verhaltensweisen“ (Kapitel 14) benötigen – d.h. Gewohnheiten, die die Essstörung aufrechterhalten.
Wenn Sie das erst einmal getan haben, werden Sie bereit sein, es zu VERSUCHEN und immer wieder zu VERSUCHEN.

**ZUM NACHDENKEN**

Denken Sie darüber nach, welche Tier-Metapher *Ihre Einstellungen oder Ihr Verhalten* und das der anderen Familienmitglieder und des Behandlungsteams abbildet.

1. Känguru? Überfürsorglich, zu viel Anpassung, zu kontrollierend.
2. Nashorn? Wütend und energisch; überstürzt handeln, nur um eine Veränderung zu erzielen.
3. Terrier? Kritisch und nörgelnd.
4. Der Märtyrer? Anpassen und ermöglichen.
5. Delfin? Führen, coachen, ermutigen und sanft schubsen.

Überlegen Sie, wer *Ihre Emotionen* abbildet.

1. Strauß? Zieht Flucht und Vermeidung vor.
2. Qualle? Hyperemotional und sensibel.
3. Bernhardiner? Ruhig, warm und nährend.

Und betrachten Sie zuletzt das große Gesamtbild des Umfeldes – gibt es Auslöser, die die essensbezogenen Gedanken der betroffenen Person aufrechterhalten?

Denken Sie daran – jemand anderen zu verändern ist schwer. Sich selbst zu verändern kann ein wenig einfacher sein. Die Zusammenarbeit im Team ist dabei wesentlich.

**Abb. 5.9: Fürsorgestile einschätzen**

Diese Lineale veranschaulichen, welchen Fürsorgestil unterschiedliche Personen aufweisen. Sie helfen dabei, eine gemeinsame Herangehensweise zu entwickeln.

### Die emotionale Reaktion einschätzen

| Wie viel Qualle sind Sie? | Wie viel Strauß sind Sie? |
|---|---|

| 5 | 4 | 3 | 2 | 1 | 0 | 1 | 2 | 3 | 4 | 5 |
|---|---|---|---|---|---|---|---|---|---|---|

Wie viel Qualle ist Ihr Partner/Ihre Partnerin?

Wie wichtig ist es für Sie, mit dem Spalten und Herrschen aufzuhören?
Wie sehr trauen Sie sich zu, dass Sie mit Ihrem Partner/Ihrer Partnerin zu einer gleichen Einschätzung gelangen können?
Wie könnten Sie sich Ihrem Partner/Ihrer Partnerin annähern?
Wie könnte Ihr Partner/Ihre Partnerin sich Ihnen annähern?
Welche Hindernisse halten Sie davon ab, sich näher zu Ihrem Partner/Ihrer Partnerin zu bewegen?
Was könnte Ihnen helfen, einander näherzukommen?
Was würden Sie aufgeben, um sich näher zu Ihrem Partner/Ihrer Partnerin zu bewegen?

Wie viel Strauß ist Ihr Partner/Ihre Partnerin?

### Das Verhalten einschätzen

| Wie viel Känguru sind Sie? | Wie viel Nashorn sind Sie? |
|---|---|

| 5 | 4 | 3 | 2 | 1 | 0 | 1 | 2 | 3 | 4 | 5 |
|---|---|---|---|---|---|---|---|---|---|---|

Wie viel Känguru ist Ihr Partner/Ihre Partnerin?

Wie wichtig ist es für Sie, mit dem Spalten und Herrschen aufzuhören?
Wie sehr trauen Sie sich zu, dass Sie mit Ihrem Partner/Ihrer Partnerin zu einer gleichen Einschätzung gelangen können?
Wie könnten Sie sich Ihrem Partner/Ihrer Partnerin annähern?
Wie könnte Ihr Partner/Ihre Partnerin sich Ihnen annähern?
Was könnte Ihnen helfen, einander näherzukommen?
Was würden Sie aufgeben, um sich näher zu Ihrem Partner/Ihrer Partnerin zu bewegen?

Wie viel Nashorn ist Ihr Partner/Ihre Partnerin?

# 6 Stress, Belastung und Resilienz

## Stress: Warum sind Angehörige dafür anfällig?

Kurzfristiger Stress kann im Alltag eine Herausforderung darstellen und kann – wenn wir schlussendlich das Problem meistern – Energie bringend und erfüllend sein. Dauerhafter Stress, den wir nicht mehr bewältigen können, wird jedoch zur Belastung und führt letztendlich zu Überlastung. Das Zusammenleben mit einem Menschen, der an einer Essstörung erkrankt ist, stellt eine riesige Herausforderung dar – selbst für ein großes Team von professionellem, erfahrenem Fachpersonal und erst recht für eine Familie oder alleinerziehende Eltern, die bemüht sind, ihre Lieben zu unterstützen.

Eine der Schwierigkeiten ist, dass eine Essstörung eine Vielzahl von Problemen mit sich bringt und sich auf alle Bereiche des gemeinsamen Zusammenlebens auswirkt.

Eine stark ausgeprägte Essstörung stellt eine große Gefahr für die Belastbarkeit der Familie dar. Wenn die Situation nicht mehr bewältigt werden kann, können Familienmitglieder (oder Personen, die im gleichen Haushalt leben) depressiv oder überängstlich werden, oder sie wenden sich von den Problemen ganz ab. All das hat wiederum Auswirkungen auf die Betroffenen und deren Betreuung. Das Spannungsfeld zwischen dem Gefühl, Schutz und Hilfe bieten zu müssen, und der Zurückweisung durch die Betroffenen (sowohl aktiv als auch passiv) führt dazu, dass die Belastung weiter steigt.

Der Umgang mit der Erkrankung und die Resilienz [= psychische Widerstandskraft] können verbessert werden, wenn man die richtigen Informationen zum richtigen Zeitpunkt erhält und indem neue Fähigkeiten und Fertigkeiten erlernt bzw. bereits vorhandene noch verfestigt werden. Dies gilt für jeden Menschen in unmittelbarer Nähe der Betroffenen, egal ob Familie, Freundinnen oder Freunde. Je mehr Zeit mit den Betroffenen verbracht wird und je näher man sich steht, desto größer ist die Belastung. In Fachabteilungen für die Behandlung von Essstörungen kommt es häufig zu Burn-out, Krankenständen sowie wiederkehrendem Personalwechsel. In Familien kann es bei einzelnen Angehörigen zu Erschöpfung und Isolation sowie zu Depressionen oder Angststörungen kommen.

Nachfolgend erhalten Sie detailliertere Informationen zu den unterschiedlichen Problembereichen.

## 1 Weigerung der Betroffenen, Hilfe anzunehmen

Wenn Ihre Auffassung von einer Essstörung und deren Folgen stark von der Auffassung der betroffenen Person abweicht, können große Spannungen entstehen. Im Fall einer Magersucht sehen Angehörige, dass die Betroffenen krank und körperlich geschwächt sind, wohingegen die Betroffenen selbst komplett davon überzeugt sind, dass ihr Gewicht und ihr körperlicher Zustand normal sind. Aus ihrer Sicht ist alles in Ordnung. Menschen, die an Bulimie erkrankt sind, bezweifeln beispielsweise oft die medizinischen Folgen ihres Verhaltens. Sie können sich vielleicht ein Leben ohne die „befreiende" Wirkung des Erbrechens nicht mehr vorstellen. Es ist daher sehr schwierig, die Betroffenen davon zu überzeugen, medizinische Hilfe in Anspruch zu nehmen – und noch schwieriger, dass sie einen Ratschlag annehmen. Das ist sowohl für alle Angehörigen als auch für Expertinnen und Experten oft sehr frustrierend. Das Kapitel 7 beschäftigt sich intensiv mit dem Prozess der Veränderung.

## 2 Zeit miteinander

Familien, die versuchen, die betroffene Person bestmöglich zu unterstützen, sind häufig sehr engagiert und möchten so viel Zeit wie möglich mit ihr verbringen. Leider können diese extremen Bemühungen kontraproduktiv sein und einerseits zu Erschöpfung, andererseits zu Spannungen führen, die sich unerwartet entladen oder sich auf subtilere Weise zeigen können. Eltern von Betroffenen finden rückblickend am wichtigsten, sich selbst auch einmal eine Auszeit zu nehmen, Abstand zu gewinnen, zu reflektieren und sich eine Pause zu gönnen.

Schauen Sie auf sich selbst, dadurch können Sie eine ruhige und mitfühlende Haltung bewahren. *Das ist unmöglich, wenn Sie sich nicht selbst erholen und Energie sammeln.* Sie tun damit nicht nur etwas für Ihr eigenes Wohlbefinden, sondern leben auch der an der Essstörung leidenden Person ein gutes Maß an Selbstfürsorge vor.

## 3 Unterschiedliche Rollenverteilung – zu Hause, in der Familie und mit anderen Angehörigen an einem Strang ziehen

In Familien (und übrigens auch in Teams von Fachpersonal) gibt es häufig hitzige Diskussionen aufgrund unterschiedlicher Meinungen und Ansichten, welche Rolle die einzelnen Familienmitglieder hinsichtlich der Essstörung einnehmen und welche Verantwortungsbereiche sie übernehmen sollen. Das führt unweigerlich zu Konflikten und Überlastung sowie zu einem inkonsistenten Umgang mit der Krankheit (siehe Abbildung 6.1). *Beständigkeit* ist in diesem Fall eine Kernfähigkeit, die spezielle Aufmerksamkeit braucht. Wenn den Betroffenen zu viel Aufmerksamkeit geschenkt wird, können sich Partnerinnen, Partner, Geschwister, Großeltern und andere Familienmitglieder vernachlässigt fühlen und es einem übel nehmen (entweder passiv oder durch aktiven Protest).

**Abb. 6.1: Spalte und herrsche**

Die Essstörung nutzt die Taktik „Spalte und herrsche". So werden einzelne Familienmitglieder gegeneinander ausgespielt (z. B. wird Papa von Mama als zu nachgiebig empfunden und umgekehrt). Wenn Familienmitglieder streiten, geht viel Energie verloren und die Essstörung gewinnt am Ende.

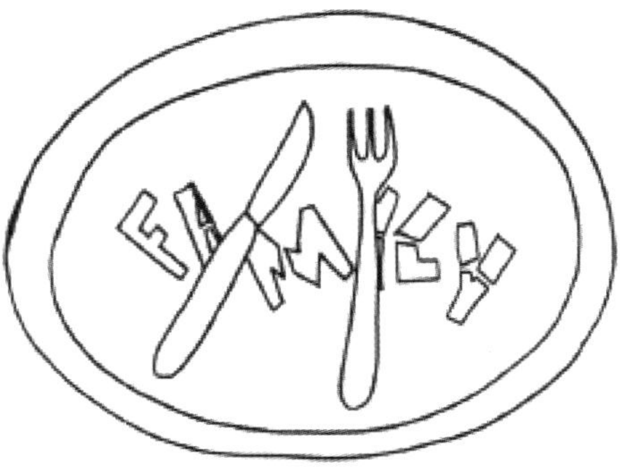

Versuchen Sie zu vermeiden, dass die Krankheit Ihr Leben bestimmt. Finden Sie Zeit und Energie auch für andere Familienmitglieder und deren Aktivitäten sowie – wie bereits angesprochen – auch für sich selbst. Das ist bei einer Krankheit, die einem so viel abverlangt und so viele Aspekte des

Lebens betrifft, nicht leicht. Vielleicht müssen Sie sich Ihr Leben leichter machen und anderen beispielsweise mitteilen, wie erschöpft Sie sich fühlen, um Hilfe bitten oder Aufgaben delegieren.

TRY IT **Probieren Sie Folgendes aus!** Schreiben Sie eine Liste mit allen Aufgaben im Haushalt. Setzen Sie sich mit allen Familienmitgliedern zusammen und teilen Sie ihnen mit, dass Sie gerne von allen Hilfe hätten. Besprechen Sie, dass Sie ein Team sind. Fragen Sie konkret, welche Aufgabe jede Person in Zukunft übernehmen wird. *„Möchtest du das wöchentliche Staubsaugen übernehmen? Hilfst du mit dem Geschirrspülen nach dem Abendessen? Oder wäre es dir lieber, das Badezimmer zu putzen? Oder ...?"* Es könnte ein richtiger Ansturm auf jene Aufgaben entstehen, die weniger unangenehm sind, da die wirklich unangenehmen, verhassten Aufgaben keiner übernehmen will. Wenn das nicht der Fall ist, teilen Sie die Aufgaben Ihrer Liste untereinander auf. Besprechen Sie, dass die Situation nach ... überprüft und besprochen werden kann (fixieren Sie eine genaue Zeit, z. B. nach ein oder zwei Wochen).

APT kann auch hier sehr hilfreich sein – es macht allen bewusst, wie sich die zusätzliche Unterstützung für die betroffene Person auf das gesamte Familienleben zu Hause auswirkt, besonders auf die primäre Bezugsperson. Passen Sie die Ideen dieses Buches an Ihre eigene Situation an.

Oft ist die primäre Bezugsperson in einem Haushalt bzw. in einer Familie auch jene Person, die den Großteil der Hausarbeit – das Putzen, Kochen, Wäschewaschen oder Geschirrabtrocknen – übernimmt. Dies kann beispielsweise ein Elternteil, ein Geschwisterkind, eine Mitbewohnerin oder ein Mitbewohner sein. *Unabhängig davon, welche Aufgabe* jemand im Haushalt übernimmt, es bedeutet immer zumindest eine kleine Erleichterung für die primäre Bezugsperson.

*Erster Schritt:* Erzeugen Sie in Ihrem Haushalt **AUFMERKSAMKEIT** dafür, wie Sie sich fühlen, und sprechen Sie darüber, wie viel Energie die Organisation des Haushaltes (putzen, kochen, einkaufen ...) in Anspruch nimmt.

*Nächster Schritt:* **PLANEN** und **TESTEN** Sie (siehe das vorherige Kästchen)

Brauchen Sie eine Veränderung? *Denken Sie darüber nach und adaptieren* Sie je nach Bedarf. Denken Sie daran, all die neuen Bemühungen und die angebotene Hilfe der anderen anzuerkennen und zu loben.

## 4 Probleme in Zusammenhang mit der Erkrankung

Wenn man mit einem Menschen mit einer Essstörung zusammenlebt, treten die größten Probleme bei den Mahlzeiten auf. Es gibt jedoch auch andere Symptome, die das Zusammenleben belasten können, wie z. B. Depressionen, Ängste, Wutausbrüche, Zwänge und Rituale, übermäßiger Sport, Erbrechen und soziale Isolation (siehe Abbildung 6.2). Es ist oft sehr schwierig, mit diesen Symptomen umzugehen. Am besten setzen sich betroffene Familien zusammen und erarbeiten gemeinsam Ideen und Strategien für die Bewältigung der Symptome. Sie finden in den Kapiteln 12, 13 und 14 unterschiedliche Ansätze, die Ihnen und der betroffenen Person helfen können, die Probleme zu lösen und mit den problematischen Verhaltensweisen umzugehen.

**Abb. 6.2: Exzessive Bewegung**

Exzessive Bewegung kann zu einem „kompensatorischen Verhalten" werden, das bei den Betroffenen Ängste in Bezug auf das Essen reduzieren kann. Da dies nur teilweise erfolgreich ist und die Angst zurückkehrt, steigt das Ausmaß der Bewegung an.

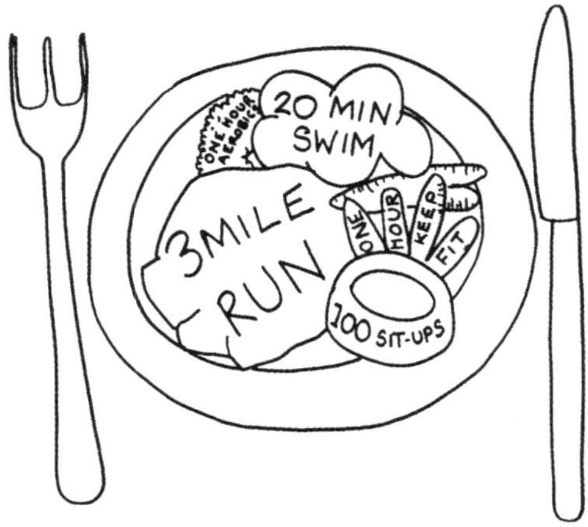

## 5 Annahmen über die Krankheit

In Kapitel 2 haben wir bereits allgemein verbreitete Annahmen und Mythen in Bezug auf Essstörungen erörtert. Diese falschen Ansichten können Schaden anrichten, weil sie emotionale Reaktionen auslösen können, die Sie daran hindern, ruhig und mitfühlend zu sein und konsequent zu handeln. Es kommt zu kontraproduktiven Reaktionen.

Sie können beeinflussen, wie aufgebracht und angespannt Sie sind, abhängig davon, wie Sie eine bestimmte Situation bewerten. Die Umbewertung einer Situation ist eine Technik der kognitiven Verhaltenstherapie (KVT), einer wirksamen Art der Psychotherapie. Nehmen wir folgendes Beispiel:

> Sie sind in einer Stadt auf Urlaub, in der gerade ein Festival stattfindet, und können nicht einschlafen. Draußen hören Sie den Lärm von Menschen, die lachen, reden und tanzen. Wenn Sie zulassen, dass Ihre Gedanken von dem Bild dominiert werden, dass die Personen rücksichtslos sind, sich unmöglich verhalten und Sie absichtlich ärgern wollen, ist die Wahrscheinlichkeit hoch, dass Sie sich weiterhin im Bett hin und her wälzen werden, da Ihre Wut immer größer wird. Versuchen Sie daher, eine andere Perspektive einzunehmen – fragen Sie sich zum Beispiel, ob diese Menschen grundsätzlich gute Absichten haben. Ja, vielleicht genießen sie einfach die Freuden des sozialen Miteinanders, haben Spaß und sind glücklich ... Versuchen Sie sich an eine Zeit zu erinnern, in der Sie selbst auch so viel Freude hatten. Vielleicht merken Sie jetzt, dass sich Ihre Gefühle über den Lärm von Wut zu Akzeptanz und Verständnis verändert haben. Sie beruhigen sich, sind nicht mehr aufgebracht und können sich entspannen. So kann sich Ihr eigenes Verhalten verändern: von müder Rast- und Schlaflosigkeit hin zu friedlichem Schlaf.

Sie sind vielleicht der Ansicht, dass Betroffene willentlich in eine Essstörung geraten und so durch ihre Erkrankung versuchen, Aufmerksamkeit zu bekommen. Angehörige nehmen ihnen das oft übel. Menschen mit Essstörungen geben oft Anlass für Streit, Spannungen und Belastungen in der Familie und benötigen viel Aufmerksamkeit und Zuwendung. Sie sind möglicherweise stur, unbelehrbar, unhöflich und launenhaft und widersetzen sich absichtlich Ihren Ratschlägen. Wenn Sie sich jedoch über die Krankheit informieren, kann sich Ihre Denkweise verändern. Wenn Sie mehr über die Erkrankung erfahren, erkennen Sie, dass die Person ein medizinisches Problem hat und ihr Verhalten nicht bewusst steuert. Ihre Einstellung wird sich daraufhin ändern: Sie zeigen Mitgefühl und Verständnis und beginnen, eine gute Beziehung zu dem Menschen aufzubauen.

## 6 Zwischenmenschliche Beziehungen

Die Tier-Metaphern in Kapitel 5 sind ein nützliches Hilfsmittel, um problematische Beziehungsmuster zu identifizieren. In Kapitel 9 werden die Auswirkungen erklärt, die diese instinktiven Reaktionen auf die betroffene Person haben. Die folgenden Absätze sollen dazu eine kurze Einführung geben.

Strategien, die bei akuten körperlichen Erkrankungen gut funktionieren, sind bei Essstörungen wenig hilfreich. Es ist beispielsweise mit hoher Wahrscheinlichkeit nicht zielführend, wenn Sie versuchen, gegen das Essverhalten der betroffenen Person zu argumentieren, ihr Vorschriften machen und eine Verhaltensänderung einfordern („Nashorn-Reaktion"). Das wird die Situation sehr wahrscheinlich nur schlimmer machen. Um jemandem zu helfen, seine Essstörung zu überwinden, ist es grundlegend wichtig, der Person zuzuhören und ihren Standpunkt zu akzeptieren. Selbst wenn Sie nicht verstehen können, wie oder warum jemand so denkt und sich so verhält, können Sie versuchen zu akzeptieren, dass sich die betroffene Person zu diesem Zeitpunkt so fühlt.

Es kann bei jedem einzelnen Familienmitglied und innerhalb der Familie zu einem emotionalen Auf und Ab kommen. Eltern, Geschwister, Großeltern, EhepartnerInnen, MitbewohnerInnen und enge Freundinnen und Freunde kämpfen einerseits damit, bei der Arbeit und anderen Aktivitäten außerhalb der Familie zurechtzukommen, und versuchen gleichzeitig, die betroffene Person zu unterstützen. Häufig fehlt es Angehörigen dabei an Informationen oder Hilfestellungen. Die beschriebenen extremen Reaktionen (Känguru, Nashorn, Qualle oder Strauß) sind ganz natürlich und können dennoch Schaden anrichten. Sie können zu Widerstand und Rückschritten führen und sogar eine Verstärkung oder Aufrechterhaltung der Essstörungssymptomatik zur Folge haben. Es ist sehr schwierig, die richtige Balance zwischen Mitgefühl und Verständnis einerseits und realistischer Einschätzung der Problematik andererseits zu finden.

Denken Sie an die nötige Beständigkeit, die leicht durch starke Emotionen ins Wanken gebracht werden kann. *Ruhe, Beständigkeit und Mitgefühl* (auf Englisch die drei wichtigen *C – Calm, Consistent, Compassionate)* könnten wie ein Mantra für Angehörige sein.

- Vermeiden Sie, die Veränderung zu erzwingen, wie das Nashorn.
- Vermeiden Sie, die betroffene Person zu sehr zu beschützen, wie im „Beutel des Kängurus“.
- Vermeiden Sie, ihre Emotionen wie bei einer Qualle zu sehr zu zeigen.
- Vermeiden Sie, wie ein Terrier bei jeder Gelegenheit „herumzunörgeln“ und hartnäckig auf der Veränderung zu beharren.
- Es wird ebenso wenig helfen, die Symptome zu ignorieren und zu hoffen, dass es sich nur um eine Phase handelt. Stecken Sie nicht wie ein Strauß den Kopf in den Sand.
- Vermeiden Sie, sich allzu sehr um Frieden zu bemühen und Ihr Leben komplett umzustellen, um sich an die Symptome der Essstörung anzupassen.
- Versuchen Sie stattdessen, der betroffenen Person zur Seite zu stehen und sie auf dem Weg in die richtige Richtung zu begleiten, wie ein Delfin, der nebenherschwimmt und einen durch die raue See geleitet.
- Sehen Sie sich selbst eher als Bernhardiner, der der betroffenen Person Wärme und Fürsorge spendet sowie ihr im Winter der Essstörung zur Seite steht.

# 7 Unerfüllte Bedürfnisse

## a) Wie Sie sich um Ihre eigenen Bedürfnisse kümmern können

Es passiert leicht, dass sich Mitglieder einer Familie/eines Haushalts durch die Essstörung überfordert fühlen. Der Umgang mit der Essstörung kann sehr isolierend sein, die Familien sind oft sehr abgekapselt.

Viele Angehörige glauben, dass es ihnen nicht zusteht, sich Urlaub zu nehmen und neue Energie zu tanken. Die Symptome der Essstörung fordern über längere Zeiträume hinweg Aufmerksamkeit und betreffen viele

Aspekte des Familienlebens zu Hause. Dadurch sind Angehörige dauerhaft stark belastet. *Um ein Burn-out und stressbedingte Probleme zu vermeiden, ist es wichtig, dass Angehörige sich die Zeit nehmen, sich um sich selbst zu kümmern, und ihre eigenen Überlebensstrategien ausarbeiten, sodass sie die betroffene Person weiterhin effektiv unterstützen können.*

Zusätzlich zur Verteilung von Haushaltsaufgaben ist es wichtig, jede Woche ein paar angenehme Aktivitäten einzuplanen – sich mit Freunden und Freundinnen treffen, einem neuen oder alten Hobby nachgehen. Tun Sie Dinge, die Ihnen Spaß machen oder Ihnen persönlich ein Erfolgserlebnis ermöglichen. Sie müssen die Schwierigkeiten ausgleichen, indem Sie positive Erfahrungen machen, aus denen Sie Energie schöpfen können. Zum Beispiel:

- Erstellen Sie eine Liste Ihrer Lieblingsaktivitäten und nehmen Sie sich dafür Zeit. Diese positiven Erfahrungen haben einen doppelten Nutzen: Sie erreichen dadurch nicht nur, dass Ihre abwehrenden Reaktionen geringer werden (Qualle, Strauß), sondern sie leben damit auch emotional intelligente Verhaltensweisen vor (Delfin), was eine wichtige Botschaft für die betroffene Person ist. Eine Pause für Sie hat noch einen weiteren Nutzen für die betroffene Person: Sie lernt, für kurze Zeit auf sich allein gestellt zu sein, und baut somit langsam Selbstvertrauen für ihre Zukunft auf.
- Passen Sie auf, dass Sie nicht in Verhaltensweisen schlittern, die nicht förderlich für Sie sind. Trinken Sie nicht zu viel Alkohol, um auszublenden, wie Sie sich fühlen. Isolieren Sie sich nicht, indem Sie aufhören, Freunde und Freundinnen zu treffen. Stoppen Sie keinesfalls Ihre Außenaktivitäten. In all diese Verhaltensweisen schlittert man sehr leicht hinein, wenn man unter starkem Druck steht.

Der Druck auf die Angehörigen fordert einen hohen Tribut. Manchen Angehörigen hilft es, selbst professionelle Beratung in Anspruch zu nehmen; manche brauchen den Rat ihrer Ärztin oder ihres Arztes, um zu beurteilen, ob sie selbst eine Therapie oder Medikamente benötigen. Eine „Familientherapie", also eine gemeinsame Therapie mit der betroffenen Person und einem oder mehreren Familienmitgliedern, kann sich positiv auf die Behandlung auswirken und bietet der ganzen Familie eine gute Gesprächsmöglichkeit.

Versuchen Sie, mit der betroffenen Person Zeit für besondere Aktivitäten einzuplanen, wie z. B. einen kurzen Spaziergang, ein gemeinsames Spiel, ein lustiges Video ansehen, vielleicht einen kleinen Einkaufsbummel oder einen Kinobesuch machen. All das wird Ihnen helfen, die positiven Aspekte Ihrer Beziehung zu fördern, die nicht mit der Essstörung im Zusammenhang stehen. Leider verliert man das nur allzu leicht aus den Augen. Ein weiteres Stichwort ist: Schenken Sie sich selbst und Ihrer gesamten Familie *Wertschätzung*.

Veränderungen passieren nicht über Nacht. Es ist wichtig für Sie, dass Sie sich *schrittweise* Ziele setzen und *langsam* das übertriebene Ausmaß und die Intensität der Unterstützung für die betroffene Person reduzieren. Verwenden Sie dazu die beschriebenen APT-Strategien. Überdenken Sie regelmäßig, wie es läuft, wodurch positive oder negative Veränderungen entstanden sind und wodurch Verbesserungen erzielt werden können.

**Es ist auch wichtig, Fortschritte zu sehen und zu kommunizieren.** Sie tragen so dazu bei, dass die betroffene Person einen Schritt in Richtung Unabhängigkeit machen kann. Ein Lob für das Erreichte ist wichtig, unabhängig davon, ob Fortschritte in Hinblick auf die Ernährung oder das Familienklima gemacht wurden. Auch kleine Schritte sind wichtig. Achten Sie darauf, das Positive im Blick zu behalten, denn das wird leicht vergessen. Wenn sich das Ziel als sehr schwierig herausgestellt hat, kann auch ein Lob dafür ausgesprochen werden, dass versucht wurde, das Ziel zu erreichen. Gespräche über den Verlauf mit Expertinnen und Experten sind auch sehr wichtig, um Möglichkeiten für intensivere professionelle Betreuung zu besprechen.

### b) Wie Sie sich um den Rest der Familie kümmern können

Es ist schwierig, genug Zeit für die anderen Familienmitglieder einzuplanen. Diese fühlen sich leicht vernachlässigt. Ihre eigene Belastung kann sich auf die Interaktion mit ihnen übertragen, indem Sie schneller gereizt und ungeduldig werden.

Geschwister entwickeln möglicherweise ihre eigenen richtigen oder falschen Ansichten in Bezug auf die Krankheit. Manchmal zeigen sie wenig hilfreiche Verhaltensmuster, z. B. Wut und Enttäuschung. Oft machen sie sich selbst Vorwürfe, weil sie nicht helfen können. Sie sind vielleicht wütend, dass ihre eigenen Bedürfnisse vernachlässigt werden, oder sind aufgebracht, weil sie sich an die Verhaltensweisen der Betroffenen anpassen müssen. Sie fühlen sich schuldig, weil sie den normalen Alltag bewältigen können. (Einige Geschwister zeigen absichtlich schlechtere Leistungen und stellen sich schlechter dar, um im Vergleich zur betroffenen Person nicht positiv herauszustechen. Andere ziehen so bald wie möglich von Zuhause aus, manche wollen nicht einmal mehr zu Besuch kommen.)

Es ist wichtig, diese Themen anzusprechen, sobald sie auftauchen. Kinder können verstehen, dass sie auf Zeit mit ihren Eltern warten müssen, aber es ist wichtig, dass sie in der Familie nicht komplett übersehen werden. Holen Sie sich, wenn möglich, Hilfe bei anderen Familienmitgliedern. Geschwister können eine wichtige Rolle dabei spielen, Verbindungen mit dem Leben außerhalb der Essstörung herzustellen, beispielsweise durch einen gemeinsamen Kinobesuch, einen Spaziergang, einen Ausflug oder andere gemeinsame Aktivitäten.

Außerdem kann das Gefühl von „Teamwork" verstärkt werden, wenn alle Familienmitglieder in die Hausarbeit eingebunden sind und mithelfen. Es entstehen zudem Möglichkeiten, sich zu unterhalten, während gemeinsam das Geschirr gespült, aufgeräumt, abgestaubt, eingekauft oder eine Einkaufsliste zusammengestellt wird.

Manchmal bleibt die Beziehung weiterhin schwierig. Geschwister und andere Verwandte können sehr unterschiedliche Menschen sein und müssen dann möglicherweise akzeptieren, dass sie niemals so richtig zueinanderfinden werden.

## 8 Stigmatisierung

Viele psychiatrische Erkrankungen werden von der Gesellschaft stigmatisiert, möglicherweise weil diese Schwierigkeiten nur schwer zu verstehen sind und Menschen Angst vor etwas haben, wenn sie es nicht verstehen. Wie bereits ausgeführt, kann das Klischee, dass Eltern für die Essprobleme ihrer Kinder verantwortlich sind, die Interaktionen mit anderen Menschen beeinflussen. Scham- und Schuldgefühle können besonders schwer zu ertragen sein und zu Isolation führen. Wenn Sie Menschen aus Ihrem

Freundeskreis und auch anderen aus dem Weg gehen, weil Sie annehmen, dass diese die Vorurteile glauben und Ihnen ebenfalls die Schuld geben, dann könnte sich auch bei Ihnen der Glaube festigen, dass Sie tatsächlich schuld sind.

Die meisten Freundinnen und Freunde sind bereit, zu helfen, wenn man ihnen von einem Problem erzählt. Wenn man ein Problem jedoch nie erwähnt, haben die Menschen gar nicht die Möglichkeit, ihre Hilfe und Unterstützung anzubieten. Wertvolle „Auszeit"-Aktivitäten wie ein Gespräch bei einer Tasse Tee, einem Mittagessen auswärts oder beim Kochen für Freunde und Freundinnen bieten ideale Gelegenheiten, ein offenes Ohr für Ihre Sorgen zu finden.

## Denken Sie daran

Es gibt kein Geheimrezept, das in allen Fällen funktioniert. Die Genesung ist häufig ein langwieriger Prozess. Sie können dabei eine Stütze oder ein Coach sein. Angehörige und Fachpersonal müssen offen sein, sich gegenseitig respektieren und versuchen, einen gemeinsamen Weg zu gehen. Dies ist leichter gesagt als getan, denn Essstörungen führen häufig zu starken Meinungsverschiedenheiten. Menschen mit einer Essstörung neigen dazu, Angehörige gegeneinander auszuspielen. Ein einheitlicher Ansatz ist notwendig, damit die Essstörung nicht Ihre Familie und Ihr Zuhause dominiert.

Die folgenden Worte von Venables aus dem Guy's Hospital [einer Klinik in London], der vor hundert Jahren viele Menschen mit Anorexia nervosa behandelte, treffen auch heute noch zu:

> **„Kein Patient sollte krank bleiben und keinem Patienten sollte erlaubt werden zu sterben. Der Arzt (Angehörige) darf sich nicht geschlagen geben und darf niemals die Geduld verlieren … die Möglichkeiten für Verärgerungen sind vielzählig."**[1]

Geduld und Ruhe – nicht gerade weit verbreitete Tugenden in unserer aufstrebenden westlichen Welt – sind Kernkompetenzen im Umgang mit dieser Krankheit. Diese sind allerdings sehr schwierig zu erlangen, wie Venables in seinen „Möglichkeiten für Verärgerungen“ bereits beschrieben hat. Freunde, Freundinnen, Familienangehörige, eine Selbsthilfegruppe und professionelle Angebote können eine wichtige Stütze sein. Wissenschaftliche Erkenntnisse über die zugrunde liegenden psychologischen Mechanismen zu kennen, kann helfen, dass sich die Essstörung nicht weiter verfestigen kann.

**Ruhig und beständig zusammenzuarbeiten bringt langsam, aber sicher positive Ergebnisse – wenn auch nicht über Nacht.**

TRY IT

**WAS KANN ICH TUN?**

- Stellen Sie sicher, dass Sie genug Zeit haben, die Beziehungen in der gesamten Familie zu *pflegen*. Überlegen Sie sich, wie Sie angenehme Aktivitäten planen können. Holen Sie das Beste aus dem Alltag heraus, schätzen und genießen Sie Ihr Umfeld, indem Sie z. B. Blumen für den Esstisch pflücken oder kaufen, sich die Zeit nehmen, einen herrlichen Sonnenuntergang zu beobachten oder einen kurzen Spaziergang in der Sonne zu machen.
- Halten Sie so viele Kontakte mit Menschen außerhalb der Familie wie nur möglich. *Pflegen* Sie Ihr soziales Netzwerk. *Sprechen* Sie mit anderen Menschen.
- Verbringen Sie Zeit mit der betroffenen Person, um ihre „gute Seite“ wiederzuerwecken und zu fördern.

**ZUM NACHDENKEN**

1. Es ist extrem wichtig, aktiv Strategien auszuarbeiten, um sicherzustellen, dass Sie Ihre Rolle als Angehörige/r erfüllen können und sich effektiv um die betroffene Person kümmern können.
2. Dies kann einen doppelten Nutzen haben: Sie erleben die Rolle als Angehörige/r nicht nur weniger belastend, indirekt sieht so auch die betroffene Person, wie Schwierigkeiten durch Selbstfürsorge überwunden werden können.
3. Denken Sie an die wichtigsten Eigenschaften in diesem Prozess: Ruhe, Mitgefühl, Beständigkeit (auf Englisch die drei C aus Punkt 6: *Calmness, Compassion, Consistency*), Wertschätzung, Kommunikation und das Knüpfen und Aufrechterhalten sozialer Kontakte.

### Literaturhinweis

1 Venables, J.F. 1930. *Anorexia nervosa: Study of pathogenesis and treatment of nine cases*. Guy's Hospital Report, 80, 213–226.

# 7 Veränderung verstehen

## Einleitung

Sein Verhalten zu ändern, *egal welches,* ist nicht einfach nur eine Umstellung von A auf B: *„Jetzt mache ich es so, aber ab morgen werde ich mich komplett ändern und tue etwas ganz anderes."* Es gibt meistens viele Abstufungen dazwischen. Diese werden vom sozialen Umfeld, den Bedürfnissen anderer Menschen oder anderen Umständen beeinflusst, etwa, was wir als Vor- und Nachteile der Veränderung ansehen und wie sehr wir glauben, dass wir die Veränderung schaffen können. Menschen mögen es nicht, wenn sie zu Veränderungen gezwungen werden. Aber sich auf Veränderungen einzulassen wird dann attraktiver, wenn sich dadurch die Beziehung zu anderen Menschen verbessert. Es gibt unterschiedliche psychologische Modelle, die beschreiben, wie Menschen ihr Verhalten ändern. In diesem Kapitel geht es um die theoretischen Grundlagen der Veränderung bei lebenswichtigen Entscheidungen. Bei Suchtverhalten und Zwängen ist eine Veränderung besonders schwierig, weil sich das Gehirn bereits angepasst hat und sich das Verhalten automatisiert hat, also selbsttätig und unbewusst abläuft.

## Phasen der Veränderung

Ein sehr eingefahrenes Verhaltensmuster zu ändern ist ein komplexer Prozess. Ein möglicher Zugang ist, diesen Prozess in verschiedene Phasen einzuteilen und sich zu überlegen, was jeder Phase zugrunde liegt und was passieren muss, dass man in die nächste kommt. Ein gängiges Modell in der Psychologie besteht aus fünf Phasen:

Phase 1: *Absichtslosigkeit*
Das ist die Phase, in der eine Person jeden Gedanken an eine Veränderung ablehnt und keinen Anlass für Veränderung sieht, obwohl Familie, Freundinnen und Freunde sich sorgen.

→ In dieser Phase haben Betroffene nur eine Sichtweise: Die Essstörung scheint die Lösung für alles zu sein. Sie hat nur Vorteile, Nachteile werden nicht gesehen.

Phase 2: *Absichtsbildung*
Die Person beginnt darüber nachzudenken, ob eine Veränderung nicht doch nötig sein könnte, ist jedoch unschlüssig: Vor- und Nachteile einer Veränderung werden gegeneinander abgewogen und die Person überlegt, ob sie sich die Veränderung zutraut.

→ In dieser Phase sind die Betroffenen unschlüssig: (1) Sie sehen zwar langsam die Nachteile und Probleme der Essstörung, (2) aber sie sind sich dessen bewusst, welche Vorteile die Essstörung bringt und was sie daran hindert, sich zu verändern. Es verursacht Verwirrung und Belastung, zwischen diesen beiden Einstellungen hin- und herzuschwanken.

Phase 3: *Vorbereitung*
Eine Veränderung wird in Betracht gezogen, die damit verbundenen Schwierigkeiten werden erkannt. Die Betroffenen sind entschlossen, eine Veränderung zumindest zu versuchen.

→ In dieser Phase scheint die Abwendung von der Essstörung die Lösung des Konflikts zu sein. Die Betroffenen sehen inzwischen mehr Nachteile als Vorteile der Essstörung.

Phase 4: *Handlung*
Der eigentliche Beginn der Veränderung.

→ In dieser Phase haben Betroffene bereits einige Schritte unternommen, um Hilfe zu bekommen und sich zu ändern. Alles, was bisher unterdrückt wurde, kommt nun an die Oberfläche und körperliche und psychische Reaktionen können auftreten. Weitere Fortschritte sind nicht einfach.

Phase 5: *Aufrechterhaltung und Heilung*
Die *Aufrechterhaltung* des Verhaltens ist eine weitere Herausforderung, weil die Auslöser und positiven Aspekte des früheren Verhaltens nach wie vor existieren und es viele Rückschläge geben kann.

→ In dieser Phase festigen Betroffene die bisherigen Fortschritte und bauen weiter darauf auf. Die Entwicklung neuer Anknüpfungspunkte an eine Welt ohne die Essstörung erfordert jedoch Zeit und Anstrengung.

Es kann sein, dass Betroffene jede der Phasen mehrmals durchlaufen, bevor dauerhafte Fortschritte erzielt werden. Lassen Sie sich von Rückschlägen nicht entmutigen. Diese gehören zum Verlauf der Erkrankung und im Genesungsprozess dazu. Bei jedem Rückschritt und jedem Neustart lernt man etwas dazu. Halten Sie weiter an den Strategien und Methoden fest, die hier aufgezeigt werden. Bitten Sie weiter aktiv um Unterstützung, um Ihrem Kind weiterhin wirksam helfen zu können.

**Abb. 7.1: Die Phasen des Genesungsprozesses**

In der Phase der *Absichtslosigkeit* können Betroffene nur den goldenen Käfig sehen und finden keinen Weg, wie sie aus dem Käfig ausbrechen können. In der Phase der *Absichtsbildung* schauen sich die Betroffenen nach Möglichkeiten der Veränderung um. In der Phase der *Vorbereitung* beginnen die Betroffenen die Möglichkeit einer Veränderung in Erwägung zu ziehen, um das essgestörte Verhalten loszuwerden. In der Phase der *Handlung* bemühen sich die Betroffenen, aus dem Käfig auszubrechen. In der Phase der *Aufrechterhaltung und Genesung* lassen sie den Käfig hinter sich.

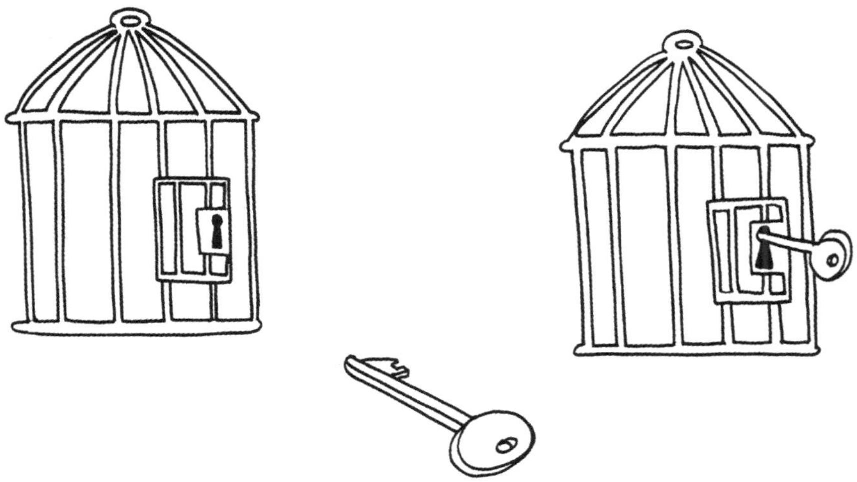

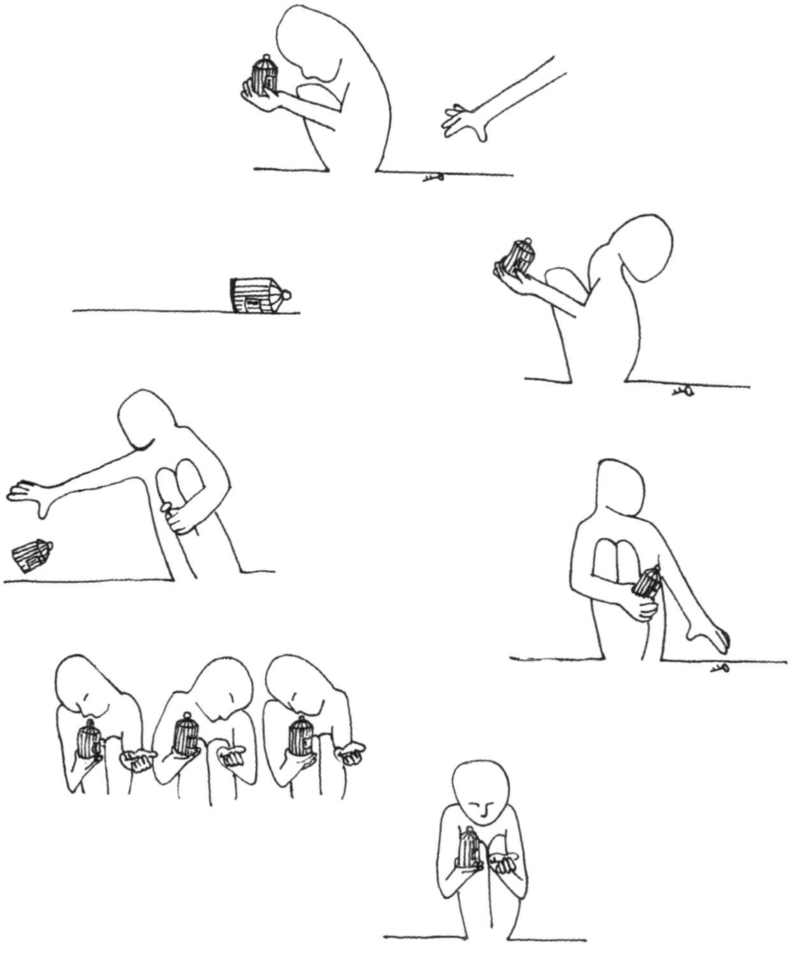

## Wie Menschen sich in Richtung Veränderung bewegen

Sie haben nun einen groben Überblick über die Phasen der Veränderung. Nun ist es wichtig zu überlegen, wann, wie und mit welcher Unterstützung sich Menschen in diesen Phasen weiterentwickeln können.

Es gibt zwei Hauptprinzipien. Menschen sind eher bereit, sich zu ändern, wenn

1. es für sie wichtig ist, sich zu verändern, d.h. der positive Nutzen der Veränderung die negativen Aspekte überwiegt.
2. sie zuversichtlich sind, dass sie sich ändern können.

In diesem Abschnitt wird beschrieben, wie wir Betroffenen im Rahmen ihrer Behandlung helfen können, sich Richtung Veränderung zu bewegen. Die Vorschläge sollen Ihnen als Grundlage für Ihre Interaktion mit der betroffenen Person zu Hause dienen.

Wenn die betroffene Person in der Phase der *Absichtslosigkeit* ist, sollten Sie ihr helfen, über die Wichtigkeit einer Veränderung nachzudenken.

Die betroffene Person soll darüber nachdenken, wie die Essstörung in ihre Lebensanschauung und zu ihren Werten im Leben sowohl in der Vergangenheit als auch in der Gegenwart passt. Dadurch werden das Bewusstsein und die Selbstreflexion gestärkt. Helfen Sie der betroffenen Person, den eingeengten Blick und den Fokus auf Essen und Gewicht hin zu einem breiteren Gesamtbild ihrer ganzen Lebensgeschichte zu lenken.

Folgende Hinweise können Ihnen dabei helfen:

- Sie können diesen Prozess nicht für die Betroffenen übernehmen. Je mehr Sie für eine Veränderung argumentieren, desto mehr wird es die Betroffenen in die Essstörung treiben. Die Werte und Bereiche im Leben der Betroffenen, die nichts mit der Essstörung zu tun haben, brauchen eine Stimme.
- Je mehr Ruhe und Beständigkeit (wie der Bernhardiner) Angehörige dabei ausstrahlen, je mehr sie in dieser Phase soziale Beziehungen – zur betroffenen Person und auch allgemein – aufrechterhalten und je mehr Kommunikationskanäle sie offen halten, desto wahrscheinlicher ist es, dass Betroffene Fortschritte machen und eine Veränderung in Erwägung ziehen.
- Falls der Erfolg ausbleibt und Angehörige frustriert werden, sollten sie sich eine kleine „Auszeit" gönnen – z.B. einen Spaziergang machen oder das Gesprächsthema wechseln, damit die Essstörungsstimme keine Chance hat. Sie sollten es lieber zu einem anderen Zeitpunkt wieder versuchen, wenn sich eine gute Gelegenheit ergibt.

In der Phase der *Absichtsbildung* sollte versucht werden, einige der negativen Aspekte der Essstörung zu betonen. Es können Wege aufgezeigt werden, wie die positiven Auswirkungen einer Essstörung auf andere Weise erreicht werden können, Wege, die sich nicht so negativ auf die Lebensqualität der Betroffenen und ihrer Familie auswirken.

Folgende Hinweise können Ihnen dabei helfen:

- In dieser Phase ist es wirklich wichtig, das Selbstwertgefühl der betroffenen Person zu stärken, sodass sie zuversichtlich sein kann, eine Veränderung zu schaffen. Konzentrieren Sie sich auf jene Gedanken, die sich auf den Veränderungsprozess positiv auswirken können, und ignorieren Sie jene, die diesem entgegenstehen. Respektieren Sie zugleich die Selbstständigkeit des betroffenen Menschen und sein Recht, selbst Entscheidungen zu treffen.
- In dieser Phase kann die betroffene Person unterstützt werden, indem den Gedanken, Emotionen und Werten, die sich auf eine positive Veränderung beziehen, aktiver und länger zugehört wird. Somit werden diese verstärkt. Gleichzeitig ist es wichtig, respektvoll, vorurteilsfrei und mitfühlend zu sein. Gedanken und Gefühle auf der Seite der Veränderung, die von den Betroffenen selbst kommen, sollen positiv verstärkt werden. Alle Gedanken, Gefühle und Werte auf der Seite der „Nicht-Veränderung“ sollten ignoriert werden. Außerdem ist es wichtig, auch kleine Schritte, die Betroffene Richtung Veränderung unternehmen, wahrzunehmen und sie so oft wie möglich zu ermutigen. In den Phasen der Absichtslosigkeit und Absichtsbildung entsteht bei den Betroffenen Bewusstsein für Veränderung.

Sobald die betroffene Person bereit ist, sich zu verändern, können Sie mit dem „PLANEN und TESTEN“ des APT weitermachen. Denken Sie sich z. B. kleine Verhaltensexperimente aus, mit denen die betroffene Person neue Ziele beim Essen erreichen kann.

Folgende Hinweise können Ihnen dabei helfen:

- Wenn die betroffene Person in der Vorbereitungsphase ist, versuchen Sie ihr zu helfen, die Ziele der Veränderung detailliert zu visualisieren, und konzentrieren Sie sich dabei besonders auf die konkrete Umsetzung – erstellen Sie gemeinsam mit dem betroffenen Menschen einen konkreten Plan, wie sie diese Veränderungen umsetzen können. Eines der Ziele könnte sein, flexibler zu sein und zu lernen, sich an plötzliche Veränderungen anzupassen, z. B. bei der Festlegung eines Zieles.

> Beispiel: Die betroffene Person möchte um 18 Uhr mit einer Freundin ins Kino gehen, einem Zeitpunkt, zu dem sie normalerweise zu Abend isst. Besprechen Sie mit der betroffenen Person, wie sie konkret mit der Situation umgehen kann. Isst sie früher zu Abend, nimmt sie das Essen ins Kino mit oder isst sie nach der Vorstellung mit der Freundin gemeinsam in einer Pizzeria? Welche Variante lässt sich am ehesten umsetzen, was ist für die betroffene Person realistisch, sodass das Ziel auch eingehalten werden kann? Sprechen Sie unterschiedliche Möglichkeiten durch.

In der Phase des *Handelns* ist der interaktive Lernkreislauf des APT vollendet. Wenn eine neue Herausforderung gemeistert wurde, muss das Erreichte rückwirkend evaluiert und darüber besprochen werden.

## Wenn man im Prozess der Veränderung nicht weiterkommt

Essstörungen sind meistens von längerer Dauer und schwierig zu behandeln. Um den Verlauf einer Essstörung zu beschreiben, verwenden wir gerne die Metapher eines Schneeballs, der einen Hügel hinunterrollt. Die Symptome werden mehr, so wie ein Schneeball immer größer wird, und gleichzeitig formt sich eine eisige Rutschbahn an essstörungsspezifischen Gewohnheiten. Die Essstörung bettet sich darin ein und wird von Schichten aus Angst und Essstörungsregeln umhüllt. Für die Betroffenen kann die Erkrankung unterschiedliche Funktionen haben. Im Maudsley Hospital gaben wir dafür unseren Patientinnen und Patienten die Aufgabe, Briefe an „ihre Freundin, die Magersucht", zu schreiben. Sie schrieben, dass ihnen die Krankheit ein Gefühl der Sicherheit gibt und ihnen vermittelt, etwas Besonderes zu sein. Außerdem hilft sie, Emotionen zu unterdrücken und zu betäuben, und sie ist indirekt ein Signal an andere Menschen, dass etwas nicht stimmt.

Der Hungerzustand führt dazu, dass das Gehirn wie eingefroren ist. Die Tendenz zu rigidem und unflexiblem Verhalten, Dinge zu sehr zu analysieren, nur die Details zu sehen, anstatt die Situation in das Gesamtbild des Lebens einordnen zu können, wird dadurch verstärkt. Alles dreht sich nur mehr um die Essstörung, und zwanghafte Verhaltensweisen sowie Rituale nehmen zu. Diese Verhaltensweisen können auch Vorteile haben: Dadurch müssen Betroffene sich nicht mit sich selbst auseinandersetzen, schmerzhafte und belastende Ereignisse oder soziale Beziehungen können vermieden werden, und sie müssen nicht darüber nachdenken. Dies wirkt als sehr starker die Krankheit aufrechterhaltender Faktor.

Familien und andere Angehörige spielen im Prozess der Veränderung eine wichtige Rolle. Auch Angehörige müssen sich verändern – und lernen, dass sie sich nicht einfach einmischen und die betroffene Person „heilen" können. Es ist wichtig, einen Schritt zurückzutreten, zu vertrauen und den Betroffenen zu erlauben, Verantwortung zu übernehmen und ihre eigenen Fertigkeiten zu entwickeln. Das ist wesentlich, aber schwierig für Angehörige, weil es auch bedeutet, dass sie zusehen müssen, wenn die Betroffenen Fehler und Rückschritte machen und mit Schwierigkeiten konfrontiert sind.

Wenn die Bereitschaft zur Veränderung ins Schwanken gerät, sind Sie dann in der Lage, nicht einzugreifen und die betroffene Person nicht zu schützen, wie das Känguru? Oder geraten Sie vielleicht in Versuchung, mit logischen Argumenten für eine Veränderung zu argumentieren, wie es das Nashorn macht?

Beobachten Sie Ihren eigenen Fortschritt im Kreis der Veränderung. Wenn es Ihnen bei den ersten Malen nicht gelingt, *geben Sie nicht auf! Bleiben Sie ruhig und nehmen Sie sich mehr Zeit.*

## Über Veränderung reden

Die Art, wie Sie Unterstützung anbieten, spielt eine wesentliche Rolle. In Abbildung 7.2 sind die verschiedenen Möglichkeiten der Interaktion abgebildet.

**Abb. 7.2: Interaktionsstile**

Die Essstörung kann zu unterschiedlichen Interaktionsstilen führen. Das oberste Bild stellt Vermeidung/Nichtbeachten dar (mit der Gefahr, dass die Betroffenen mit der Essstörungsstimme allein sind). Das Bild ganz unten stellt Konflikte dar (mit der Gefahr, dass der nicht essgestörte Teil aus den Augen verloren wird). Den richtigen Stil zu finden, in dem Sie Unterhaltungen mit dem nicht essgestörten Teil der betroffenen Person führen, kann schwierig sein. Mehr Informationen zur Kommunikation erhalten Sie im folgenden Kapitel 8.

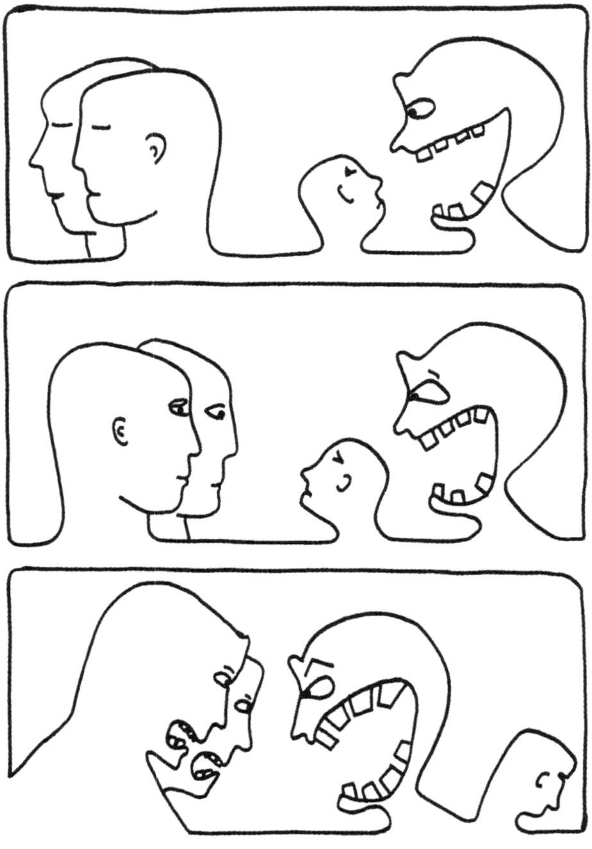

*Vermeidung/Nichtbeachten*

Vielleicht möchten oder können Sie gar nicht mit der betroffenen Person über eine mögliche Veränderung sprechen. Es ist für Sie möglicherweise unerträglich zu sehen, wie aufgebracht sie ist, wenn Sie auch nur leichten Druck ausüben, und so vermeiden Sie schließlich das Thema (wie der Strauß). Oder Sie haben möglicherweise Ihre eigenen Blockaden beim Thema „Essen" – vielleicht haben Sie sogar selbst schon einmal an einer Essstörung gelitten. Daher haben Sie insgeheim großes Verständnis für die Krankheit, Sie kommen dem Verhalten extrem entgegen und sind überfürsorglich wie das Känguru. Oder die gesamte Situation wird möglicherweise zu emotional für Sie und die betroffene Person bekommt das alles mit (Qualle). All diese Gefühle führen dazu, dass Sie nicht sicher sind, ob Sie das Thema der Veränderung ansprechen sollen. *Passen Sie auf, dass diese Situation nicht dazu führt, dass die betroffene Person immer tiefer in die Essstörung hineinrutscht und die Symptomatik zunimmt.*

*Konflikte*

Oder vielleicht sind Sie überzeugt, wie in der Zeichnung am Ende der Abbildung 7.2, dass sich die betroffene Person so bald wie möglich ändern wird ... Die Lösung scheint so einfach zu sein: „Iss doch einfach!" *Wenn Angehörige so motiviert und bestimmend sind, kann leicht ein direkter Konflikt mit der betroffenen Person entstehen, der wiederum zu einer Verschlimmerung der Situation führt* (Nashorn-Reaktion).

*Idealsituation*

Die Idealsituation ist in der Mitte der Abbildung 7.2 dargestellt. Indem Sie sich Zeit zum Zuhören nehmen, versuchen, die Perspektive der betroffenen Person einzunehmen, und sich ihrem Tempo anpassen, können Sie ihr bestimmt und sicher helfen. Sie unterstützen die betroffene Person mehr, wenn Sie ihr begleitend und motivierend zur Seite stehen (Delfin), anstatt zu versuchen, auf Veränderung zu drängen und die betroffene Person zu zwingen. Arbeiten Sie **zusammen**. Der Leitsatz von **„beat"** im Hinblick auf Veränderung bei Essstörungen trifft es auf den Punkt: *„Nur du allein kannst es schaffen, aber du kannst es nicht allein schaffen."*

## Warum sollten Sie die „Bereitschaftsskala" verwenden?

Die „Bereitschaftsskala" ist ein nützliches Instrument, mit dem Sie die Bereitschaft für Veränderung messen können, und sie hilft Ihnen, die

„Delfinhaltung" einzunehmen. Mithilfe dieser Skala können Sie Veränderungen ermöglichen und Fragen stellen, die sich mit der Lösung von konkreten Problemen beschäftigen. Obwohl es hilfreich sein kann, in Phasen zu denken, kann es genauso hilfreich sein, Veränderung als Dimension zu sehen. Die Bereitschaftsskala veranschaulicht dieses Konzept:

**Skala für die Bereitschaft zur Veränderung**

nicht an Veränderung interessiert — bestrebt, Veränderung umzusetzen

0--------1--------2--------3--------4--------5--------6--------7--------8--------9--------10

Weitere Vorteile der Skala:

- Fortschritte können anschaulich überüberprüft werden: *„Die Skala zeigt, dass du wirklich Fortschritte machst. Großartig! Vor zwei Wochen hast du dir auf der Skala eine 2 gegeben, heute gibst du dir eine 4. Bitte sag mir, was ich tun kann, damit du weiterhin im Bereich 4 bleibst oder noch weiter hinaufgehst."*
- Sie ist ein praktisches Instrument, mit dem Sie beide spielen und worüber Sie gemeinsam reden können. Das ist ein weniger konfrontativer Ansatz als ein Gespräch mit direktem Augenkontakt.
- Die Skala kann für jedes Verhalten oder Essstörungssymptom verwendet werden (vgl. Kapitel 12 „Untererernährung und Gewichtszunahme", Kapitel 13 „Wie Sie bei Essanfällen und kompensatorischen Maßnahmen helfen können" und Kapitel 14 „Umgang mit unerwünschten Verhaltensweisen").
- Obwohl die Skala vielleicht ein etwas formales Hilfsmittel ist, kann sie helfen, ein Gespräch zu strukturieren, und Sie davon abhalten, in die Känguru-, Qualle-, Nashorn- oder Strauß-Falle zu tappen, d. h., übermäßig emotional zu werden, mit logischen Erklärungen gegen das unlogische Denkmuster der Krankheit zu argumentieren usw.
- Wenn Sie als Angehörige/r an Ihrem eigenen Verhalten bemerken, dass Sie sich für die Essstörung „aufopfern" oder einem der Tier-Modelle ähneln, bietet die Bereitschaftsskala möglicherweise einen praktischen Weg, dieses Verhalten zu verändern. Sie zeigt auf, was helfen könnte, eine Veränderung herbeizuführen.

Ist die betroffene Person bereit, ihr Verhalten zu ändern? Würden Sie ihre Bereitschaft zur Veränderung auf der rechten Seite der Bereitschaftsskala ansetzen (= bereit für Veränderung)? Oder befindet sich der oder die Betroffene vielleicht in der Phase der Absichtslosigkeit und ist davon überzeugt, dass eine Veränderung nicht notwendig ist? Oder irgendwo in der Mitte?

**Die Bereitschaftsskala ist ein großartiges Werkzeug, um gemeinsam mit der betroffenen Person oder einem/einer zweiten Angehörigen die Veränderungsbereitschaft zu besprechen.**
Wenn Sie die Skala mit einer/einem zweiten Angehörigen besprechen, könnten Sie so vorgehen:
Schätzen Sie die betroffene Person auf dieser Skala ein. Bitten Sie dann Ihren Partner, Ihre Partnerin, einen Freund oder eine Freundin, ebenfalls eine Einschätzung abzugeben. Besprechen Sie danach miteinander den Grund, warum Sie genau diese Zahl gewählt haben. Bringen Sie konkrete Beispiele dafür, was Sie beobachtet haben, um genau zu erklären, warum Sie diese Zahl wählen. Versuchen Sie, sich nicht zu sehr von subjektiven Beurteilungen oder von dem, was die betroffene Person gesagt hat, beeinflussen zu lassen. Denken Sie vielmehr daran, was tatsächlich passiert ist und was Sie beobachtet haben. Wenn Sie sich nicht einig werden können oder sich nicht sicher sind, lassen Sie ein bisschen Zeit verstreichen und besprechen Sie es danach noch einmal.

Es kann auch belastend sein, wenn sehr unterschiedliche Einschätzungen vergeben werden, besonders, wenn nicht darüber gesprochen, aber danach gehandelt wird. Der große Vorteil der Bereitschaftsskala ist, dass man sehen kann, welche Zahlen vergeben wurden. Im anschließenden Gespräch kann man z. B. übereinkommen, dass man zwar in der Beurteilung nicht übereinstimmt, aber die momentanen Ansichten des anderen respektiert. So kann man beispielsweise zur betroffenen Person sagen: *„Ich sehe, dass du im Moment noch nicht bereit bist, dich zu verändern.“* (Beachten Sie bitte die Verwendung von „im Moment“. Es ist wichtig, eine optimistische „Ich kann es tun“-Haltung einzunehmen und extreme Aussagen abzuschwächen, indem man „jetzt“, „im Moment“, „aus jetziger Sicht“,

„derzeit" hinzufügt. Das zeigt, dass eine ernsthafte Veränderung zu einem späteren Zeitpunkt möglich sein kann.) Zum Beispiel:

> *„Ich verstehe, dass es ganz bei dir liegt, dich für oder gegen eine Veränderung zu entscheiden. Aber die Erkrankung beeinflusst auch die Familie, deine Freundschaftsbeziehungen und die Schule, genauso wie deine Zukunft, also werde ich auch mit hineingezogen."*

## Etwas aussprechen

Es ist wahrscheinlicher, dass Handlungen durchgeführt werden, wenn *sie laut vor anderen ausgesprochen werden.* Deshalb schlagen wir vor, bei der **PLANUNG** die einzelnen Schritte schriftlich auszuarbeiten, zu visualisieren und auszusprechen.

Die Bereitschaftsskala ist ein nützliches Instrument beim Zuhören. Sie kann Gespräche über Veränderungen einleiten und *„change talk"* anregen. Auch für die Betroffenen gilt: Wenn jemand über die Möglichkeit einer Veränderung spricht, ist die Wahrscheinlichkeit höher, dass sie oder er diese auch wirklich umsetzen wird.

Viele Menschen, die an einer Essstörung leiden, klagen ständig darüber, dass ihnen niemand wirklich zuhört. Tatsächlich schalten wir bei typischen „Essstörungsthemen" häufig ab, da es offensichtlich nicht hilfreich ist, den zwanghaften Inhalten zuzuhören, wie z. B. stundenlangen, detaillierten Beschreibungen von Rezepten und deren jeweiligen Vorzügen oder Erzählungen von einem Einkauf im Supermarkt, mit einer detaillierten Beschreibung jeder einzelnen Ware. Es bringt auch nichts, wenn wir dieser Art von Gesprächen Zeit und Aufmerksamkeit widmen.

Es ist trotzdem sehr wichtig, der betroffenen Person zuzuhören. Das Ziel des Gesprächs ist, den Fokus auf Themen zu lenken, die mit der Essstörung nichts zu tun haben, oder über mögliche Verhaltensveränderungen zur Bewältigung der Essstörung zu sprechen. Daher ist es zentral, dass Angehörige die Fähigkeit entwickeln, jene Teile des Gesprächs herauszufiltern und zu verstärken, in denen die betroffene Person von sich aus über „gesündere" Themen oder Veränderung spricht. Lenken Sie dabei die Aufmerksamkeit der betroffenen Person auf die *Möglichkeit* einer Veränderung und bauen Sie diese weiter aus.

**Tab. 7.1: Kleine Schritte der Veränderung mit der Bereitschaftsskala**

- Geben Sie der betroffenen Person eine Bewertung auf der Bereitschaftsskala.
- Sprechen Sie einerseits über die allgemeine Bereitschaft zu einer Veränderung – wie wichtig ist sie für die betroffene Person? – als auch über das Vertrauen in die eigenen Fähigkeiten, eine solche positive Veränderung herbeizuführen.
- Führen Sie das Gespräch dann weiter, indem Sie sagen: *„Ich finde es interessant, dass du dir diese Bewertung gegeben hast. Warum gibst du dir eher diese Bewertung als z. B. eine Null?"*
- Hören Sie bei der Antwort genau zu. Fragen Sie die Person, was sie glaubt, welche Bewertung Sie ihr gegeben haben. Fragen Sie, warum sie diese Zahl erwartet. Hören Sie bei der Antwort sehr genau zu.
- Sagen Sie dann, welche Bewertung Sie tatsächlich geben würden, und geben Sie Ihre Gründe – Ihre spezifischen Beobachtungen – an. Das wird Ihnen helfen, das Gespräch über eine mögliche Veränderung *(change talk)* zu beginnen.
- Denken Sie daran: Versuchen Sie, das Gespräch so zu lenken, dass die betroffene Person die Argumente für eine Veränderung selbst liefert – und nicht Sie. Achten Sie darauf, was sie über eine Veränderung sagt, und versuchen Sie, das Gesagte zusammenzufassen. Eine Wiederholung und Spiegelung der Aussagen, die für eine Veränderung sprechen, dienen der Bekräftigung der Argumente.
- Denken Sie daran: Eine Veränderung ist wahrscheinlicher, wenn die betroffene Person selbst den Wunsch oder die Notwendigkeit der Veränderung äußert.

Betroffene Person: *„Ich habe mir eine 5 gegeben, weil ich weiß, dass ich eines Tages eine Familie haben möchte, und ich weiß, dass das mit diesem Gewicht nicht möglich ist."*

Angehörige/Angehöriger: *„Du hast Ängste, was die Zukunft anbelangt. Du machst dir Sorgen, dass eine Essstörung in der Zukunft verhindert, dass du eine Familie haben kannst."*

Die Antworten der Betroffenen spiegeln deutlich die Sorgen wider, die sie haben (oder auch nicht). Indem Sie das, was gesagt wird, rückmelden, geben Sie ein klares Zeichen, dass Sie *zugehört* haben.

Das Gespräch führt möglicherweise dazu, dass Sie besprechen können, was passieren müsste oder welche Hilfe notwendig wäre, damit eine höhere Bewertung erreicht werden kann.

> Angehörige/Angehöriger: *„Was müsste deiner Meinung nach passieren, dass du dir auf der Skala eine höhere Zahl gibst?"*

Während dieser Übung haben Sie vielleicht einige Aussagen gehört, die den Willen zur Veränderung zeigen und auf denen Sie aufbauen können. Wenn nicht, sollten Sie die Übung nach einiger Zeit in Ruhe wiederholen. Erwähnen Sie vielleicht Folgendes: *„Der Arzt/Therapeut bzw. die Ärztin/Therapeutin denkt, dass deine Ernährungsweise ein Gesundheitsrisiko darstellt … Probieren wir es doch nochmal mit der Bereitschaftsskala. Welche Zahl, glaubst du, könntest du dir jetzt geben?"* Gehen Sie noch einmal die kleinen Schritte in Tabelle 7.1 durch.

## Nächste Schritte

> Angehörige/Angehöriger: *„Gibt es irgendetwas, wie ich dir helfen kann, damit du auf der Skala weiter in Richtung 10 wanderst?"*

Dieses Unterstützungsangebot fördert die Veränderung und kann Menschen dazu bewegen, darüber nachzudenken, welche Hilfe sie brauchen, um eine Veränderung umzusetzen – sie sind im Kampf nicht allein. Auch wenn ein vorsichtiges Unterstützungsangebot zunächst abgelehnt wird, denken Betroffene vielleicht darüber nach und kommen etwas später darauf zurück. Vermitteln Sie der betroffenen Person, dass Sie auch an anderen Tagen für Gespräche über eine Veränderung bereit sind.

Diese Übung kann zu unterschiedlichen Gelegenheiten wiederholt werden und ist auf viele schwierige Verhaltensweisen bei Essstörungen wie Zwänge, Erbrechen oder den Missbrauch von Abführmitteln anwendbar.

Das Ziel dieser Übung mit der Bereitschaftsskala ist, den betroffenen Menschen dabei zu helfen, sich Gedanken über ihre Essstörung zu machen und darüber, wie sich diese auf die Gegenwart und die Zukunft auswirkt. Das bedeutet auch, dass Angehörige versuchen sollten, die gemischten Gefühle zu verstehen, die Betroffene in Bezug auf die Krankheit und auf Veränderungen haben. Viele der (aus Sicht der Betroffenen) positiven und negativen Aspekte einer Essstörung spielen sich im Unterbewusstsein ab und sind nur schwer zugänglich. Es ist wichtig, dass Sie weiterhin zuhören, um zu verstehen, was die Essstörung aufrechterhält. Hören Sie zu und finden Sie heraus, wo und wann es Gelegenheiten gibt, um weitere Informationen zu bekommen. Nützen Sie diese Chancen!

*Denken Sie auch daran: Es ist ganz normal, dass Menschen in den unterschiedlichen Phasen der Veränderung mehrmals die Bereitschaftsskala auf- und abwandern.*

## Angehörige, die ihr Verhalten ändern möchten

Angehörige können auch bei sich selbst Verhaltensweisen erkennen, die nicht hilfreich sind, um Betroffene zu unterstützen (die Muster des Kängurus, Nashorns, Straußes oder der Qualle). Vielleicht kann es auch für Sie hilfreich sein, mit der Bereitschaftsskala Ihre eigene Einstellung gegenüber der Erkrankung zu bewerten. Es gibt ein paar Fragen, über die Sie gemeinsam mit Ihrem Partner, Ihrer Partnerin, einem Freund oder einer Freundin nachdenken können. Wie **interessiert** sind Sie daran, dass sich die betroffene Person ändert? Wie **wichtig** ist es Ihnen, dass sie sich so bald wie möglich ändert? Wie **zuversichtlich** sind Sie, dass Sie ihr helfen können, sich zu ändern? Sie könnten auch gegenseitig raten, welche Bewertung der oder die andere gemacht hat und ob das zutrifft.

| **_Wie interessiert sind Sie daran, dass sich die betroffene Person ändert?_** |
|---|
| *nicht an Veränderung interessiert* *bestrebt, Veränderung umzusetzen* |
| 0--------1--------2--------3--------4--------5--------6--------7--------8--------9--------10 |
| **_Wie wichtig ist es Ihnen, dass sie sich ändert?_** |
| nicht wichtig sehr wichtig |
| 0--------1--------2--------3--------4--------5--------6--------7--------8--------9--------10 |
| **_Wie zuversichtlich sind Sie, dass Sie bei der Veränderung helfen können?_** |
| nicht zuversichtlich sehr zuversichtlich |
| 0--------1--------2--------3--------4--------5--------6--------7--------8--------9--------10 |

**ZUM NACHDENKEN**

1. Anders als die meisten Menschen, die krank sind, erkennen Menschen, die an einer Essstörung leiden, häufig nicht, dass sie ein Problem haben, und lehnen Veränderungen ab.
2. Konflikte und Frustration werden verringert, wenn die Erwartungen an die Bereitschaft zur Veränderung angepasst werden.
3. Die Chance auf eine Veränderung wird größer, wenn *die Betroffenen* die Möglichkeit haben, etwas zu verändern, und ermutigt werden, darüber zu sprechen. Auch darüber, ob eine Veränderung überhaupt möglich ist.
4. Es ist wichtig, weiterhin optimistisch zu bleiben und nicht zu sehr auf Veränderungen zu drängen.
5. Je liebevoller, ruhiger und mitfühlender Angehörige, Freundinnen, Freunde, Experten und Expertinnen sind, desto zuversichtlicher wird die betroffene Person sein, dass sie die Veränderung in Angriff nehmen, durchführen und beibehalten kann.

Denken Sie daran, dass der Spruch *„Jeder Fehler ist eine Chance“* (oder auch: „Durch Fehler wird man klug“) hilfreich sein kann und zu einer positiven Veränderung ermutigen kann. Wir alle machen Fehler und können aus ihnen lernen und es das nächste Mal besser machen.

**Abb. 7.3: Schwarz-Weiß-Denken**

Schwarz-Weiß-Denken kann mit sehr hohen und extremen Erwartungen verbunden sein. Jedoch kann man gerade vom Bereich dazwischen (dem sogenannten Graubereich) viel lernen – jeder Fehler kann eine Chance sein.

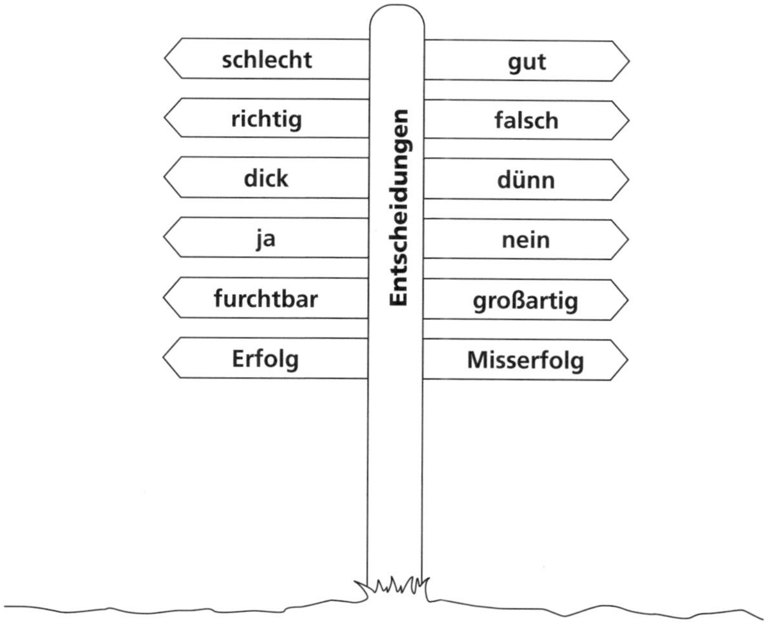

# 8 Kommunikation

Dieses Kapitel ist etwas ausführlicher und behandelt das wichtige Thema Kommunikation. Zunächst wird ein Überblick über den Kommunikationsprozess im Allgemeinen gegeben (S. 109–116), danach werden konkrete Beispiele zur Veranschaulichung angeführt. Im zweiten Teil des Kapitels geht es um unterschiedliche „kommunikative Fertigkeiten". Mithilfe dieser Fertigkeiten können Angehörige ihre Möglichkeiten erweitern, Betroffene langfristig Richtung Heilung unterstützen sowie kurzfristig das Familienleben, die Stimmung zu Hause und die Beziehungen der Familienmitglieder untereinander verbessern. Um die einzelnen Fertigkeiten zu erlernen, benötigen Sie Zeit, Übung und Geduld. Versuchen Sie, nicht alles auf einmal umzusetzen!

## Wie funktioniert Kommunikation?

Im Alltag führen wir die meisten Gespräche zum Austausch praktischer Informationen, wie z. B. „Bist du zum Abendessen zurück?" oder „Wo ist mein blaues T-Shirt?". Obwohl Tonfall, Kontext und die begleitende Körpersprache die Kommunikation positiv oder negativ beeinflussen können, erfolgen die meisten Gespräche nicht sonderlich geplant oder gezielt darauf ausgerichtet, Beziehungen zu verbessern. Wörter werden zweckgebunden verwendet, ohne sich darüber Gedanken zu machen. Zusätzlich zu den gesprochenen Worten, dem Tonfall, Kontext und der Körpersprache des Anderen wird das Ergebnis einer Interaktion stark davon bestimmt, wie die Worte bei jemandem ankommen (siehe Abbildung 8.1). Völlig harmlose Bemerkungen können Menschen mit Essstörungen sehr nahegehen und zu unerwarteten Reaktionen führen.

Wenn die Emotionen hochgehen und man einen Tunnelblick bekommt – wenn man mit jemandem mit einer Essstörung zusammenlebt, kann in der Kommunikation leicht etwas schieflaufen. In solchen Situationen ist es noch wichtiger, dass man aufpasst und sich Zeit nimmt, über schlecht gelaufene Gespräche nachzudenken, und versucht, den Schaden so bald wie möglich wiedergutzumachen. Wie immer gilt: Durch Fehler wird man klug, jeder Fehler ist eine Chance – wir alle machen Fehler und können aus ihnen lernen.

**Abb. 8.1: Wie Kommunikation funktioniert**

Die Worte eines Menschen werden oft unterschiedlich aufgefasst.

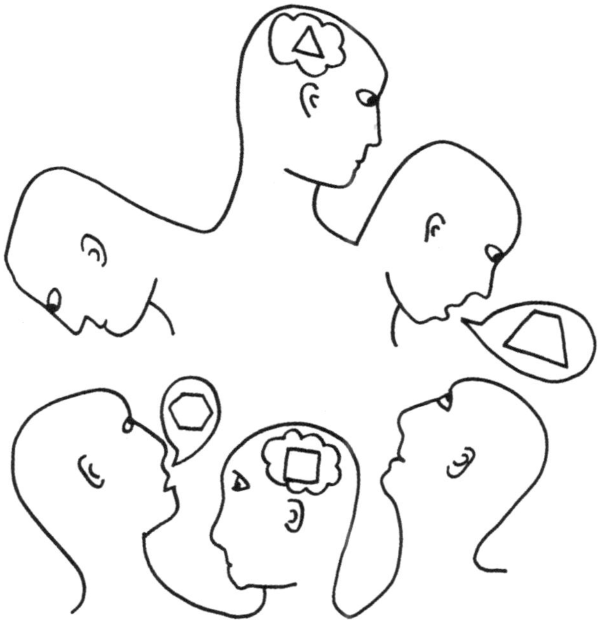

## Ausgangspunkte für „Anfänger und Anfängerinnen"

Wenn ein Familienmitglied an einer Essstörung leidet, ist die Kommunikation häufig angespannt. Gespräche laufen aus dem Ruder, weil das Selbstvertrauen der betroffenen Person am Boden ist, wodurch eine Botschaft völlig verzerrt ankommen kann: Äußerungen, die Interesse bekunden sollen, werden als Kritik aufgefasst; wenn man besorgt ist, wird die Aussage als Einmischung verstanden. Gespräche, bei denen „aktives Zuhören" angewandt wird, können dazu beitragen, dass die Botschaft richtig ankommt (aktives Zuhören wird weiter hinten im Kapitel, auf S. 114 und 118 ausgeführt).

## Selbstvertrauen aufbauen

Wenn das Selbstvertrauen der Betroffenen sehr gering ist, können Angehörige die Funktion eines Coaches übernehmen und helfen, das Selbstwertgefühl der Betroffenen wieder aufzubauen und deren Vertrauen in sich selbst zu stärken. Um dies zu erreichen, kann man der betroffenen Person helfen, bestimmte positive Aspekte an sich selbst zu erkennen: ihre Fähigkeiten und Begabungen sowie Aufgaben, die sie gerade oder in der Vergangenheit erfolgreich gemeistert hat. Schrittweise können Angehörige die Betroffenen unterstützen, indem sie jede Gelegenheit nutzen, ein herzliches Miteinander aufzubauen. Dies erreichen sie, indem sie mit gutem Vorbild vorangehen, sodass die betroffene Person Schritt für Schritt lernt, besser über sich selbst zu denken. Dadurch könnte der eigene Selbstwert gesteigert und die emotionale Intelligenz verbessert werden, was bei der Krankheitsbewältigung helfen kann.

Natürlich wird es nicht möglich sein, jedes Gespräch als eine „tiefgehende und bedeutungsvolle" Konversation zu gestalten. Trotzdem ist es für die Behandlung der Essstörung besonders wichtig, dass Angehörige Möglichkeiten suchen, bei der betroffenen Person aktiv die Motivation für eine Veränderung des gesundheitsschädlichen Verhaltens zu stärken. Das ist nicht mit einem Mal getan, sondern ein kontinuierlicher Prozess der Bestärkung, der möglicherweise lange dauern wird.

## Mehr Herzlichkeit

Für die Gestaltung einer gesunden sozialen Umgebung ist der Kommunikationsstil sehr wichtig. Dafür sind viel Herzlichkeit, Bestärkung und Ruhe nötig. Kritik und Reizbarkeit sollen vermieden werden. Das ist eine schwierige Aufgabe, da die „Essstörungstyrannin" sehr frustrierend sein kann und es enorm viele Möglichkeiten gibt, die einen zur Verzweiflung bringen. Es ist wichtig, daran zu denken, dass Menschen mit Essstörungen auf Bedrohung und Kritik sehr sensibel reagieren. Eine kurze Unachtsamkeit in der Kommunikation zwischen Ihnen und der betroffenen Person kann sich nachteilig auf ihre Gefühle auswirken und sogar zu einem Wutanfall führen. Der Klang Ihrer Stimme ist sehr wichtig – hilfreich ist ein sanfter Tonfall.

Ihr Gesichtsausdruck kann ebenfalls einen Einfluss haben – versuchen Sie einen offenen, neugierigen Gesichtsausdruck mit gehobenen Augenbrauen zu zeigen und nehmen Sie eine entspannte Körperhaltung ein. Vielleicht hilft es Ihnen, dazu ein YouTube-Video anzuschauen, das hervorragend veranschaulicht, wie unterschiedlich wir auf gehobene und gesenkte Augenbrauen reagieren. Suchen Sie „Talking Eyebrows – Michael McIntyre's Comedy Roadshow" auf YouTube.

Hier sind ein paar Tipps für ein fürsorgliches, unterstützendes Gespräch:

- Stimme – Klang und Lautstärke: sanft und freundlich
- Haltung: auf gleicher Ebene stehend, zugewandt
- Einstellung: gemeinsam arbeiten, Dinge möglich machen
- Gestik: sanft
- Augenkontakt: variabel
- Augenbrauen: eher gehoben als gesenkt
- Raum: Seite an Seite, auf derselben Höhe
- Ausdruck: interessiert
- Sich mit Kritik zurückhalten und eher loben, mit einem Lächeln, einer Umarmung, einem Kuss

## Denken Sie an VIEW

(= Very Important Encouraging Words, dt. Übersetzung: sehr wichtige ermutigende Worte)

Seien Sie besonders aufmerksam, wenn die betroffene Person etwas Positives macht. Sprechen Sie dies an und loben Sie sie. Wann immer es möglich ist, verwenden Sie ermutigende Worte.

Es ist hilfreich, wenn Sie sich Ihre eigenen „ermutigenden Sätze" zurechtlegen, mit denen Sie Fortschritte betonen können. Am Anfang mag Ihnen das vielleicht ein bisschen merkwürdig vorkommen, daher lohnt es sich, diese – vielleicht mit einem Freund, einer Freundin oder vor dem Spiegel – zu üben, sodass sie Ihnen immer leichter über die Lippen kommen, wenn Sie sie brauchen.

- *„Danke für ...“*
- *„Ich habe gemerkt, dass du ...“*
- *„Ich mag es wirklich, wenn du ...“* (Bringen Sie konkrete Beispiele: wenn du mir hilfst, aufzuräumen; dein Zimmer sauber hältst; die Wäsche abnimmst; den Müll hinausbringst – jegliche Art des Lobes, auch wenn es noch so klein sein mag.)
- *„Ich sehe, dass du dich wirklich bemühst.“*
- *„Ich weiß, wie schwer das für dich ist.“* (Bringen Sie konkrete Beispiele: wenn du eine Mahlzeit oder eine kleine Jause aufisst, wenn du nicht gleich nach dem Essen ins Badezimmers gehst, wenn du nach einem Essanfall aufräumst.) *„Und ich schätze es wirklich, wie sehr du dich bemühst.“*

Bemühen Sie sich auch zusätzlich, Ihre Liebe und Zuneigung körperlich auszudrücken. Zeigen Sie der Person, dass Sie sie schätzen und gleichzeitig die Schwierigkeiten der Essstörung wahrnehmen.

Es kann sein, dass Betroffene nicht immer positiv auf dieses Lob reagieren – vor allem zu Beginn –, weil es der lauten, negativen Essstörungsstimme widerspricht, die zu ihrem negativen Selbstbild beiträgt.

Geben Sie nicht auf! Es wird dem oder der Betroffenen immer besser gelingen, die Komplimente zu akzeptieren und sie zu verinnerlichen.

## Die Rolle der Familie

Innerhalb der Familie brechen wir alle einmal die Regeln guter Kommunikation, z. B. fallen wir einander ins Wort. Oder wir gehen davon aus, dass wir wissen, wie ein anderes Familienmitglied reagieren wird, ohne eine Angelegenheit überhaupt besprochen zu haben. Wir sind häufig so beschäftigt, dass wir uns nicht die Zeit nehmen oder uns nicht die Mühe machen, dem anderen zuzuhören. Wir nehmen an, dass wir wissen, was der andere denkt oder was gemeint ist. Wenn ein Familienmitglied an einer Essstörung erkrankt ist, ist es besonders wichtig und notwendig, alle Regeln für eine gute Kommunikation einzuhalten (siehe Infobox 8.1). Menschen, die an einer Essstörung leiden, klagen ständig darüber, dass man ihnen nicht zuhört – man muss jedoch auf die *richtige* Art und Weise zuhören und dabei auf die *richtigen* Dinge achten.

Um mit allen Schwierigkeiten, die eine Essstörung mit sich bringt, zurechtzukommen, ist es sinnvoll, dass sich die Familienmitglieder in regelmäßigen Abständen zusammensetzen – zu einer Art Familienrat. Sie sollen sich gezielt etwas Zeit nehmen, damit alle in einer *ruhigen* und sicheren Atmosphäre miteinander reden können (nicht bei den Mahlzeiten!). Das kann ganz offiziell zu einem bestimmten Zeitpunkt an einem ungestörten Ort sein oder eher spontan, wenn die Angehörigen zu einer bestimmten Zeit zu Hause sind, Zeit haben und entspannt sind. Also vielleicht beim Zeitunglesen am Sonntagmorgen, auf dem Weg zur Bushaltestelle oder beim Spazierengehen mit dem Hund. Fällt Ihnen ein guter Zeitpunkt und Ort für Ihre eigene Familie ein?

**Infobox 8.1: Grundregeln für eine gute Kommunikation**

1. Es sprechen nie mehrere Personen gleichzeitig.
2. Geben Sie der oder dem Betroffenen die Möglichkeit, über Veränderung und das Gesamtbild zu reden. Ermutigen Sie die betroffene Person so oft wie möglich, über das Leben ohne Essstörung zu reden, also beispielsweise: *„Es interessiert mich, woran du dich von unserer Reise erinnerst ... Erzähle doch mal was über ...“*
3. Wenn möglich, lassen Sie die betroffene Person die meiste Zeit reden, besonders wenn es um das Thema *„Veränderung“* (bezüglich der Essstörung) geht. Normalerweise sollten alle Familienmitglieder gleich lang reden dürfen, eine positive Veränderung ist jedoch – wie in Kapitel 7 beschrieben – wahrscheinlicher, wenn die Betroffenen selbst darüber sprechen.
4. Versuchen Sie gleichzeitig, der Essstörungsstimme keine Aufmerksamkeit zu schenken und nicht über Essstörungsregeln zu diskutieren.
   Ein paar Beispiele: *„Wie wir vorhin besprochen haben, ist es nicht hilfreich, die Essstörungsstimme zu Wort kommen zu lassen. Wechseln wir das Thema. Unterhalten wir uns darüber, was wir tun, wenn ...“ (wir Oma besuchen; Wir wollen ... im Fernsehen anschauen, aber ich weiß,*

*dass David gern den Boxkampf sehen möchte; Wenn Onkel Jakob da ist, gehen wir mit Lucky spazieren. Wohin wollen wir gehen?)*

5. Es geht nicht darum, in Floskeln zu sprechen und Standardsätze zu verwenden, sondern darum, wirklich zu verstehen, was die andere Person sagt.
6. Die Atmosphäre sollte *ruhig, mitfühlend, warmherzig* und *respektvoll* sein.
7. Versuchen Sie, den Fokus auf das Positive zu legen, also dass das Glas halb voll statt halb leer ist, indem Sie sich auf sämtliche Leistungen und Fortschritte beziehen, egal, wie groß oder klein diese sind.

Legen Sie vorher gemeinsam fest, wie viel Redezeit jede Person maximal hat. Bestimmen Sie jemanden, der auf die Zeit achtet (jüngstes Familienmitglied?) und Bescheid gibt, wenn die Redezeit vorüber ist – und vielleicht mit einer kleinen Glocke läutet.

## Zuhören

Anderen zuzuhören und zu verstehen, was der andere sagt, klingt ganz einfach. Tatsächlich ist es aber sehr schwierig und erfordert Können und Übung. Wenn wir zuhören, müssen wir der Sprecherin oder dem Sprecher nonverbale Zeichen geben, z. B. durch Augenkontakt, Nicken oder Kopfschütteln. Wir müssen Laute wie „aha“ äußern, um zu zeigen, dass wir dem Gesagten Aufmerksamkeit widmen. Um dem anderen zu vermitteln, dass wir tatsächlich zuhören, können wir mit einer kleinen Zusammenfassung des Gesagten nachfragen, ob der Sprecher oder die Sprecherin es auch so gemeint hat:

- Das kann auch einfach eine Wiederholung des Gesagten sein. Besser ist aber, wenn Sie es in Ihren eigenen Worten ausdrücken, sonst kann es gekünstelt wirken.
- Eine Zusammenfassung dessen, was Ihrer Meinung nach gesagt wurde, kann auch ein nützliches Hilfsmittel sein, um eine unklare Aussage klarzustellen.

- Häufig können im Gespräch Missverständnisse entstehen. Was genau bei der zuhörenden Person ankommt, hängt von unterschiedlichen Aspekten auf deren Seite ab: Hintergrundwissen, Erfahrung, Wortschatz, Aufmerksamkeit oder Müdigkeit. Jeder Mensch hat seine eigene persönliche Geschichte, was auch bedeuten kann, dass Dinge anders aufgefasst werden. Das kann manchmal zu Missverständnissen führen.
- Zusammenfassend lässt sich sagen, dass es egal ist, wenn Sie etwas nicht ganz richtig verstehen. Auf gewisse Weise kann es sogar nützlich sein, wenn Sie etwas falsch verstehen, da es dazu führen kann, dass die Sprecherin oder der Sprecher es erneut und vielleicht detaillierter ausführt und seine Gedanken wiederholt.

Wichtig beim Zuhören ist, sich Zeit zu nehmen, den Betroffenen Aufmerksamkeit zu schenken und zu versuchen, wirklich zu verstehen. Das signalisiert nicht nur *aktives Zuhören*, sondern gibt den Sprechenden auch gleichzeitig die Gelegenheit, über das Gesagte nachzudenken. Oft wissen wir gar nicht, was wir denken, bis wir es aussprechen! Durch aufmerksames Zuhören und Nachdenken über das Gehörte können die Betroffenen ihre eigenen Gedanken erkennen und in Worte fassen. Da eine Veränderung wahrscheinlicher ist, wenn die Gedanken rund um die Veränderung ausgedrückt werden, möchten Sie sicher, dass die betroffene Person *so viel wie möglich über eine Veränderung spricht.*

## Etwas falsch verstehen: Fehler machen und Nutzen daraus ziehen

Folgendes trifft auf unterschiedliche Bereiche zu, auch auf die Betreuung eines Menschen mit einer Essstörung: *„Aus Fehlern kann man lernen."* Eine der größten Schwierigkeiten von Menschen mit Essstörungen ist ihre große Angst, Fehler zu machen. Sie sind gefangen in einer scheinbar vorhersehbaren, fehlerfreien Essstörungswelt. Wenn Sie als Angehörige oder Angehöriger zeigen können, dass Sie keine Angst davor haben, einen Fehler zuzugeben, dass Sie bereit sind, etwas daraus zu lernen, und dass Sie flexibel genug sind, auf der Grundlage des Gelernten etwas anders zu machen, dann vermitteln Sie eine wichtige Fähigkeit für das Leben.

## Emotionaler Umgangston

Ein freundlicher, warmherziger und verständnisvoller Umgangston ist förderlich für Veränderungen. Sie können auf den von der Essstörung beherrschten Anteil des betroffenen Menschen wütend sein. Denken Sie aber daran, dass die Betroffenen viel mehr als nur die Essstörung sind. Sie haben auch eine Seite, die nicht von der Essstörung betroffen ist, auch wenn diese im Moment vielleicht tief verborgen ist. Bemühen Sie sich, das Gesamtbild getrennt von dem kranken Teil zu sehen, und geben Sie so viel Liebe, Aufmerksamkeit, Aufmunterung und Fürsorge wie möglich.

## Kommunikationsfähigkeit Nr. 1: Motivierende Gesprächsführung

Die motivierende Gesprächsführung wurde für Menschen entwickelt, die eine Veränderung ablehnen, z. B. Menschen mit Suchterkrankungen wie Alkoholismus und Drogenabhängigkeit. Die Lehrbücher, die sich mit diesem Ansatz beschäftigen, können auch für Sie hilfreich sein.[1,2] Die folgende Liste mit Empfehlungen wurde basierend auf einer Untersuchung von hunderten von Therapiesitzungen erstellt, in denen die Techniken der motivierenden Gesprächsführung angewandt wurden. Die motivierende Gesprächsführung ist ein wichtiger Teil in der Essstörungsbehandlung am Maudsley Krankenhaus.

**Vermeiden Sie ...**

- mit Logik zu argumentieren, zu belehren oder überzeugen zu wollen.
- eine autoritäre Position oder Expertenrolle einzunehmen.
- Befehle oder Anweisungen zu erteilen, Warnungen oder Drohungen auszusprechen.
- derjenige zu sein, der am meisten redet.
- moralische Aussagen zu machen, zu kritisieren, zu predigen oder zu verurteilen.
- zu viele Fragen (z. B. drei) hintereinander zu stellen.
- der betroffenen Person zu sagen, dass sie ein Problem hat.
- Lösungen oder bestimmte Maßnahmen vorzuschreiben.

**Versuchen Sie Folgendes:**

- Lassen Sie die betroffene Person die Argumente für eine Veränderung selbst vorbringen und bieten Sie ihr die Möglichkeit, über Ambivalenzen zu sprechen und diese hoffentlich aufzulösen.
- Konzentrieren Sie sich auf die Sorgen der betroffenen Person.
- Betonen Sie, dass die betroffene Person die Wahl und Verantwortung hat, ihr Verhalten in der Zukunft selbst zu bestimmen.
- Finden Sie mehr darüber heraus, wie die betroffene Person bestimmte Situationen wahrnimmt, und denken Sie darüber nach.
- Geben Sie wieder, was Sie glauben, gehört zu haben, und beginnen Sie mit „du“: „Du fühlst ...“, „Du denkst ...“.
- Fassen Sie das Gesagte immer wieder zusammen.
- Setzen Sie sich zum Ziel, so warmherzig und liebevoll wie möglich zu sein.
- Hüten Sie sich vor Feindseligkeiten und Kritik.

Es mag für Sie als Angehörige oder Angehöriger nicht einfach sein, Ihr bisheriges Verhalten zu ändern und sich auf die Rolle des Zuhörens und Motivierens einzulassen. Es kann frustrierend sein, wenn Sie sich auf die Zunge beißen müssen, Sie nicht sofort Ihre Ratschläge und Weisheiten anbieten dürfen oder Sie Ihrem Instinkt, die Kontrolle zu übernehmen, widerstehen müssen. Denken Sie an die Tier-Metaphern! Angehörige müssen den Betroffenen Spielraum lassen, selbst zu experimentieren und auszudrücken, was sie denken. Die Betroffenen können das am besten in einem wohlwollenden Umfeld ausprobieren.

**„LESS is more“** (**„Weniger ist mehr“**) ist ein Grundgedanke in der motivierenden Gesprächsführung.

Die zentralen Elemente dieses Ansatzes sind:

- *L – Listen: Zuhören*
- *E – Empathy: Empathie statt Mitleid*
- *S – Share*: Die Teile des Lebens ohne Essstörung miteinander *teilen*
- *S – Support: Unterstützung* zur Steigerung des Selbstvertrauens

**Zuhören („Listen"):**
Durch Zuhören vermitteln Sie Respekt für die Ansichten und Emotionen eines anderen Menschen. Versuchen Sie, hinter den Aussagen zu Ernährung und Figur tiefergehende Botschaften zu finden. Aussagen über die Ernährung und die Figur sind gewöhnlich eine Metapher für emotionale Überlastung oder ein negatives Selbstbild. Menschen, die an einer Essstörung leiden, sind häufig davon überzeugt, dass sie voller Makel und wertlos sind.

Manche der Ansichten, Gedanken und Aussagen über die Ernährung und die Figur verdecken möglicherweise eine der folgenden Annahmen:

- *„Ich hasse mich, niemand wird mich jemals lieben können."*
- *„Ich bin es nicht wert, geliebt zu werden."*
- *„Gefühle zu zeigen ist falsch."*
- *„Die Menschen werden denken, ich sei dumm, wenn ich etwas sage."*
- *„Ich bin nicht gut genug."*
- *„Ich bin anders als andere Menschen."*
- *„Ich gehöre hier nicht her."*
- *„Ich bin anders/komisch/seltsam."*
- *„Das Leben ist eine Bedrohung."*
- *„Es ist falsch, das zu verlangen, was ich möchte – ich muss es anderen recht machen."*
- *„Alle anderen sind besser als ich."*
- *„Andere Menschen haben mehr Glück als ich."*
- *„Ich muss stark und tapfer sein."*
- *„Angst zu haben oder zu weinen ist ein Ausdruck von Schwäche."*
- *„Ich muss perfekt sein."*
- *„Ich muss mich für das, was ich getan habe, schuldig fühlen."*
- *„Ich darf keine Fehler machen oder jemanden um Hilfe bitten, das wäre Scheitern."*
- *„Es ist falsch, Spaß zu haben."*
- *„Ich vertraue anderen nicht."*

*Lassen Sie sich mit dem betroffenen Menschen nicht auf ein Gespräch über die Themen „Ernährung", „Gewicht" oder „Figur" ein,* sondern sagen Sie eher so etwas wie: *„Es klingt, als würde dich etwas stören."* Denken Sie daran, dass Angehörige die Fähigkeit besitzen müssen, sich von Details lösen zu können. Immer wenn Sie versucht sind, sich auf eine Diskussion über die Themen „Ernährung“, „Figur“ oder „Gewicht“ einzulassen, sollten Sie sich zurückhalten und mit etwas Abstand sagen: *„Ich merke, dass du mit mir über Essstörungsthemen sprechen möchtest. Es klingt, als hättest du große Angst.“*

Um zu zeigen, dass Sie wirklich zuhören, vermeiden Sie zu viele Fragen hintereinander. Letzteres wäre ein Hinweis dafür, dass Sie das Gespräch lenken und die Kontrolle übernehmen möchten. Wenn Sie wirklich zuhören, können Sie eine oder zwei Fragen stellen, sollten dann jedoch die Person ermutigen, weiterzusprechen. Fassen Sie zusammen, was sie gesagt hat, dadurch verdeutlichen Sie den Inhalt des Gesagten.

**Empathie:**
Empathie bedeutet zu versuchen, sich in die Lage einer anderen Person hineinzuversetzen, die Situation aus ihrer Sicht zu sehen und ihre emotionale Reaktion zu verstehen. Zeigen Sie Empathie statt Mitleid, denn Mitleid impliziert, dass die Betroffenen passive, hilflose Opfer sind. Diese Krankheit kann nur geheilt werden, wenn die Betroffenen eine aktive Rolle übernehmen und mit Mut und Ausdauer die Essstörung bekämpfen.

Es ist also wichtig, *Mitgefühl* zu zeigen. Nur die betroffene Person allein kann entscheiden, wann und wie sie sich ändert. Manche Eltern finden es schwierig, die Situation ihres Kindes zu tolerieren, und spielen damit unabsichtlich den emotionalen Schmerz ihres Kindes herunter, indem sie z. B. sagen: „Das ist doch Unsinn! Schau doch, wie klug und hübsch du bist – du bist doch nicht wertlos!“ Die Ironie dabei ist, dass durch solch eine Aussage bei den Betroffenen oft ankommt, dass ihre Gedanken und Gefühle nicht ernst genommen und dass sie zurückgewiesen werden.

Es ist wichtig, dass Sie versuchen, die Gefühle und Gedanken der betroffenen Person anzuerkennen. Sehen Sie die Essstörung auch als eine Krankheit der Emotionen. Argumentieren Sie nicht mit Logik. Versuchen Sie stattdessen, die emotionale Intelligenz zu fördern. Lassen Sie die betroffene Person ihre Erfahrungen machen, lassen Sie sie den Schmerz fühlen und fördern Sie ihren Mut, das durchzustehen. Ziehen Sie sich nicht zurück, um solche Situationen und den damit verbundenen Schmerz zu vermeiden. Helfen Sie der betroffenen Person bei ihrem Versuch, auch negative Gefühle zuzulassen und zu experimentieren.

**Teilen und Unterstützen („Share and Support“):**
Eine von Warmherzigkeit, Liebe und Unterstützung geprägte Atmosphäre ist der Schlüssel für die Bewältigung einer Essstörung. Das ist jedoch angesichts der Feindseligkeit und Ablehnung schwierig, die die betroffene Person den Angehörigen häufig entgegenbringt. Für Sie als Angehörige/r ist es möglicherweise hilfreich, daran zu denken, dass die Betroffenen dadurch nur eine ganz allgemeine Unzufriedenheit ausdrücken – und Sie stehen hier unglücklicherweise in der Schusslinie!

Unternehmen Sie Aktivitäten, die nichts mit der Essstörung zu tun haben, vielleicht Hobbys oder Aktivitäten wie Puzzeln (z. B. könnten Sie ein Puzzle aus einem Foto von glücklicheren Zeiten machen lassen), Basteln oder Malen, das Lösen von Kreuzworträtseln, Karten- oder Brettspiele, wie z. B. Scrabble, das Sie gemeinsam spielen und auch stehen lassen können. Oder Sie treten einem Buchclub bei, oder spielen Quizshows nach, wie z. B. die Millionenshow. Eltern, Geschwister und andere Familienmitglieder, enge Freunde, Freundinnen und Bekanntschaften können hier eine wichtige Rolle spielen.

### Direktive Elemente der motivierenden Gesprächsführung

Zusätzlich zu den oben genannten Prinzipien umfasst die motivierende Gesprächsführung auch direktive Elemente. Es werden Strategien angewandt, die den Betroffenen helfen, mehr Bereitschaft zur Veränderung zu entwickeln. Es sollen Fragen gestellt werden, die die Betroffenen anregen, sich einerseits Gedanken zu ihrem Status quo zu machen – also zur aktuellen Situation, in der die Essstörung die Identität der Betroffenen ausmacht. Andererseits werden Gedanken über ihre tiefer liegenden Ideale, Werte und Ambitionen angeregt. Kapitel 7 („Veränderung verstehen“) geht auf diese Aspekte ein.

## Kommunikative Fähigkeit Nr. 2: Kommunikationsfallen bewältigen

Es ist nur allzu leicht, in eine „Rückversicherungsfalle“ zu tappen. Was meinen wir mit „Rückversicherungsfalle“? Vielleicht stellt Ihnen die betroffenen Person oft Fragen zu Gewicht und Figur, wie *„Ich werde nicht fett, oder?"*, *„Ich werde nicht aufhören können, zu essen, oder?"*, *„Du hast aber kein Fett in die Pfanne gegeben, oder?"*.

Menschen, die an einer Essstörung leiden, haben große Ängste und suchen häufig bei den Angehörigen nach Bestätigung. Wird den Betroffenen ständig die Bestätigung geliefert, kommt es zu folgenden Problemen: 1. Den Betroffenen wird die Angst nur vorübergehend genommen – die Ängste und Selbstzweifel kommen rasch wieder zurück. 2. Die Betroffenen lernen nicht, Ängste und Zweifel selbst zu bewältigen, und brauchen immer andere Menschen, um die eigenen Ängste zu bewältigen und die Gedanken zu kontrollieren. So kommen Angehörige aus dieser Situation als „Beschützer und Beschützerinnen" (wie das Känguru mit seinem Beutel) nicht mehr heraus und die Symptome der Essstörung nehmen zu.

Es ist kontraproduktiv, wenn Sie lange Diskussionen über Details der Ernährung, das Gewicht oder die Figur führen, denn das erhöht die Bedeutung dieser Aspekte nur noch mehr. Umgehen Sie diese Themen also besser. Hier sind ein paar Vorschläge, wie Sie Gespräche über die Ernährung und das Gewicht umgehen können:

- *„Es hört sich so an, als mache dir deine Essstörung große Angst."*
- *„Du scheinst Angst zu haben."*
- *„Das ist deine Essstörung, die zu dir spricht."*
- *„Sei tapfer, es wird vorbeigehen."*
- *„Ich habe gelesen, dass deine Ängste nur größer werden, wenn ich darauf eingehe."*
- *„Wenn ich mit dir über die Ernährung und das Gewicht spreche, wird es dich nur weiter in die Essstörung treiben."*
- *„Ich lasse mich nicht auf Diskussionen über die Ernährung oder Kalorien ein. Wir wechseln das Thema."*
- *„Wie wir bereits besprochen haben, ist es kontraproduktiv, wenn wir zu der Stimme der Essstörung sprechen."*
- *„Ich werde dir fünf Minuten lang beim Thema ‚Ernährung/Gewicht/Figur' zuhören, aber das war's dann für heute."*
- *„Es klingt, als wärst du unsicher, wenn es um Veränderung geht ..."*

## Kommunikative Fähigkeit Nr. 3: „Physiotherapie für die Seele"

WAS KANN ICH TUN?
*Spiele und Aktivitäten,* die eine breitere Sichtweise fördern, z. B. Karten- oder Brettspiele, oder Gespräche über interessante Zeitungsartikel können den Fokus von Essstörungsthemen ablenken und sind wie „Physiotherapie" für die Seele. Grafiken oder Bilder können ebenfalls genutzt werden, um Gespräche in eine positive Richtung zu lenken.

Sie können die Fähigkeit, mit etwas Abstand das Gesamtbild zu sehen, fördern, indem Sie z. B. kurze, prägnante Zitate, Schlagzeilen oder Textaussagen formulieren oder Metaphern erfinden. Machen Sie daraus ein lustiges Spiel.

Ein weiterer Aspekt, der im Zusammenhang mit einer Essstörung beeinträchtigt sein kann, ist die Anpassungsfähigkeit. Helfen Sie mit, dass die betroffene Person besser mit Veränderungen umgehen lernt, indem Sie in der Familie und in Ihrem Leben bei Aktivitäten, die keinen Bezug zur Essstörung haben, eine Art „geplante Flexibilität" einführen. Was könnten Sie zu Hause in Ihrer Familie machen, um Möglichkeiten zu eröffnen, manches anders als gewohnt zu tun? In der Therapie empfehlen wir den Betroffenen, gelegentlich nach dem Zufallsprinzip vorzugehen, indem wir z. B. Aufgaben erfinden, die mit „Würfeln" oder nach einem anderen Zufallsprinzip zu lösen sind. Sie können das auch zu Hause als eine Art Spiel ausprobieren.

Es ist besser, Flexibilität zunächst in Bereichen zu üben, die nichts mit dem Essen zu tun haben, also z. B. zu unterschiedlichen Zeiten verschiedene Wege zur Arbeit zu wählen, etwas anderes anzuziehen als sonst, z. B. eine andere Kopfbedeckung oder einen anderen Schal, einen anderen Fernseh- oder Radiosender zu wählen. Danach versuchen Sie es im Bereich der Ernährung. Hier sind ein paar Beispiele:

- Statt zum Frühstück weiterhin immer nur Erdbeeren zu essen, spielt Julia eine Art „Ich packe meinen Koffer“ und fügt bei ihrem eigenen Frühstück immer etwas hinzu, das ein anderes Familienmitglied an diesem Morgen isst.
- Anstatt immer zur selben Zeit am selben Ort denselben Snack zu essen, hat sich Susi bereit erklärt, innerhalb einer bestimmten Stunde etwas zu essen, unabhängig davon, wo sich die Familie gerade aufhält.
- Statt immer wieder denselben Snack zu essen, hat sich Thomas darauf eingelassen, sieben Möglichkeiten auf Kärtchen zu schreiben und diese in Kuverts zu geben und jeden Tag eines zufällig auszuwählen.

## Kommunikative Fähigkeit Nr. 4: Atmosphäre

Eines der wichtigsten Elemente, auf das Sie als Familie achten können, ist *eine warmherzige Atmosphäre* mit möglichst wenig Kritik und Feindseligkeiten *zu Hause* zu schaffen. Wenn Sie das essstörungsspezifische Verhalten und dessen Auswirkungen auf die betroffene Person und die Familie ansprechen, äußern Sie sich *ruhig und behutsam*. Verwenden Sie Sätze, die mit *„Ich denke“* und *„Mir kommt vor, dass“* beginnen, statt direkte Anschuldigungen auszusprechen.

Wie in Kapitel 5 erläutert, geben sich viele Angehörige, besonders die Eltern, selbst die Schuld für das Problem und haben das Gefühl, dass sie dabei versagt haben, ihre Kinder zu schützen. Leider gibt es viele ältere Lehrbücher über Essstörungen, die diese Selbstanschuldigungen sogar unterstützen. Schuldgefühle sind nicht nur nicht förderlich, sondern falsch. Außerdem können sie zu Angstzuständen und Depressionen führen.

Die folgenden Gefühle können häufig kontraproduktive Emotionen auslösen:

- *Scham und Stigma:* Die Symptome einer Magersucht sind offensichtlich und für jeden klar zu erkennen. Sie treffen genau den Kern der Aufgabe von Eltern: sein Kind zu ernähren. Eltern können sich dadurch schuldig fühlen und sich schämen, als ob andere die Essstörung als ein offensichtliches Zeichen ihres Versagens ansehen würden – und als Beweis dafür, dass sie unfähig wären, ihr Kind zu ernähren. Für manche Außenstehende stellen die Betroffenen den lebenden Beweis für schlechte Elternschaft dar. → *Korrigieren Sie diese falsche Sichtweise – es gibt nicht den Auslöser oder die Erklärung für eine Essstörung. Sie könnten Erklärungsmodelle aus diesem Buch anführen oder z. B. einem kritischen Beobachter vorschlagen, dieses Buch zu lesen und so mehr über Essstörungen zu erfahren. Oder anbieten, das Buch zu verleihen.*

- *Wut:* Angehörige denken vielleicht, dass es sich um eine vorübergehende Phase handelt, die leicht zu behandeln ist, und sind dann wütend und frustriert, wenn die Behandlung ein langwieriger Prozess ist. Wenn Sie das Gefühl haben, dass Sie immer Ihr Bestes gegeben haben und Sie nur wollen, dass es Ihrem geliebten Menschen gut geht, ist Wut eine ganz natürliche Reaktion auf die häufigen und extremen Wutanfälle der betroffenen Person, ihre Feindseligkeiten und Zurückweisungen. Dies alles ist Teil der Erkrankung. → *Lassen Sie sich nicht „ködern" und von diesem Symptom anstecken – bleiben Sie ruhig. Bevor Sie eine Eskalation riskieren, nehmen Sie sich, falls notwendig, lieber eine „Auszeit".*
- *Angst:* Angehörige haben häufig große Angst vor den körperlichen Folgen der Essstörung. Kann ein Körper diese Belastung aushalten? Manchmal schaden sich die Betroffenen zusätzlich auf eine andere Weise, z. B. durch selbstverletzendes Verhalten oder durch Missbrauch von Medikamenten oder Drogen. → *Schätzen Sie das medizinische Risiko der Betroffenen exakt ein (siehe Kapitel 3). Holen Sie sich dann in Ruhe die Unterstützung (Hausarzt/-ärztin oder Facharzt/-ärztin), die Sie benötigen, um die Situation sicher zu bewältigen.*
- *Verlust:* Alle Erwartungen in Bezug auf die Zukunft der Betroffenen müssen angepasst werden. In vielen Fällen sind Angehörige wegen des Kummers, der Selbstbestrafung und der Entbehrungen im Leben der Betroffenen verzweifelt und weil die Krankheit sich auf das gesamte Familienleben nachteilig auswirkt. → *Arbeiten Sie täglich daran, Ihre Beziehung zur betroffenen Person aufzubauen und zu stärken. Überprüfen Sie die Fortschritte und Veränderungen regelmäßig. Sehen Sie das Positive, auch wenn es nur kleine Fortschritte sind.*

## Kommunikative Fähigkeit Nr. 5: Emotionale Intelligenz

Als Angehöriger oder Angehörige wollen Sie Fürsorge und Sicherheit bieten. Es ist jedoch nicht leicht, Ihre Liebe zu zeigen, wenn so viele negative Emotionen im Spiel sind. Intensive Gefühlsausbrüche (Wut, Kummer, Frustration, Trauer und emotionaler Schmerz) sowie automatische emotionale Reaktionen, also solche aus dem Bauch heraus, sind für eine positive Veränderung nicht förderlich. Es ist nicht falsch, wenn Sie diese Reaktionen haben, jedoch ist es nicht gerade sehr hilfreich, wenn die betroffene Person sieht, dass Sie diesen intensiven, negativen Emotionen ausgesetzt sind. *Negative Emotionen können für Menschen mit Essstörungen, die emotional verletzlich sind und die sich in Bezug auf Gefühle unsicher und unfähig fühlen, das pure Gift sein.*

Idealerweise sollten Angehörige „emotionale Intelligenz“ vorleben. Das bedeutet, dass sie über emotionale Reaktionen nachdenken, sie verarbeiten und sich von ihnen distanzieren können. Das kann in Form einer „Supervision“ mit einem Experten oder einer Expertin passieren oder durch Unterstützung von jemandem, der mehr Erfahrung hat. So bekommen Sie als Angehöriger bzw. Angehörige Abstand von der Situation und haben Zeit, *mit anderen zu besprechen, was da gerade vor sich geht.*

TRY IT

**WAS KANN ICH TUN?**

- Es ist wichtig, dass die starken emotionalen Reaktionen, die in einer Familie durch eine Essstörung ausgelöst werden, verstanden und verarbeitet werden. Wenn möglich, versuchen Sie, etwas Ähnliches wie eine Supervision für sich selbst einzurichten – mit Freundinnen, Freunden, Verwandten oder anderen Angehörigen (falls es in Ihrer Nähe keine Selbsthilfegruppe gibt, könnten Sie vielleicht eine gründen): Verbringen Sie Zeit mit vertrauensvollen, vernünftigen Menschen, die Ihnen nahestehen, und ergründen Sie Ihre Gefühle, Einstellungen, Ansichten und Bedürfnisse. Wenn Sie mit diesen Menschen sowohl Probleme als auch schöne Momente teilen, werden sie sich auch an Sie wenden, wenn sie selbst einmal Sorgen haben. Als Alternative können Sie Ihre Gedanken aufschreiben. Dadurch ergründen Sie Ihre Gefühle intensiver. Sie können Ihre Gedanken und Aufzeichnungen zu einem späteren Zeitpunkt anderen mitteilen, wenn Sie möchten. Ein Tagebuch kann eine gute Möglichkeit sein, um Ereignisse, Gedanken, Gefühle und Reaktionen aufzuzeichnen. Es kann Ihnen zu einem späteren Zeitpunkt helfen, sich den Fortschritt vor Augen zu führen.

- Bei unserer Arbeit im Maudsley Hospital bitten wir die Angehörigen, sich etwas Zeit zu nehmen und aufzuschreiben, wie es ist, mit der Essstörung zu leben, diese Aufzeichnungen anderen mitzuteilen und über ihre Bedeutung nachzudenken. Erst wenn diese Emotionen und die dahinterstehende Bedeutung verstanden worden sind und realistisch eingeschätzt wurden, können Entscheidungen über das weitere Vorgehen getroffen werden. Wenn Sie sich die Zeit nehmen, Ereignisse, Gedanken und Gefühle aufzuschreiben, können Sie besser verstehen, wie und warum Sie aufgewühlt sind. Sobald Sie Ihre Gedanken als mitfühlende Beobachterin bzw. mitfühlender Beobachter von allen Seiten her betrachten können, erkennen Sie möglicherweise den richtigen Weg für die Zukunft.
- Es ist hilfreich, einige Sätze einzuüben – entweder allein oder mit einem Freund/einer Freundin –, um sie in schwierigen Situationen parat zu haben. So laufen Sie nicht Gefahr, unüberlegt und emotional auf einen Wutanfall der betroffenen Person zu reagieren. Folgende Sätze können Sie mit einem Freund, einer Freundin oder einem Familienmitglied üben, sodass Sie bereit sind, wenn es nötig ist. Sie werden Ihnen helfen, ein Stück weit Abstand zu bekommen und die Situation zu entschärfen. Zum Beispiel:

  - *„Ich denke nicht, dass jetzt ein guter Zeitpunkt ist, diese Sache zu besprechen. Lass uns doch etwas später darüber reden, wenn wir beide ruhiger sind."*
  - *„Wir haben beide gesagt, was wir denken. Jetzt werde ich …"*
  - *„Ich bin im Moment zu emotional, um klar zu denken. Lass uns später darüber reden."*

## Kommunikative Fähigkeit Nr. 6: Regeln aufstellen und Grenzen setzen

Durch die Krankheit funktionieren möglicherweise manche bestehenden Familienregeln nicht und müssen neu aufgestellt werden. Um mit der Krankheit umgehen zu können, müssen möglicherweise Regeln angepasst, neu erarbeitet, vereinbart und beschlossen werden. Solche Regeln sind z. B.: nicht das ganze Essen aufzuessen, damit am nächsten Morgen noch etwas für andere Familienmitglieder zum Frühstück da ist; nicht die Küche zu besetzen, sodass andere sie ebenfalls benutzen können; nicht genau vorzugeben, was es zum Abendessen geben soll und wie es zubereitet/gekocht werden soll; usw.

*Wie* setzen Sie bei einem so kranken Menschen Grenzen? Auch wenn Essanfälle und Erbrechen so schambesetzte und unangenehme Themen sind, dass Sie die betroffene Person damit nicht konfrontieren wollen?

Regeln zu Hause ändern sich häufig, wenn jemand krank wird, insbesondere, wenn es eine lang andauernde Erkrankung ist. Da eine Essstörung ein Problem ist, das Monate oder Jahre andauern kann, brauchen Sie Regeln, an die Sie sich für längere Zeit halten können. Alle Familienmitglieder brauchen Grenzen. Welches Verhalten ist akzeptabel, welches inakzeptabel? Regeln müssen klar aufgestellt und konsequent eingehalten werden. Es ist sehr wichtig, dass Sie gemeinsam in der Familie diskutieren, was akzeptiert wird und was nicht. Denken Sie dabei an unsere Schlüsselwörter.

- Sie müssen Ihre Erwartungen klar aufzeigen und *konsequent* sein.
- Wenn Sie Regeln und Erwartungen besprechen, gehen Sie miteinander respektvoll um und bleiben Sie *ruhig*.
- Beachten Sie jegliche Fortschritte und *loben* Sie diese *(Wertschätzung)*.
- Wenn eine Regel nicht eingehalten wird, erinnern Sie die betroffene Person daran, dass Sie wissen, wie schwierig es ist, die Essstörung zu überwinden, und dass Sie sicher sind, dass sie es wirklich versucht und es vielleicht beim nächsten Mal schaffen wird *(Mitgefühl)*.
- Denken Sie daran: Es ist das durch die Krankheit beeinflusste Verhalten, das Sie stört, und nicht die betroffene Person selbst, die Sie immer noch *lieben*.

## Wie viel Kontrolle ist notwendig?

Für Menschen mit einer Essstörung stellt es ein zusätzliches Problem dar, dass ihr Selbstwert sehr gering ist und sie wenig Gefühl von einer echten Identität haben. Sie sind zerbrechlich und wirken sehr kindlich. Andererseits ist der Tyrann der Essstörung sehr stark. Daher ist es ein ständiger Drahtseilakt, sich nicht von der Essstörung tyrannisieren zu lassen, Abstand zu halten, einen Schritt zurück zu machen und die essstörungsunabhängige Identität hervorkommen zu lassen. Wenn Sie in der Kommunikation sehr dominant und bestimmend sind, werden die zarten Triebe des Selbstbewusstseins beschädigt und der Tyrann der Essstörung setzt sich durch. Wenn Sie dieses entstehende Selbstwertgefühl stärken wollen, müssen Sie einen Schritt zurücktreten und eine zurückhaltende Position einnehmen, sobald Sie mit dem wahren Selbst der/des Betroffenen in Kontakt sind. Auf der anderen Seite müssen Sie eine ruhige, starke und selbstbewusste Haltung einnehmen, wenn Sie vom Essstörungstyrannen angeschrien oder manipuliert werden.

Das ist eine sehr schwierige Aufgabe (auch professionelle Therapeutinnen und Therapeuten finden das sehr schwierig) und es kann auch leicht misslingen. Wärme und Mitgefühl sollten klarerweise immer vorhanden sein. Wenn etwas nicht funktioniert, denken Sie darüber nach, was Sie daraus lernen können.

## Individuelle Probleme und Lösungen

**ZUM NACHDENKEN**

1. Überlegen Sie sich angemessene Grenzen für Ihre eigene Situation: Welche angemessenen Grenzen sind notwendig, um die betroffene Person zu schützen? Wie werden Sie das umsetzen? Sie und Ihr Partner oder Ihre Partnerin sollten dabei ganz einer Meinung sein. Überlegen Sie sich, welche Hilfe Sie voneinander brauchen, um sich an diese Regeln halten zu können. Nehmen Sie sich Zeit und sprechen Sie über Ihre Gefühle, Eindrücke und die essstörungsbedingten Schwierigkeiten und, wenn möglich, einigen Sie sich auf einen weiteren gemeinsamen Weg nach vorne.

*Alleinerziehende*
Für Alleinerziehende, die oft mit der Situation allein fertig werden müssen, kann Folgendes besonders hilfreich sein: Sprechen Sie mit Menschen, die ähnliche Erfahrungen gemacht haben – einer Selbsthilfegruppe oder Telefonseelsorge –, oder mit Ihrer Hausärztin, Ihrem Hausarzt, einer Krankenpflegerin, einem Krankenpfleger, einer engen Freundin oder einem engen Freund.

2. Jede Familie hat unterschiedliche Regeln: Wie sehen die Regeln bei Ihnen zu Hause aus? Denken Sie an möglichst viele Aspekte in Ihrem Familienleben, an die akzeptierten Alltagsregeln und daran, wie diese von der Krankheit betroffen sind. Wer kocht z. B. zu Hause? Wer wäscht ab? Und wer beansprucht das Badezimmer am meisten? Versuchen Sie, Regeln aufzustellen, die Sie auch durchsetzen können. Können Sie der oder dem Betroffenen und anderen Menschen (Freundinnen, Freunden und Familienmitgliedern, die zu Besuch kommen) erklären, *warum* Sie denken, dass jede der Regeln notwendig ist? Es muss für jede Regel einen Grund geben (auch wenn dieser manchmal nicht logisch erscheint).

TRY IT

**WAS KANN ICH TUN?**

Nehmen Sie sich Zeit für sich selbst und andere Familienmitglieder und setzen Sie sich mit der betroffenen Person zusammen. Sprechen Sie gemeinsam über Ihre Gefühle und Bedürfnisse. Geben Sie der betroffenen Person die Möglichkeit, zu sagen, welche Hilfe und Unterstützung sie von den anderen Familienmitgliedern braucht und möchte. Setzen Sie das gemeinsame Gespräch so an, dass jede/r genügend Zeit hat, es vorzubereiten und darüber nachzudenken, welche Probleme besprochen werden sollen.

Die folgenden Ideen/Regeln könnten bei solch einem Familienrat nützlich sein:

- Laden Sie eine Freundin oder einen Freund der Familie als „SchiedsrichterIn“ ein, um zu vermeiden, dass emotionale Ausbrüche das Gespräch entgleisen lassen.

- Stellen Sie sicher, dass jede Person an die Reihe kommt, etwas zu sagen. Darum kann sich der Schiedsrichter, die Schiedsrichterin oder eine Person kümmern, die für den „Vorsitz" ausgewählt wurde.
- Einigen Sie sich auf die Redezeit, die jede Person bekommt. Wären vielleicht maximal 10 Minuten pro Gesprächsbeitrag sinnvoll? Sie könnten eines der jüngeren Familienmitglieder mit der Aufgabe betrauen, die Zeit zu stoppen und darauf hinzuweisen, wenn die individuelle Redezeit von 10 Minuten vorüber ist.
- Wenn jemand eine andere Person unterbricht, erinnern Sie alle mit ruhiger Stimme daran, dass jede/r an die Reihe kommt.
- Ermutigen Sie alle zu einem schrittweisen Ansatz:
  *Schritt 1:* Emotionen/Einstellungen und Ansichten erklären
  *Schritt 2:* Erklären, was von den anderen benötigt wird
  *Beispiel*: Ein Elternteil ist krank vor Sorge und Angst um die Gesundheit der Tochter, die bei der Risikoeinschätzung in einen kritischen Bereich gerutscht ist (siehe Kapitel 3): *„Ich bin über deinen körperlichen Gesundheitszustand wirklich erschrocken. Ich muss wissen, dass du jede Woche von der Krankenpflegerin gewogen wirst und dass dein medizinisches Risiko regelmäßig eingeschätzt wird."*

## Meinungsverschiedenheiten

Sehen Sie Meinungsverschiedenheiten in der Gruppe als eine „konstruktive Diskussion". Bei Gesprächen zwischen Familien- oder Gruppenmitgliedern werden immer gewisse Meinungsverschiedenheiten zu allen möglichen Themen auftreten. Wenn Sie die betroffene Person jedoch unterstützen möchten, ist es noch wichtiger, zu versuchen Feindseligkeiten und Missverständnisse zu vermeiden. Stellen Sie eine warme und sichere Atmosphäre her, die frei von destruktiver oder feindseliger Kritik ist. Gleichzeitig müssen Sie sich jedoch nicht verbiegen, nur um den Frieden zu wahren. Wenn Sie in die Falle tappen, die Symptome der Essstörung zu akzeptieren, und sich davon einnehmen lassen, kann dies den Heilungsprozess behindern.

Bedenken Sie die folgenden Punkte:

- Selbst eine hitzige Debatte muss nicht immer eine Katastrophe sein. Versuchen Sie ruhig zu bleiben, wiederholen Sie das, was Ihnen wichtig erscheint, und wechseln Sie anschließend das Thema.
- Wenn ein Gespräch destruktiv oder verletzend wird, akzeptieren Sie das und versuchen Sie, es so schnell wie möglich zu beenden. Wenn Sie sich beruhigt haben, kommen Sie auf das Thema zurück.
- Wenn Sie nach einiger Überlegung zu dem Schluss kommen, dass Ihre Reaktion kontraproduktiv war, seien Sie bereit, einen Teil der Verantwortung dafür zu übernehmen. Sagen Sie z. B.: *„Ich habe nachgedacht und es tut mir leid, dass …“* Indem Sie die eigenen Fehler erkennen und zugeben, vermitteln Sie den anderen die wichtige Botschaft, dass jeder manchmal Unrecht hat. Sie zeigen damit, dass es in Ordnung ist, auch einmal falsch zu liegen.
- Unterbrechung: Wenn trotz Ihrer größten Bemühungen die Emotionen hochgehen, ist es möglicherweise notwendig, die Unterhaltung zu verschieben und erst wieder zu beginnen, wenn sich alle beruhigt haben. Das könnte nach einer 15-minütigen Pause sein oder auch am nächsten Tag. Einigen Sie sich gemeinsam auf einen Zeitpunkt.

## Medizinische Regeln

„Medizinische Regeln“ und Regeln zu Hause sind im Zusammenhang mit Essstörungen gleichermaßen wichtig. In Kapitel 3 haben wir das medizinische Risiko erläutert. Das Gespräch kann eine rein vorbeugende Maßnahme sein oder sich auf den derzeitigen Gesundheitszustand beziehen. Im ersten Fall könnte das offene und ehrliche Gespräch die betroffene Person dazu motivieren, zu vermeiden, dass sich ihr Gesundheitszustand zu einem kritischen Zustand verschlechtert.

Generelle Empfehlungen:

- Falls entweder ein hohes medizinisches Gesundheitsrisiko besteht oder das Risiko eines Rückfalls hoch ist, wird empfohlen, zur Absolvierung eines Studiums nicht von zu Hause auszuziehen.
- Bei einem hohen medizinischen Risiko wird davon abgeraten, Auto zu fahren.

### Neue Regeln annehmen

Es kann sein, dass sich die betroffene Person über die neuen Regeln beschwert. Sie beschuldigt Sie, dass Sie sie kontrollieren und emotional erpressen wollten. In solch einer Situation ist es nützlich, *ruhig, klar und überzeugt die Gründe für Ihre Gedanken und Gefühle anzugeben* – möglicherweise müssen Sie diese mehrmals wiederholen. Erinnern Sie die betroffene Person daran, was geplant war und besprochen wurde, und *wiederholen Sie in Ruhe, was Sie wollen.*

Möglicherweise müssen Sie der betroffenen Person zeigen, wie sie das neue Verhalten annehmen kann, wobei Sie ihr so viel Bestätigung wie möglich geben und dabei positive Formulierungen einbauen. Zum Beispiel:

> *„Ich weiß, dass du ein Mensch bist, dem die Bedürfnisse anderer Menschen wichtig sind. Du könntest …“*

## Kommunikative Fähigkeit Nr. 7: Kontraproduktive Gedanken neu formulieren

Um als Angehöriger oder Angehörige wirksam helfen zu können, ist es wesentlich, dass Sie Ihre eigenen Gedanken und Ansichten kritisch betrachten und überdenken. Dies ist besonders wichtig, weil Ihre Gedanken – die Wut und Frustration gegenüber der Essstörung – häufig zu kontraproduktiven Gefühlen und Reaktionen gegenüber der betroffenen Person und anderen Familienmitgliedern führen können. Anstatt ein Gefühl der Verzweiflung und Hoffnungslosigkeit zu vermitteln, können Sie mit Optimismus und Mitgefühl Ihre Gedanken in eine positive Richtung verändern. So tragen Sie zu einer herzlichen Atmosphäre und zum Heilungsprozess bei. Die Gefühle der Wut und Frustration gegenüber der Essstörung schaden nicht nur Ihrer Beziehung zur betroffenen Person, sondern sie zehren auch an Ihren eigenen Energiereserven. Die betroffene Person wiederum bekommt dadurch Schuldgefühle, da sie sich für die ganze unangenehme Kommunikation zwischen Ihnen beiden verantwortlich fühlt. Dieser Teufelskreis wird andauern, *es sei denn, Sie schaffen es, ihn zu durchbrechen.*

Die Neuausrichtung der Gedanken ist nicht einfach. Diese Neuausrichtung sollte im Gespräch mit einem unterstützenden Freund, einer unterstützenden Freundin, einer Expertin oder einem Experten regelmäßig überprüft werden. Wenn Sie darüber nachdenken, mögliche Problembereiche in Ihrer eigenen Situation identifizieren und vor allem auf diese „Fallen" vorbereitet sind, können Sie diese möglicherweise vermeiden!

Sie finden in Tabelle 8.1 Beispiele dafür, wie Sie die eigenen Gedanken, Sorgen und Kommentare neu ausrichten können, um der betroffenen Person so wirksam wie nur möglich zu helfen.

**Aufstellung 8.1: Kontraproduktive Gedanken neu formulieren**

| **Ungünstige Bemerkungen über das Verhalten oder die Persönlichkeit der betroffenen Person, kritische Kommentare** | **Hilfreichere Kommentare**<br>(Denken Sie an den Vergleich mit einem „Sandwich" [S. 59, Tab. 4.2], wenn Sie mit unangemessenem Verhalten konfrontiert werden. Erinnern Sie sich an bessere Zeiten vor der Essstörung. Sehen Sie das aktuelle Verhalten der betroffenen Person (in der Mitte) als momentanen Zustand an und bedenken Sie, dass mit guter Unterstützung die besseren Zeiten und das angemessene Verhalten wiederkehren werden. Teilen Sie Ihre Hoffnung mit.<br>Was können Sie diesen Aussagen noch hinzufügen?) |
|---|---|
| *„Sie hat keine Freundinnen und Freunde, weil sie alle vor den Kopf gestoßen hat."* | *„Sie hat alle Freundinnen und Freunde verloren, weil diese nicht mit ihrer Krankheit umgehen konnten."* |
| *„Sie flucht die ganze Zeit – ihre Ausdrucksweise ist entsetzlich. Sie beschimpft sogar mich".* | *„Kraftausdrücke zu verwenden muss ihr auf irgendeine Weise helfen. Vielleicht ist es ihre Art, zu sagen: ‚Ich bin wütend auf das Leben!'"* |
| *„Er sagt nicht mehr die Wahrheit."* | *„Durch die Krankheit ist er nicht mehr in der Lage, ehrlich zu sein."* |
| *„Er streitet wegen allem mit mir, er ist so egoistisch."* | *„Die Krankheit dominiert seine gesamte Denkweise und hat die Kontrolle über sein Leben übernommen."* |

| | |
|---|---|
| **FEINDSELIGKEITEN** | |
| *„Ich denke, es stimmt etwas nicht mit ihr. Sie war immer so freundlich, doch jetzt ist sie verunsichert, gemein und böse."* | *„Sie ist so verunsichert, ängstlich und gereizt. Ihre freundliche Seite wird von der Essstörung verdrängt."* |
| *„Sie tut es, um mich zu verletzen."* | *„Die Krankheit ist für mich verletzend."* |
| *„Sie genießt es geradezu, schwierig zu sein. Sie hat die Familie zerstört."* | *„Durch die Krankheit ist es schwieriger mit ihr, die Krankheit wirkt sich auf die gesamte Familie aus."* |
| *„Er muss doch sehen, wie aufgebracht wir sind. Er muss uns hassen."* | *„Ich bin durch die Krankheit aufgebracht. Aber bei der Krankheit geht es um seine Gefühle und nicht um meine. Ich muss so ruhig und warmherzig wie möglich sein."* |
| **ZU STARKE EMOTIONALE BETEILIGUNG** | |
| *„Ich muss mein ganzes Leben investieren, um sie zu betreuen und ihr zu helfen. Ich muss 24 Stunden am Tag für sie da sein."* | *„Ich muss sicherstellen, dass die Atmosphäre zu Hause so warmherzig und ruhig wie möglich ist. Ich muss Zeit für mich selbst und für den Rest der Familie haben, denn ansonsten werden wir ausgebrannt und wütend sein."* |
| *„Sie hat vor dem Essen so große Angst. Ich kann nicht zulassen, dass mein Mann streng ist und darauf besteht, dass sie zumindest eine kleine Portion ist."* | *„Es gibt Regeln im Leben, die man einhalten muss. Wir müssen essen, um zu überleben. Wenn sie sich beim Essen nicht um ihre Grundbedürfnisse kümmern kann, müssen wir diese Rolle für sie übernehmen."* |
| *„Ich muss ihr das Leben so einfach wie möglich machen und für sie alles tun, was ich kann. Sie ist so zerbrechlich und emotional. Wenn etwas Unerwartetes passiert oder schiefläuft, kann sie nicht damit umgehen. Ich sollte am besten die ganze Zeit bei ihr sein."* | *„Wir müssen ihr helfen, flexibel zu sein und sich anzupassen. Sie muss es schaffen, mit etwas anderen Herangehensweisen und Regeln umzugehen."* |
| *„Er ist so auf Sauberkeit fixiert; ich muss ihm die Küche allein überlassen, sodass er seine Rituale durchführen kann."* | *„Es ist wichtig, dass ich ihn bei seinen Zwängen nicht unterstütze, da sie dadurch nur aufrechterhalten bleiben. Die Küche ist ein Gemeinschaftsraum und muss auch einer bleiben."* |
| **EREIGNISSE DRAMATISIEREN** | |
| *„Wenn ich sie sehe und daran denke, was sie durchmacht, schmerzt es mich so sehr – ich könnte die ganze Zeit weinen."* | *„Es tut weh, zu sehen, was sie durchmacht. Ich weiß, ich muss für sie stark und ruhig bleiben, um sie im Heilungsprozess zu unterstützen."* |

## Kommunikative Fähigkeit Nr. 8: Veränderungen und Fortschritte besprechen

Menschen, die an einer Essstörung leiden, sind selten in der Phase des „Handelns“ (siehe Kapitel 7 „Veränderung verstehen“). Das bedeutet, dass sehr viel Arbeit und Energie investiert werden muss, um eine Person von der Phase der „Absichtslosigkeit“ und „Absichtsbildung“ so weit zu bekommen, dass sie sich das problematische Verhalten eingesteht und etwas verändern möchte. Man sollte daher ihre gemischten Gefühle und die Ambivalenz als Teil der Essstörung akzeptieren und nicht versuchen, mit logischen Argumenten zu überzeugen, oder auf direkten Konfrontationskurs gehen (denken Sie an das Nashorn!).

Hier sind ein paar Beispiele, wie Sie Sätze beginnen können, die Ihnen dabei helfen sollen, das Gespräch über eine Veränderung und über Fortschritte anzufangen. Versuchen Sie, dabei so positiv wie möglich zu sein, und legen Sie den Fokus mehr auf die Bemühungen als auf das Ergebnis.

*„Lena, ich sehe, wie sehr du dich bemühst, du musst sehr glücklich darüber sein, dass du es geschafft hast, …“*
*„Peter, es war sicher nicht einfach, diesen Schritt zu setzen …“*
*„Laura, es sieht so aus, als ob wir bei Ziel XY zu optimistisch waren, aber wenn wir daran denken, dass wir ‚durch Fehler klug werden‘ – was können wir dann daraus lernen?“*

**WAS KANN ICH TUN?**
Denken Sie an bestimmte Verhaltensweisen, die in Ihrer eigenen Situation Schwierigkeiten verursachen, und formulieren Sie Ihre eigenen hilfreichen Sätze.

**Versuchen Sie zu betonen, dass die betroffene Person in ihrem eigenen Leben immer selbst die WAHL hat und dass Sie diese Wahl respektieren werden** (auch wenn Sie in Ihrem Leben nicht dieselbe Wahl treffen würden und die Entscheidung der anderen Person vielleicht nicht ganz verstehen können).

So können Sie **mehrere Vorschläge** machen und der betroffenen Person **eine Wahl ermöglichen**:

> *„Es ist dir überlassen. Wenn du ins Kino gehst, kannst du den Snack entweder essen, bevor du gehst, oder wenn du zurückkommst zusammen mit dem Abendessen. Als Alternative kannst du den Snack auch zur normalen Zeit essen und nicht ins Kino gehen. Du musst entscheiden – es geht darum, eine Wahl zu treffen und einen Kompromiss einzugehen."*
> *Du kannst es so oder so machen, oder auch etwas ganz anderes* – in anderen Worten, du kannst vor oder nach einer Aktivität essen oder zur gewohnten Zeit, aber essen musst du, so wie alle anderen Menschen auch, da gibt es keine Wahl.

**Scheinbar unbedeutende Worte können oft sehr wichtig sein.** Ein Schlüsselwort ist häufig UND statt ABER, um die gemischten Gefühle der betroffenen Person in Bezug auf die Essstörung anzuerkennen. ABER könnte als bewertende Aussage empfunden werden. Beispiel:

- *„Ein Teil von dir sagt …* (Aussage der betroffenen Person) ***und** dennoch, ein anderer Teil von dir will …"* (Einbeziehung des Gesamtbildes, ein Leben ohne Essstörung)
- *„Einerseits denkst du …* (Aussage der betroffenen Person) ***und** andererseits …"*
- *„Wenn du dich jetzt auf dich und die Essstörung konzentrierst, fühlst du … **und** wenn du dir über das Gesamtbild Gedanken machst, dann …"*
- *„Wenn du dir die jetzige Situation genauer ansiehst, wirst du … **und** wenn du deine gesamte Lebensspanne betrachtest, wirst du …"*

Wenn Sie Begriffe wie **jetzt**, **noch** und **im Moment** verwenden, bleibt der Gedanke der Veränderung vordergründig eine realistische Möglichkeit. Diese Worte können helfen, Menschen von extremen Gedanken und Gefühlen wegzubringen:

- *„Du glaubst, dass du **noch** nicht bereit bist, um …"*
- *„**Im Moment** glaubst du, es ist zu schwierig …"*

**Versuchen Sie, respektvoll zu sein und auf offene Weise Hilfe anzubieten**, d. h., mischen Sie sich nicht mit Ratschlägen oder Lösungsvorschlägen ein:

- *„Ich würde gerne mit dir über … sprechen/nachdenken. Wann wäre dafür ein guter Zeitpunkt für dich? Ist jetzt vielleicht gerade eine gute Zeit dafür?"*
- *„Ich würde gerne helfen. Sag mir, was ich tun kann, um dir zu helfen."*

**Versuchen Sie, einen optimistischen Tonfall beizubehalten:**

- *„Morgen ist ein neuer Tag! Auch wenn es heute nicht geklappt hat, versuche es morgen noch einmal!"*
- *„Ich habe vollstes Vertrauen in dich, dass du es morgen anders machen kannst."*
- *„Es freut mich, dass du es versucht hast. Das bedeutet, dass wir nun etwas dazugelernt haben."*

Versuchen Sie, Ihre eigenen hilfreichen Sätze zu finden, und üben Sie diese, sodass Sie jede Chance ergreifen können, um die betroffene Person zu unterstützen, zu ermutigen und zu motivieren.

**ZUM NACHDENKEN**

Wir hoffen, dass Sie die folgenden „Fallen" vermeiden können:

1. Erfahrungen anderer Familienmitglieder und ihre Verhaltensweisen abzutun oder zu kritisieren
2. Gefühle und Sorgen anderer Familienmitglieder nicht ernst zu nehmen
3. Auf Ihrer Sichtweise des Problems zu beharren, die ein anderes Familienmitglied nicht akzeptiert (besser ist, sich darauf zu einigen, dass man sich nicht einig ist)
4. Nicht zuzuhören und nicht aufzupassen
5. Die anderen Familienmitglieder nicht zu unterstützen, weil Sie Ihre ganze Energie dazu verwenden, der Person mit der Essstörung zu helfen

6. Bei typischen Verhaltensmustern der Essstörung in die „Rückversicherungsfalle“ zu tappen
7. Kompetenzbereiche nicht anzuerkennen und zu vergessen, angemessenes Lob auszusprechen
8. Ratschläge zu geben, ohne vorher zu fragen, ob das in Ordnung ist
9. Nicht zu akzeptieren, dass es in der Macht der betroffenen Person steht, ob sie an einer Verbesserung der Situation arbeiten möchte

**WAS KANN ICH TUN?**
Mögliche Übungen:

- Emotionale Intelligenz maximieren
- Ruhig, beständig und mitfühlend bleiben
- Gut zuhören
- Klar und freundlich sein und sanft auf allem Notwendigen bestehen.

### Weiterführende Literatur

1 Miller, William R., & Rollnick, Stephen. (2015). *Motivierende Gesprächsführung* (3. Auflage). Freiburg im Breisgau: Lambertus.

2 Mason, P. (2019). *Health Behavior Change. A Guide for Practitioners* (3. Auflage). Edinburgh u. a.: Elsevier.

# 9 Fürsorgestile und zwischenmenschliche Beziehungen

Dieses Kapitel beschreibt, wie sich Essstörungen auf den Alltag und die zwischenmenschlichen Beziehungen auswirken und wie bestimmte Verhaltensmuster die Krankheit aufrechterhalten können.

## Missverständnisse bei Essstörungen

Menschen mit Essstörungen leiden oft im Stillen. Hinter einem ausdruckslosen Gesicht (dies kann auch auf den Hungerzustand und die Mangelernährung zurückzuführen sein) verbergen sich oft versteckte Gefühle sowie überwältigende Emotionen und Gedanken. Andere verstecken ihren Schmerz hinter einer fröhlichen Maske und tun so, als ob alles in Ordnung wäre. Eltern reagieren instinktiv auf die körperlichen Auswirkungen der Krankheit, durch die Widersprüchlichkeit zwischen dem schlechten körperlichen Zustand und dem maskenhaften Gesicht werden sie allerdings verunsichert (Abbildung 9.1).

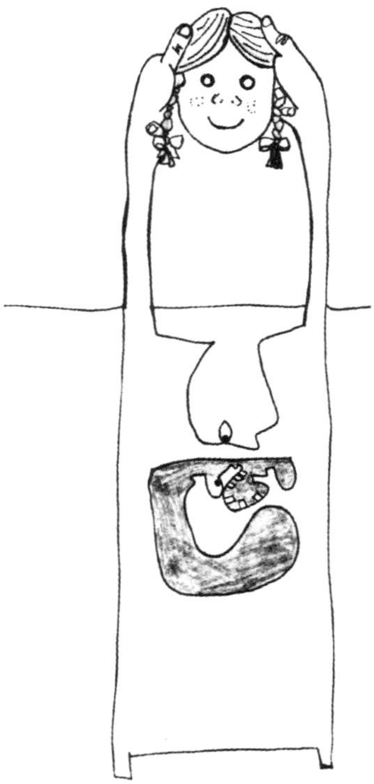

**Abb. 9.1: Eine Maske aufsetzen**

Einige setzen für andere eine freundliche Maske auf. Sie geben sich in Gesprächen gekünstelt fröhlich, was gezwungen und aufgesetzt wirkt. Dieses Verhalten verdeckt den inneren Schmerz.

## Phase 1: Zwischenmenschliche Beziehungen als Risikofaktor

Soziale Risikofaktoren für Essstörungen spielen eine zentrale Rolle und werden in Abbildung 9.2a dargestellt.

**Abb. 9.2a: Zwischenmenschliche Faktoren, die das Risiko für eine Essstörung erhöhen**

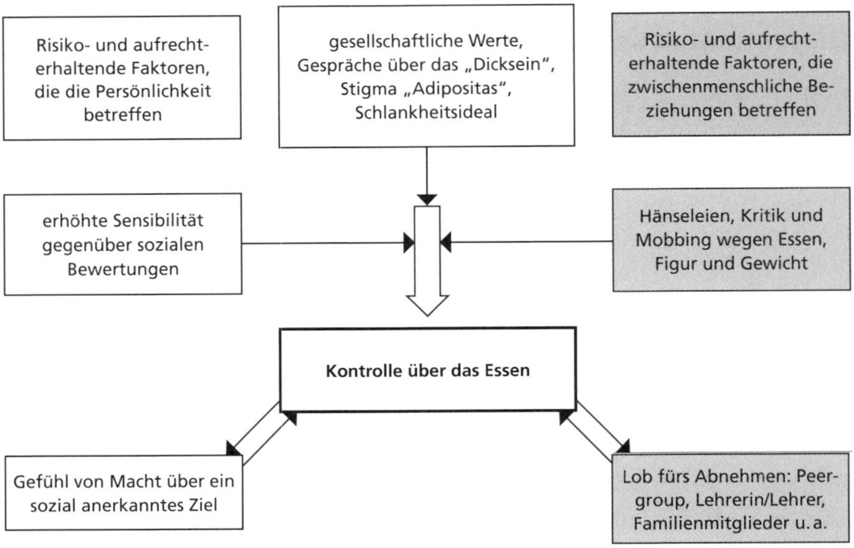


Menschen mit Essstörungen reagieren oft sehr empfindlich auf soziale Bewertungen, sind sehr gewissenhaft und tendieren dazu, sich für persönliche Bestleistungen sehr anzustrengen. Im Rahmen der Essstörung nehmen diese Persönlichkeitszüge in einer übertriebenen Art und Weise zu und persönliche Ziele werden unrealistisch: Ich muss immer 100 Prozent erreichen, Erster/Erste werden, die Goldmedaille gewinnen, Konfektionsgröße 30 („Size 0") haben. Alles andere wird als Misserfolg gesehen. Das Erreichen von Bestleistungen im Sport, beim Tanzen oder in der Schule ist prinzipiell etwas Positives, und die Betroffenen werden dafür gelobt. Aus Sicht der Betroffenen hilft die Essstörung dabei, diese Bestleistungen zu erreichen, egal, ob in der Schule, beim Sport oder in der Musik. Das führt wiederum zu folgendem essstörungsspezifischem Glaubenssatz, an dem enorm festgehalten wird: *„Dank meiner Essstörung werde ich mehr geschätzt."*

Individuelle Risikofaktoren sind immer vor dem Hintergrund aktueller soziokultureller Normen wie Schlankheitsideal, Bodyshaming, Modediäten und Stigmatisierung von Übergewicht zu sehen. Diese Umweltfaktoren haben dazu geführt, dass man mehr über das „Dicksein" spricht: ungesunde Gespräche über Ernährung, Gewicht, Körperbild und Sport sind Teil normaler sozialer Interaktionen und des Austauschs unter Gleichaltrigen.

Der Fokus der Gesellschaft auf Ernährung und Gewicht kann sich direkt auf die Betroffenen ausgewirkt haben – möglicherweise waren sie selbst Kritik, Hänseleien und Mobbing über Essen, Gewicht und Figur ausgesetzt. Zu Beginn der Erkrankung sind vielleicht einige Symptome der Essstörung von Familie, Freundinnen, Freunden oder der Gesellschaft positiv kommentiert worden – wie z. B. eine schlanke Figur, für die man Komplimente bekommen hat. Das Gefühl, Macht über Hunger und Essen zu haben, kann sich sehr gut anfühlen. Es signalisiert einem, etwas zu können, das die meisten Menschen anstreben, das ihnen aber oft misslingt: eine Diät zu halten. Allerdings ist diese Kontrolle über das Essen nicht mit dem Leben vereinbar – Körper und Teile des Gehirns leiden darunter. Diese Quelle des Selbstwertgefühls ist also sehr zerbrechlich. Der Hungerzustand bringt schwerwiegende Nachteile mit sich: Verzweiflung und Depression sind meist Begleiterscheinungen bei Essstörungen.

## Phase 2: Zwischenmenschliche Beziehungen als aufrechterhaltender Faktor

In Phase 2 kommt es zu einer Verhaltensänderung von nahestehenden Menschen. Die Reaktionen auf die Betroffenen verändern sich. Angehörige werden entweder emotional oder versuchen, die ungesunden Gewohnheiten in Zusammenhang mit einer Essstörung der Betroffenen zu stoppen. Beide Reaktionen führen zu einer Verschlimmerung der Essstörungssymptome und verstärken den Einfluss der Essstörung. Aufrechterhaltende zwischenmenschliche Faktoren werden in Abbildung 9.2b veranschaulicht.

**Abb. 9.2b: Zwischenmenschliche Faktoren, die die Essstörung aufrechterhalten**

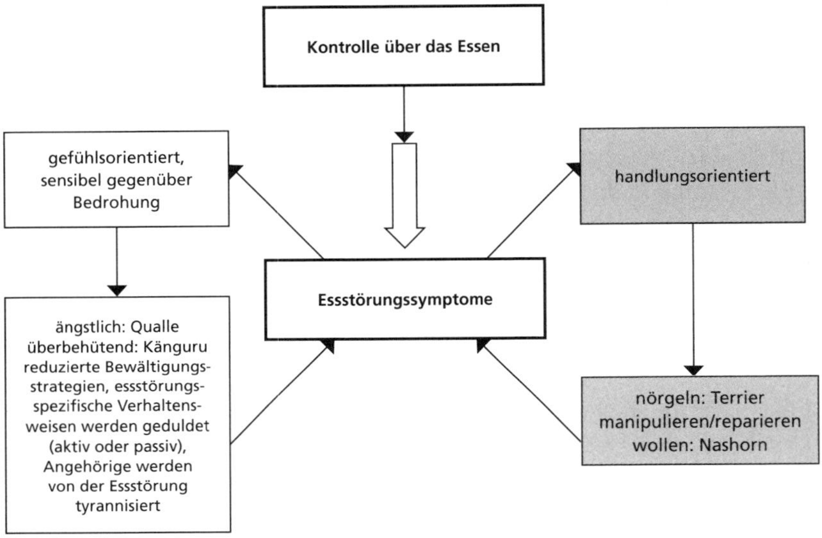


Die offensichtlichen körperlichen Anzeichen des Hungerns, Veränderungen im Essverhalten und andere damit verbundene Verhaltensweisen können dazu führen, dass sich andere Menschen Sorgen machen. Zum Beispiel signalisieren einerseits die Abmagerung und die körperliche Zerbrechlichkeit bei der Magersucht und andererseits Essanfälle und Erbrechen anderen deutlich, dass etwas ziemlich falsch läuft. Die Betroffenen sind verletzlicher und andere werden mit hineingezogen, da sie zu helfen versuchen. So bilden sich Glaubenssätze, die für die Essstörung sprechen, wie: *„Meine Essstörung sendet Stresssignale aus."*

Wenn eine geliebte Person krank ist, ist es naheliegend, sie zu umsorgen und ihr bestimmte Verhaltensweisen zu erlauben. Wenn es sich um eine kurze Erkrankung handelt, ist das nachvollziehbar und hilfreich. Aber im Falle einer Essstörung, einer lang andauernden Erkrankung kann es zur sogenannten *„Anpassung"* an die Symptome kommen, was die Krankheit noch weiter verstärkt. Es wirkt für die Betroffenen wie eine Belohnung – weil sie die Aufmerksamkeit mögen – und sie machen mit ihrem Verhalten weiter. Angehörige, die selbst Angst haben, sind eher geneigt, solche

Verhaltensweisen anzunehmen, und verhalten sich beschützend wie ein Känguru.

Manchmal sind der innere Schmerz und der emotionale Aufruhr weniger offensichtlich. Zum Beispiel sieht man den Betroffenen den inneren Zustand im Gesicht nicht an, sie wirken distanziert und teilnahmslos. Auch die Verhaltensweisen der Bulimia nervosa dienen dazu, mit intensiven Gefühlen fertig zu werden, was anderen aber oft nicht klar ist. Essanfälle und zwanghafte Verhaltensweisen (z. B. den ganzen Einkauf, der für die Familie gedacht war, aufessen; Geld stehlen, um Essanfälle zu finanzieren; Küche und Badezimmer verwüsten) sind äußerliche Zeichen des innerlichen Schmerzes der Betroffenen. Wenn der emotionale Schmerz versteckt ist, ist es verständlich, dass Angehörige verzweifelt sind und die Kontrolle übernehmen wollen. Wenn das allerdings auf eine falsche Art und Weise gemacht wird, fühlen sich die Betroffenen bedroht und leisten Widerstand. Das wiederum frustriert andere, die dann Kritik üben und feindselig werden. Wenn sich die Betroffenen dann noch mehr bedroht fühlen, kann dies eskalieren und zu einem Teufelskreis werden.

Egal, um welche Essstörung es sich handelt, die Reaktionen der Angehörigen sind ähnlich – eine Mischung aus hilfreichen und nicht hilfreichen Verhaltensweisen. Diese sind in Kapitel 5 zu den Fürsorgestilen beschrieben – der Vogel Strauß versucht Frieden zu bewahren, indem er das Problem nicht sieht, sondern vermeidet; das Nashorn versucht, mit logischen Argumenten die Situation rasch in den Griff zu bekommen, während das Känguru versucht, zu beschützen. Sie haben vielleicht einige dieser Verhaltensweisen bei sich selbst festgestellt. Das aktuelle Kapitel baut auf diesen Metaphern auf und zeigt Ihnen Fertigkeiten, wie Sie mit diesen instinktiven Reaktionen umgehen können.

## Zwischenmenschliche Faktoren können die Krankheit aufrechterhalten

Wenn man versuchen möchte, jemandem mit einer schweren Essstörung zu helfen, kann sich das anfühlen, als ob man auf einem Seil balancieren würde. Bei Angehörigen sind hohe Stresslevel normal (Kapitel 6 „Stress, Belastung und Resilienz“), und mit diesem Stress einen langen Zeitraum umgehen zu müssen, führt bei Angehörigen oft zu eigenen emotionalen Problemen. Es kann leicht passieren, dass man zu wenige oder zu intensive Emotionen zeigt, zu direktiv ist, die Auswirkungen der Essstörung auf Angehörige und Familie herunterspielt oder „alles" für die betroffene Person machen will. Es ist schwierig, den richtigen, ausgewogenen Weg zu finden. Leicht gerät man in eine Falle und die Essstörung wird aufrechterhalten.

## Die richtige emotionale Balance

### Zu viel Emotion – die Qualle

Die Metapher der Qualle bietet sich zur Beschreibung von Menschen in einem sehr emotionalen Zustand an. Alle Gefühle sind nah an der Oberfläche. Eine Qualle wird von ihren Gefühlen und Glaubenssätzen (die richtig sein können oder auch nicht) geleitet. Möglicherweise kennen Sie folgendes Quallen-Verhalten von sich: Sie sind in Tränen aufgelöst, vor Angst erstarrt, von Zweifeln getrieben, brechen in Wut aus oder kontrollieren aus Angst ständig die betroffene Person (auch die betroffene Person kann von intensiven emotionalen Reaktionen überwältigt werden). Diese starken, sichtbaren Reaktionen beeinflussen jeden in Ihrem Umfeld. Übermäßig starke Reaktionen der Familienmitglieder auf essstörungsspezifisches Verhalten können dazu beitragen, dass sich die betroffene Person zurückgewiesen oder schuldig fühlt bzw. sich schämt. Obwohl sie weiß, dass ihr Verhalten Stress erzeugt, fühlt sich die betroffene Person nicht in der Lage, etwas zu ändern. Möglicherweise ziehen sich die Betroffenen vollständig aus dem Familienleben zurück. Eine sehr emotionale Reaktion der Angehörigen, obwohl sie durchaus positiv gemeint sein kann und aus Sorge um die Betroffenen entsteht, kann zu einer Verstärkung des Essstörungsverhaltens führen.

Wie in Kapitel 8 („Kommunikation") beschrieben, ist es sehr wichtig, dass Sie daran arbeiten, Ihre eigenen emotionalen Reaktionen zu verändern. Die in Kapitel 11 („Emotionale Intelligenz und Problemlösekompetenz vorleben") beschriebenen Fertigkeiten helfen Ihnen, damit zu beginnen, aber möglicherweise brauchen Sie zusätzlich professionelle Unterstützung, um der betroffenen Person nachhaltig zu helfen.

## Zu wenig Emotion – der Strauß

Einige Angehörige neigen zum anderen Extrem und versuchen, sich von den Problemen, die durch die Essstörung verursacht werden, abzuwenden und sich fernzuhalten. Sie sind untröstlich, die betroffene Person krank zu sehen, enorm gestresst und vielleicht auch bei schlechter körperlicher Gesundheit. Sie wissen, dass Gespräche über das Essen und ähnliche Themen Wutausbrüche und Spannungen verursachen. Um derartige Konfrontationen zu vermeiden und sich selbst vom eigenen Stress abzulenken, halten sie sich so oft sie können fern – und flüchten sich in die Arbeit, in Hobbys oder Aktivitäten außer Haus, wie z.B. Freunde und Freundinnen zu treffen oder sich in ein Kaffeehaus zu setzen. Natürlich ist es für Angehörige extrem wichtig, sich Zeit zu nehmen, um zu entspannen und die Batterien wieder aufzuladen. Aber diese Aktivitäten sollten nicht dazu dienen, der Erkrankung aus dem Weg zu gehen. Der Vogel Strauß – der den Kopf in den Sand steckt – riskiert durch die Verleugnung der Probleme, mit der Essstörung unter einer Decke zu stecken (Betroffene vermeiden auch vieles, zeigen also Vogel-Strauß-typische Verhaltensweisen). Letztendlich wirkt sich die Vermeidung auf viele Aspekte des Familienlebens negativ aus: Die anderen Angehörigen müssen mehr Last tragen und sich um die betroffene Person kümmern, der Strauß fühlt sich extrem schuldig. Gleichzeitig verschlechtern sich die Essstörungssymptome und die Familie wird immer einsamer und isolierter.

Möglicherweise wissen Sie einfach nicht, wie Sie damit beginnen sollen, der betroffenen Person zu helfen. APT kann helfen, und die „ersten Schritte“, wie sie in Kapitel 4 („Sich um jemanden mit einer Essstörung kümmern – erste Schritte“) beschrieben sind, können ein guter Anfang sein.

## Die emotionale Balance – der Bernhardiner

Wenn Sie den Tränen nahe sind oder Ihre Emotionen ausbrechen, versuchen Sie eine der folgenden Strategien:

- Machen Sie einen Schritt zur Seite, lenken Sie Ihre Emotion woanders hin (z.B. in Ihre Zehen) oder stellen Sie sich vor, Sie beobachten sich selbst (von der Zimmerdecke oder von einem sicheren, ruhigen Platz aus, sodass Sie sich selbst von oben oder wie auf einer Leinwand anschauen können).

- Atmen Sie tief ein, zählen Sie zuerst bis 10. Atmen Sie bei 12 wieder aus.
- Wechseln Sie in den „emotional intelligenten“ Modus. Hören Sie zu und stellen Sie sich auf das Verhalten der betroffenen Person ein, indem Sie es sich bewusst machen und verstehen, dass es ein Hilfeschrei ist.
- Stellen Sie sich das Bild eines Bernhardiners vor. Lassen Sie sich nicht auf einen lautstarken Streit mit der Essstörung ein – Sie könnten eine Lawine auslösen. Erstarren Sie nicht vor lauter Hoffnungslosigkeit und wenden Sie sich nicht ab, um dem Problem aus dem Weg zu gehen. Versuchen Sie stattdessen, die betroffene Person zu erreichen, bevor sie weiter im „Winter der Essstörung“ verloren geht. Sie können Wärme und Fürsorge spenden und dem betroffenen Menschen zur Seite stehen, bis es zu einer Veränderung kommt.

Der Bernhardiner ist von Natur aus verlässlich und beständig, selbst in schwierigen Situationen. Seine Loyalität und sein Mitgefühl sind unbegrenzt – auch unter orkanartigen Bedingungen kann er Liebe und Schutz anbieten. Er ist warm, sanft und beruhigend. Er bleibt ruhig, beständig und macht seine Arbeit so, wie er ausgebildet wurde. Das kann umgelegt werden auf die Situation, wenn man sich um Betroffene kümmert. Oft ist zusätzliche Hilfe von außen nötig.

## Das richtige Ausmaß an Anleitung geben

### Zu wenig Anleitung: Das „beschützende Känguru“ … versucht es den Betroffenen immer recht zu machen

Wenn jemand ganz offensichtlich krank, unglücklich und gestresst ist, kommt man leicht in die Versuchung, den anderen vollkommen zu beschützen und einen „Känguru-Beutel“ bereitzustellen, der auch einfache Probleme und Erfahrungen von den Betroffenen fernhält. (Die Betroffenen können auf Bedrohungen sehr sensibel reagieren – so wie Kängurus.) Kängurus haben oft auch sehr hohe Erwartungen an sich selbst, so wie auch die Betroffenen – in diesem Fall beziehen sich die hohen Standards auf die eigenen Erwartungen an die Rolle als Eltern. Statt die Betroffenen dabei zu unterstützen, zwischen unterschiedlichen Alternativen zu wählen, nimmt eine derartig überbehütende Reaktion den Betroffenen die Möglichkeit zur persönlichen Entwicklung und Entdeckung der Welt. Das führt dazu, dass sich die von der Essstörung betroffene Person selbst wie ein Strauß verhält und ihrerseits vermeidet, Verantwortung zu übernehmen. Diese Art von Reaktion ist typisch für Menschen, die sehr lange direkt mit Betroffenen arbeiten, so zum Beispiel auch für das Pflegepersonal auf Krankenhausstationen.

Zu Hause werden einige Angehörige zu „Super-Eltern“ und opfern sich selbst (und manchmal die Familie) für die Essstörung auf, um der betroffenen Person zu helfen. Sie fahren oft kilometerweit, um die „richtige“ Müsli Marke zu kaufen, sind bereit, zu jeder Zeit stundenlang zu sprechen, auch wenn sie woanders gebraucht werden, suchen Arbeit für die betroffene Person, zahlen ihre Rechnungen, suchen stundenlang nach einer perfekten Wohnung und vielleicht auch MitbewohnerInnen dazu usw. Allerdings ist dieses angepasste und alles ermöglichende Verhalten nicht hilfreich und bewirkt oft das Gegenteil. Bewusst oder unbewusst können die Betroffenen zu dem Schluss kommen, dass sie durch die Krankheit mit dieser Aufmerksamkeit und besonderen Behandlung „belohnt“ werden. Sie glauben, dass sie ohne die Erkrankung nicht beschützt und umsorgt werden oder keine Aufmerksamkeit bekommen. Angesichts der positiven Auswirkungen der Essstörung weigern sie sich, die Krankheit aufzugeben. Durch diese Anpassung an die rigiden Bedürfnisse der Betroffenen verstärken Angehörige die Abhängigkeit und das Fehlen von Verantwortungsbewusstsein. Dies führt dazu, dass sich Angehörige noch mehr nach den Bedürfnissen der Betroffenen richten und sich noch mehr anstrengen. Sich an das essstörungsspezifische Verhalten anzupassen führt dazu, dass die Betroffenen die ganze Kontrolle haben. Sie bestimmen dann oft eine ganze Reihe von Angelegenheiten:

- Das Geschirr, das zum Essen benutzt wird
- Wie Geschirr abgewaschen wird
- Zu welcher Zeit gegessen wird
- Wo gegessen wird
- Was genau gegessen wird

- Welche Nahrungsmittel es zu Hause gibt
- Wie die Küche geputzt wird
- Wie Essen aufbewahrt wird
- Wie Essen zubereitet wird – in Bezug auf das Kochen
- Welchen und wie viel Sport gemacht wird
- Wie ihr Gewicht bestimmt wird
- Wie das Haus gereinigt und aufgeräumt wird
- Was andere Familienmitglieder machen und wie lang sie in der Küche und im Bad sein dürfen
- Was andere Familienmitglieder in anderen Räumen im Haus machen und zu welcher Zeit
- Worüber andere Familienmitglieder vor der betroffenen Person reden können

Angehörige ignorieren oft essstörungsspezifisches Verhalten, das sich negativ auf das Familienleben auswirkt, um Frieden zu stiften. Zum Beispiel, wenn die betroffene Person an Bulimie leidet und nichts gesagt wird, obwohl Lebensmittel verschwinden, Geld wegkommt oder Küche und Bad in einem chaotischen Zustand hinterlassen werden. Angehörige können leicht in endlose Diskussionen und Überlegungen, also in „Essstörungsgespräche", verstrickt werden. Beim Versuch, den panischen Zustand der betroffenen Person zu erleichtern, neigen Sie vielleicht dazu, Rückversicherungen in Bezug auf folgende Themen zu geben:

- ob er oder sie dick wird;
- ob bestimmte Nahrung gegessen werden kann;
- ob er oder sie in bestimmten Kleidungsstücken dick aussieht;
- ob er oder sie hässlich/ungeliebt/egoistisch/langweilig/nutzlos/unintelligent usw. ist.

Diese besonderen Anstrengungen in der Betreuung der Betroffenen können zu wiederholten Erschöpfungszuständen und langfristig zu einem Burn-out führen. Oder es kommt verständlicherweise zu Wutausbrüchen und Frustrationen, vor allem, wenn andere Familienmitglieder sich darüber beklagen, dass sie zu kurz kommen. Die betroffene Person wird durch den Wechsel zwischen übermäßiger Fürsorge und Beschützen auf der einen Seite und (für die betroffene Person) unverständlichem plötzlichen

Rückzug auf der anderen Seite verunsichert. Um mit ihren eigenen negativen Gefühle umzugehen und die außer Kontrolle geratenen emotionalen Reaktionen der anderen nicht so sehr an sich heranzulassen, zieht sich die betroffene Person noch weiter in ihre Essstörung zurück und hält sich immer strikter an ihre eigenen „Essstörungsregeln".

## Aus dem Känguru-Fürsorgestil ausbrechen

Es ist nicht so einfach, aus dem Teufelskreis, bei dem man sein eigenes Verhalten an die Erkrankung anpasst, auszubrechen. Aber wie wir in der Einleitung beschrieben haben, ist die eigene Verhaltensänderung ein wichtiger erster Schritt. Sie müssen vielleicht Ihre eigenen Erwartungen zurückschrauben – in anderen Worten, machen Sie einen Schritt zur Seite und öffnen Sie den Känguru-Beutel erst gar nicht! Veränderung ist leichter möglich, wenn man das Gefühl hat, eigene Entscheidungen treffen zu können. Es stärkt das Selbstvertrauen, wenn man mit eigenen Problemen und Hindernissen fertig wird, auch wenn sie noch so klein sind. Wenn die betroffene Person im Känguru-Beutel bleibt, hat sie nie die Möglichkeit, eigene Entscheidungen zu treffen, verlorenes Selbstvertrauen wiederzugewinnen und ihren Selbstwert wiederherzustellen.

## Zu viel Anleitung: das Nashorn

Das Nashorn-Verhalten beschreibt den Versuch, die betroffene Person mit logischen Argumenten überzeugen zu wollen, warum sie sich ändern sollte. Dies geschieht entweder durch Zwang oder durch Hinweise, wie sich die betroffene Person ändern soll. Solche Reaktionen können bei Menschen vorkommen, die Probleme grundsätzlich mittels einer sehr detaillierten, analytischen Herangehensweise lösen. (Diese Persönlichkeitszüge können genetisch bedingt sein und mit denen der betroffenen Person übereinstimmen.) Wenn man einem Menschen mit Essstörungen ständig mit Argumenten für eine Veränderung und Anweisungen, wie er sich ändern soll, konfrontiert, wird er eigene Argumente vorbringen, warum er sich nicht ändern wird. Dies führt den betroffenen Menschen weiter in die Essstörung. Diese wird aufrechterhalten, *da die Erkrankung nicht auf logische Argumente reagiert*. Der oder die Angehörige wird sich besiegt, frustriert, aufgelöst und zornig fühlen, die Essstörung der betroffenen Person hingegen schöpft aus diesen Auseinandersetzungen „Energie und Kraft". Gleichzeitig kann sich die betroffene Person zurückgewiesen, ungeliebt, nicht verstanden und verachtet fühlen, weil jemand, der ihr sehr nahesteht und dem sie vertraut, ihr vorschreibt, wie genau und warum sie sich ändern soll. Weder das Nashorn noch die Essstörung wollen nachgeben, was zu einer Spirale von Zwang, Frustration und Wut führt. Andere Familienmitglieder werden möglicherweise mit hineingezogen und reagieren mit Sarkasmus, Hänseleien oder machen sich über die Rituale der Essstörung lustig, was zu einer weiteren Verschlechterung der Beziehungen zu Hause führt. Der psychologische Mechanismus von Widerstand ist folgender: *Wenn Sie Menschen befehlen, sich zu ändern, obwohl diese nicht bereit dazu sind, kann dies das Gegenteil bewirken: Sie beharren noch mehr auf ihrem eigenen Standpunkt.* Das ist vor allem bei Menschen mit Essstörungen der Fall, die mit starker und enormer emotionaler Überzeugung rigide an Glaubenssätzen festhalten, unabhängig davon, wie falsch sie anderen auch erscheinen (das konnte auch in Gehirnscans nachgewiesen werden).

Auch auf Essstörungsstationen wird mit Druck gearbeitet, werden Zwangsbehandlungen durchgeführt. Wenn Isolation, Deprivation, Mangel an Privilegien und Sonden-Ernährung es nicht schaffen, die Betroffenen davon zu überzeugen, ihre Essstörung aufzugeben, arbeitet das Personal mit noch mehr Druck. All diese Maßnahmen werden damit gerechtfertigt, dass im Interesse der Patientinnen und Patienten gehandelt werde, um sie zu heilen und um Leben zu retten. Leider können solche Maßnahmen bei den Betroffenen zu extremem Widerstand führen, sodass sie nach der Entlassung ihr Verhalten noch immer nicht ändern wollen.

Denken Sie daran, dass es eine natürliche menschliche Reaktion ist, zu rebellieren, wenn man glaubt, dass die eigene Freiheit eingeschränkt ist. Wenn jemand versucht, Sie zu zwingen, Ihre Meinung zu ändern, ist es eine normale Reaktion, diese noch entschlossener zu vertreten. Die betroffene Person hat den Eindruck, dass ihr nicht zugehört wird, sie regt sich auf, wird reizbar und beharrt immer mehr auf ihrem Standpunkt. Stattdessen sollten Sie sich ruhig darauf einigen, dass Sie unterschiedliche Meinungen haben, und bestimmt klare Grenzen setzen.

### Aus dem Nashorn-Verhalten ausbrechen

Versuchen Sie, einen Schritt zur Seite zu treten, und einigen Sie sich darauf, dass Sie unterschiedliche Meinungen haben:

> *„Ich sehe die Dinge nicht so, wie du sie siehst, ich kann dir nicht zustimmen. Aber ich akzeptiere, dass du dich so fühlst."*

Verlassen Sie ruhig die Streitsituation:

> *„Ich sehe, dass du jetzt enttäuscht/wütend bist – reden wir später darüber, wenn wir beide uns beruhigt haben."*

Lassen Sie es sein, greifen Sie nicht ein ... Das ist nicht einfach – das gilt für alle Versuche, die eigenen Bewältigungsstrategien zu ändern!

## Die richtige Balance finden

Die wirksamsten Behandlungsmethoden bei Essstörungen beziehen alle Familienmitglieder mit ein, die gemeinsam die Betroffenen unterstützen. Es kann Wunder wirken, wenn es gelingt, die Betroffenen zu ermutigen, sie in ihren Bemühungen und Erfolgen zu unterstützen und zu loben.

### Die richtige Balance in der Betreuung: der Delfin

Aus Beobachtungen weiß man, dass Delfine Boote begleiten, um sie durch Meeresengen zu führen, und im Wasser Schwimmenden helfen, in Sicherheit zu kommen. Wir haben Ihnen verschiedene Fürsorge-Stile (oder auch Verhaltensmuster) vorgestellt. Familien können sich aber auch entscheiden, den Delfinstil anzunehmen, um die betroffene Person im Heilungsprozess zu unterstützen.

Das bedeutet, eine gute Balance zwischen Herzlichkeit und Anleitung zu finden, und manchmal der betroffenen Person vorauszuschwimmen und sie sicher durch eine schwierige Phase zu führen. Der Delfin führt die betroffene Person und schwimmt vor, wenn es nötig ist, ist ein bisschen direktiv und zeigt ihr Möglichkeiten auf. Er vertraut aber auch ihrer Fähigkeit, aus der Situation hinauszuschwimmen, übergibt die Führung und bleibt dann hinter ihr. Meistens geben Delfine zarte Anstöße, bleiben aber da und beobachten aufmerksam, bis die Person geheilt ist. Erst wenn es ihr gut geht, überlässt der Delfin die Person auf ihrer Reise sich selbst. Wie bei allen schwierigen Herausforderungen sind Rückschritte im Kampf gegen die Erkrankung unvermeidbar. Angehörige können hier einen wichtigen Teil dazu beitragen und die Betroffenen ermutigen, es weiter zu versuchen – mit der Anerkennung und dem Lob für alle Anstrengungen:

*„Super gemacht! Ich sehe, du hast dich wirklich angestrengt."*

**ZUM NACHDENKEN**

1. Versuchen Sie, den extremen Emotionen nicht nachzugeben, die Sie eventuell zu überwältigen drohen, wie es die Qualle oder der Strauß tut. Angehörige sollen ruhig, warm und beständig bleiben wie der Bernhardiner.
2. Achten Sie darauf, dass Sie sich nicht aus Angst an das essstörungsspezifische Verhalten anpassen und dadurch kontrolliert und tyrannisiert werden (Känguru). So eine Haltung kann man nicht *ständig* einnehmen – von Zeit zu Zeit wird das beim Känguru zu einem emotionalen Ausbruch führen (in anderen Worten, man wird aus der Ruhe gebracht).
3. Logische und analytische Argumente des Nashorns sind nicht hilfreich, genauso wenig wie Ironie, Sarkasmus oder sich lustig zu machen. Unabhängig von Ihrer Intention und Motivation – wenn Sie versuchen, jemanden dazu zu zwingen, sich zu verändern, wird das zu großem Widerstand führen. Wenn Sie sich in Diskussionen in Details verlieren, verlieren Sie auch das Gesamtbild aus dem Auge.
4. Versuchen Sie bei Interaktionen so beständig wie möglich zu sein, während Sie wie ein Delfin die betroffene Person begleiten.

5. Geben Sie Acht, wenn Sie und/oder die betroffene Person müde, hungrig oder emotional erschöpft sind. In solchen Situationen werden Sie nicht die Energie haben, eine warme und ruhige Haltung einzunehmen. Machen Sie dann einen Schritt zur Seite, wenn Sie können.
6. *Jeder Fehler ist eine Chance* (Sprichwort: „Durch Fehler wird man klug“). *Lernen* Sie aus Fehlern und Rückschritten. Wenn Sie eine unglückliche Interaktion mit der betroffenen Person hatten, entschuldigen Sie sich, machen Sie weiter und versuchen Sie wieder auf den richtigen Weg zu kommen: *„Es tut mir leid, ich …“*, *„Ich war müde …“*, *„Ich hätte … sagen/tun sollen“*.

# 10 Soziale Beziehungen: Partnerschaft, Geschwister, Freundinnen und Freunde

In Kapitel 2 haben wir beschrieben, wie sich der Hungerzustand auf das Gehirn auswirkt. Es wird dadurch für Menschen mit Essstörungen sehr schwierig, sich zu ändern. Dieses Kapitel beschäftigt sich ausführlicher mit diesem Problem und seinen Auswirkungen auf die unterschiedlichen Beziehungen (z. B. PartnerIn, Geschwister und junge Angehörige).

## Angeborene soziale Belohnungssysteme

Tast- und Geschmacksinn sind angeborene Belohnungssysteme, die bei Menschen mit Essstörungen beeinträchtigt sind. Von Geburt an wird der Tastsinn – die angenehmen Gefühle und die Sicherheit, die wir in der Gegenwart von anderen spüren – als Belohnung wahrgenommen und hat Vorrang gegenüber dem Essen. Zum Beispiel hat der Experimentalpsychologe Harlow bei einem Experiment mit Affen herausgefunden, dass die Affenbabys weiche, mit Fell besetzte Mutterattrappen ohne Futter gegenüber Drahtgestellen mit Futter bevorzugten. Es wird angenommen, dass Berührungen für das Wohlbefinden und den Zusammenhalt in Gruppen verantwortlich sind. Beim Menschen sind Humor, Lachen, Spielen und Gespräche wichtig für das soziale Miteinander, auch dadurch kann das Wohlbefinden gefördert werden. Dieses Beruhigungssystem ist bei Menschen mit Essstörungen weniger ausgeprägt.

## Das soziale Gehirn bei Menschen mit Essstörungen

Die folgenden Merkmale bei Menschen mit Essstörungen tragen dazu bei, dass soziale Situationen schwierig sind:

- Beeinträchtigung beim Erkennen von Gefühlen und weniger Sensibilität für die Gefühle anderer
- Weniger Gefühle werden gezeigt – maskenhaftes Pokerface[1]
- Sensibilisierung auf Signale von Bedrohung
- Zeichen von Freundlichkeit und Mitgefühl werden weniger wahrgenommen

- Sensibilisierung für Signale von Macht und Dominanz von anderen, Tendenz zu negativer Selbstbewertung
- Vertrauensverlust anderen gegenüber und Schwierigkeiten, sich in Beziehungen sicher zu fühlen

All diese Punkte tragen dazu bei, dass soziale Situationen schwierig sind. Die Ursache dafür kann in einer reduzierten Ausschüttung des Hormons Oxytocin liegen, das soziales Verhalten steuert. Auch das Belohnungssystem (Dopamin-, Serotonin-, Oxytocin-, Cannabinoid- und Opiatsystem im Gehirn) kann aus dem Gleichgewicht geraten sein, was das soziale Belohnungssystem im Besonderen beeinträchtigt und zu sozialer Isolation führt. Einsamkeit aktiviert das Bedrohungssystem, was zu noch mehr Misstrauen und Argwohn beiträgt. Es entsteht ein Teufelskreis, durch den die Betroffenen immer tiefer in die Essstörung geraten. Es ist daher ein wichtiger Meilenstein im Genesungsprozess, soziale Beziehungen wieder herzustellen.

## Komplexe soziale Situationen: Beziehungen zu Partner, Partnerin, Freundinnen und Freunden

Der soziale Teil des Gehirns ist sehr komplex und benötigt viel Gehirnleistung.[2] Es braucht viel Erfahrung, um das eigene Verhalten mit dem einer anderen Person zu synchronisieren und die Gedanken, Ziele, Wünsche und Perspektiven von anderen zu verstehen. In der Psychologie werden folgende Begriffe dafür verwendet: Theory of Mind, Mentalisierung, soziale Kognitionen. Diese Fertigkeiten entwickeln sich in der Kindheit und werden immer komplexer. So denken Sie z. B. darüber nach, wie jemand anderer über Sie denkt, und derjenige wiederum überlegt, wie Sie über ihn denken, usw. Zu den Fähigkeiten, die bei der „Theory of Mind" involviert sind, gehören unter anderen,

- den emotionalen Zustand einer anderen Person aus verbalen und nonverbalen Signalen zu erkennen.
- nonverbale Signale und Kommunikation zu verwenden, um jemandem zu zeigen, dass Sie zuhören.
- mit jemandem Mitgefühl zu haben und zu verstehen, was die andere Person in ihrem emotionalen Zustand braucht – d. h., sich in die andere Person hineinversetzen zu können. Das kann Hilfe bei der Emoti-

onsregulation (sowohl beim Aussprechen als auch beim Kontrollieren von Gefühlen) und auch beim praktischen Problemlösen beinhalten.
- Ihr eigenes Verhalten an die Reaktion der anderen Person anzupassen.

Die Theory of Mind bedeutet also im Wesentlichen, sich in andere hineinzuversetzen. Das kann schieflaufen, wenn zugrunde liegende Einstellungen, Annahmen und Vorurteile nicht übereinstimmen. Ein gutes Beispiel ist, zu einer Person, die an einer Essstörung leidet, zu sagen: „Du siehst gut aus." Aufgrund der Essstörungsstimme der Betroffenen wird dieser Satz als „Du bist fett" interpretiert. Die Betroffenen freuen sich nicht, sondern sind beleidigt. Es ist schwierig zu erkennen, was der andere denkt, wenn nonverbale Signale unterdrückt werden (wie es beim ausdruckslosen, keine Gefühle zeigenden Gesicht der Betroffenen der Fall ist; Abbildung 10.1).

Soziale Beziehungen können auseinanderbrechen, wenn die Theory of Mind nicht funktioniert. Wenn Sie merken, dass das bei Ihnen und der betroffenen Person passiert ist, gehen Sie nach dem APT-Ansatz vor und unternehmen Sie Schritte, um die Beziehung wieder zu kitten. Erkennen Sie an, dass etwas schiefgelaufen ist und dass Fehler gemacht wurden. Das Gute daran ist, dass auch die Beziehung auf lange Sicht gestärkt wird, wenn man daran arbeitet, Missverständnisse aufzuklären.

**Abb. 10.1: Die Pokerface-Maske der Anorexia nervosa**

Menschen mit Essstörungen haben wenig Gefühlsausdruck – wie bei einer Maske oder einem Pokerface. Dies steht im Gegensatz zu einem intensiven, brodelnden inneren Gefühlszustand.

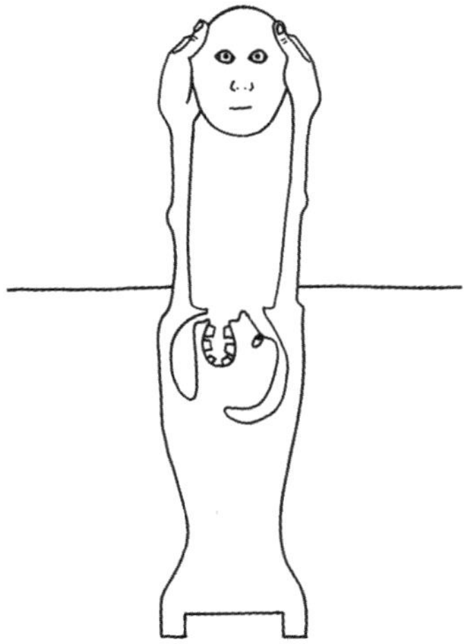

## Die Paarbeziehung

Partner oder Partnerin von jemandem mit einer Essstörung zu sein, unterscheidet sich von einer Eltern- oder Geschwisterbeziehung bzw. von anderen Beziehungen. Idealerweise sollte eine gesunde Partnerschaft eine zwischen zwei gleichberechtigten Personen sein: Beide bringen sich in die Beziehung ein, und es werden vorwiegend Aktivitäten unternommen, die für eine Partnerschaft förderlich sind. Wenn eine Essstörung dazukommt, ist es, als ob es drei Menschen in der Partnerschaft gäbe. Als Partner oder Partnerin können Sie sich ausgeschlossen und isoliert fühlen. Weiters können ein starkes Gefühl von Loyalität und Respekt in der Partnerschaft dazu führen, dass es noch schwieriger ist, um Hilfe und Unterstützung zu bitten. Ohne ein Sicherheitsnetz sind Partnerinnen und Partner sehr großem Stress ausgesetzt.

Möglicherweise werden Sie schon beim geringsten Anlass ängstlich, depressiv, hoffnungslos, gereizt und wütend. Sie unternehmen vielleicht immer weniger freudvolle Aktivitäten und sind weniger aktiv. Oder Sie verhalten sich wie ein Nashorn und fordern autoritär und mit Nachdruck Verhaltensänderungen ein. Ihre eigene Angst kann dazu führen, dass Sie Situationen, die der betroffenen Person Angst machen, vermeiden. Aber um gesund zu werden, ist es notwendig, Probleme anzuerkennen, sich seinen Ängsten zu stellen und diese zu bewältigen. Es ist hilfreich, wenn man dabei Unterstützung hat. Sprechen Sie mit der betroffenen Person über Ihre eigenen Ängste, Frustrationen und Gefühle. Das erleichtert Ihnen, sich selbst Hilfe zu suchen, und Sie zeigen so auch Ihr Bedürfnis nach sozialen Beziehungen und Intimität. Das fällt Menschen mit Essstörungen oft schwer. Wenn Sie weniger hilfreiche Reaktionen zeigen (wie z. B. eine Nashorn- oder eine Qualle-Reaktion), können unangenehme Gefühle entstehen und das Gespräch kann in nicht hilfreiche Interaktionsmuster ausarten.

Einige typische Bemerkungen über Beziehungsprobleme mit dem Partner oder der Partnerin sind:

> *„Manchmal war es eine Zerreißprobe, ich bin noch nie so unter Druck gestanden, ich hab' es einfach nicht verstanden. Ich konnte nicht verstehen, wie jemand, der behauptet, mich zu lieben, mir gegenüber so ablehnend sein konnte."*

> *„Wenn sie schnippisch wird, was vorkommt, wenn sie sich voll fühlt, lass ich es normalerweise an mir abprallen und gehe nicht darauf ein … Ich toleriere oft, dass sie in einer schlechten Stimmung ist, die nichts mit mir zu tun hat …"*

Auch in den folgenden Bereichen kann es zu Problemen (oder einer Veränderung) kommen.

### Körperliche Intimität

Der körperliche Aspekt einer Beziehung ist aufgrund der reduzierten Libido und der Probleme mit dem Körperbild normalerweise schwer beeinträchtigt. Komplimente, um das Vertrauen zu stärken und den Selbstwert aufzubauen, werden heruntergespielt. In einer Beziehung ohne Essstörung sind Komplimente über Aussehen und Kleidung normal, Betroffene hingegen können Bewunderung nicht annehmen und weisen Komplimente manchmal auch aggressiv zurück. Mit Bemerkungen, die nichts mit Figur und Gewicht zu tun haben, wie über das Augen-Make-up oder die Haare, ist man meistens auf der sicheren Seite.

> *„Ich weiß, dass sie sich schlecht fühlt … Wissen Sie, wenn wir im Bett liegen, hab ich meine Hand auf ihrem Bein und keinesfalls in der Nähe ihres Bauches. Ich habe mich daran gewöhnt."*
> *„Es war so niederschmetternd, wenn eine Bemerkung zu ihrer Kleidung wieder mit missbilligenden Kommentaren abgetan wurde. Als ich ihr erklärte, wie traurig es mich mache, dass sie so über sich selbst denkt, hat sie gar nichts mehr gesagt. Ich glaube, das hat ihr geholfen, weil dadurch ihr negatives Selbstbild in ihrem Kopf nicht weiter verstärkt wurde."*

### Sozialleben

Ihr Sozialleben ist möglicherweise durch die Krankheit sehr beeinträchtigt, und Sie sind als Paar sehr isoliert.

*„Ich treffe eine Freundin, die sie sehr mag, in einer Pizzeria. Dort gibt es sehr große Pizzen und daher kommt sie nicht mit. Auch wenn sie etwas anderes bestellen würde, wäre es zu stressig für sie, und sie könnte es nicht genießen."*
*„Wir werden es versuchen und vielleicht nur auf einen Drink gehen."*
*„Ich habe immer nach Ausreden gesucht und erklärt, warum sie nicht mitkommen konnte. Meine Freunde haben uns als Paar seit Jahren nicht gesehen. Sie müssen geglaubt haben, dass etwas nicht stimmt, aber niemand hat jemals etwas gesagt."*
*„Wir fahren nur einmal im Jahr auf Urlaub. Und wenn wir fahren, ist es stressig, und ein- oder zweimal in der Vergangenheit sind wir sogar einen oder zwei Tage früher nach Hause gekommen, weil es ihr zu viel war."*
*„Sie will unbedingt essen, und wir haben Wege gefunden. Sie schaut im Reiseführer nach. Wenn wir z.B. nach Spanien fahren, essen wir fast immer Tapas, weil es immer kleine Portionen sind, und wir essen, wann sie will. Für mich ist das völlig in Ordnung."*

## Die Beziehung beenden

Sie können sich dafür entscheiden, die Beziehung zu beenden – es ist aber nicht hilfreich, mit einer Trennung als Ultimatum zu drohen, um eine Änderung zu erzwingen. In manchen Fällen kann eine Trennung das Beste für beide Seiten sein, aber sie muss gut überlegt sein. Berücksichtigen Sie, dass die aktuellen Schwierigkeiten und Persönlichkeitsveränderungen durch die Essstörung bedingt sind.

*„Eltern lieben ihre Kinder bedingungslos. Versteh' mich nicht falsch, wir sind noch immer zusammen und allein das zeigt, wie stark die Verbindung zwischen uns ist. Aber du weißt, dass die Liebe zum Partner oder zur Partnerin wahrscheinlich nicht bedingungslos ist und sich abnutzen kann."*

## Den Heilungsprozess unterstützen

Wenn Sie mit einem Menschen zusammen sind, der an einer Essstörung leidet, brauchen Sie viel emotionale Intelligenz, Resilienz und Geduld, damit Sie die Beziehung aufrechterhalten können. Das bedeutet vor allem, Ihre eigenen Gefühle anzuerkennen und mit ihnen fertig zu werden. Vergessen Sie nicht – das Gehirn der Betroffenen ist im Hungermodus und Emotionen können sich innerhalb kurzer Zeit ändern. Betroffene wechseln von der kalten Eiskönigin ohne einen Funken Emotion im Gesicht zu extremer Reizbarkeit und Wutausbrüchen. Einige Familienmitglieder nehmen als Teil ihrer Unterstützung die Rolle eines „emotionalen Geigerzählers" ein und erkennen rasch, wenn es bei der betroffenen Person zu einer Gefühlsänderung kommt. Sich dieser Signale bewusst zu sein, kann helfen zu erkennen, welche Art von Unterstützung gerade gebraucht wird. Sehen Sie sich den APT-Ansatz an und planen Sie, wie Sie schwierige Situationen oder Themen angehen können. Sprechen Sie das Problem zwischen zwei unterstützenden Aussagen an (wie bei einem Sandwich), das kann beruhigend wirken und es kann helfen, dass Ihnen die betroffene Person besser zuhört.

> *„Unsere Beziehung ist sehr wichtig für mich. Mir ist aufgefallen, dass du in letzter Zeit reizbarer geworden bist. Ich würde gern mehr darüber erfahren. Wir können dann gemeinsam schauen, was wir tun können, dass es dir besser geht. Ist jetzt ein guter Zeitpunkt, darüber zu sprechen? Oder magst du einen anderen Zeitpunkt vorschlagen?"*

Im Heilungsprozess müssen die Bedürfnisse beider PartnerInnen beachtet werden. Das ist wichtig für die Partnerschaft und auch für die Entstehung und Weiterentwicklung von Verantwortung und Unabhängigkeit, wenn die Essstörung aufgegeben werden konnte. Denn der Partner bzw. die Partnerin kann sehr leicht – unabsichtlich – in eine Art Elternrolle bzw. in einen Känguru-Stil verfallen. Das zerstört die Beziehung, da sie nicht mehr aus gleichwertigen Menschen besteht. Eine Person stellt z. B. die abhängige Patientin und die andere den überbehütenden Therapeuten/die Elternfigur dar. Das verhindert die Weiterentwicklung der Beziehung und unterbricht den natürlichen Entwicklungsprozess, bei dem jede Person die Verantwortung für die Beziehung übernimmt. Diese Verantwortung betrifft auch umfassendere Rollen, wie die Kindererziehung, Freundschaften und die Gesellschaft. Die motivierende Gesprächsführung und der Kommunikationsstil eines Delfins sowie das Anbieten von mehreren Alternativen ermöglichen es, dass Sie gemeinsam als Gleichberechtigte an der Beziehung arbeiten.

Vorschläge können auf unterschiedliche Weise gemacht werden:

- *„Wie kann ich dir helfen? Ich kann x oder y machen* (zwei Optionen sind besser als eine). *Was meinst du? Oder hast du andere Vorschläge?“*
- *„Schauen wir uns die Pros und Kontras gemeinsam an, oft weißt du es besser als ich. Ich kann von dir lernen und du von mir.“*
- *„Gemeinsam, als Team, sind wir immer besser als jeder für sich.“*
- *„Wir können jetzt darüber sprechen oder später, wenn wir essen, spazieren gehen oder nach dem Fernsehen, bevor wir ins Bett gehen. Was meinst du? Wie hättest du es denn gern?“*

Es ist entscheidend, genau zu planen. Die Standardsituation ist, dass die Essstörung wie gewohnt den Ton angibt, daher ist es hilfreich, Hindernisse vorherzusehen und praktische Lösungsvorschläge mehrfach zu visualisieren und auszusprechen.

*„Besprechen wir den Essensplan für den heutigen Tag gleich in der Früh. Wie kann ich helfen? Fallen dir irgendwelche Schwierigkeiten ein, die auftreten könnten? Versuchen wir es und überlegen wir, welche Hindernisse es geben könnte und wie wir diese lösen können, um die Gewohnheiten der Essstörung zu durchbrechen.“*

Es ist im Genesungsprozess entscheidend, regelmäßig darüber zu sprechen und zu reflektieren.

*„Nehmen wir uns Zeit, besprechen und überlegen wir gemeinsam, wie es gelaufen ist und ob wir etwas verändern müssen. Wir können auch telefonieren oder schreiben, aber wir müssen auch das Gesamtbild im Auge behalten. Pass auf, dass die Essstörung nicht wieder zurückkommt.“*

## Die Falle der Rückversicherung und Anpassung

Angehörige versuchen oft, Stress von den Betroffenen fernzuhalten oder zu verringern, indem sie zulassen, dass essstörungsspezifisches Verhalten die Beziehung dominiert. Das kann ganz automatisch passieren, sodass Sie zuerst gar nicht realisieren, was Sie tun. Möglicherweise möchten Sie die betroffene Person vor den negativen Auswirkungen und Konsequenzen schützen und versuchen, diese zu beseitigen. Der technische Begriff dafür ist „Anpassung". Manche PartnerInnen geraten in diese Falle und geben viel Rückversicherung. In einer Paarbeziehung fällt man leichter in ein derartiges Verhaltensmuster als in der Elternrolle, weil die Erwartungen andere sind. Auch für Alleinerziehende kann es schwieriger sein, einen Schritt zur Seite zu treten und darüber nachzudenken, was gerade passiert. Folgende Szenen können vorkommen:

Sich an die Angst der Betroffenen anpassen:

> *„Speck anbraten stresst sie ... Wenn ich das mache, öffne ich alle Fenster und Türen. Wir essen Speck nicht oft."*

Ständige Suche nach Rückversicherung:

> *„Hast du Butter oder Öl zur Zubereitung verwendet?"*

Wenn Sie merken, dass sich solch ein Muster entwickelt, greifen Sie auf den APT-Ansatz zurück. Zuerst schreiben Sie auf, was, wann und wie passiert (AUFMERKSAMKEIT). Gibt es Momente, in denen Sie sich manipuliert, erpresst oder tyrannisiert fühlen?

Ein Tagebuch zu führen, ermöglicht es Ihnen vielleicht, über diese Muster in Ruhe nachzudenken, abseits jeglicher aufgeheizten Stimmung. Schriftliche Aufzeichnungen ermöglichen Ihnen beiden, Distanz und einen Überblick zu bekommen und eine neue Perspektive einzunehmen. Wenn Sie in einem Teufelskreis feststecken, legen Sie zuerst ein Ziel fest, das Ihnen am wichtigsten erscheint. Es benötigt viel Arbeit, etwas zu verändern. Die nötigen Schritte dazu müssen diskutiert, erklärt und geplant werden (PLANEN).

Planen Sie Zeit dafür ein, um dies mit Ihrem Partner oder Ihrer Partnerin zu besprechen. Es wird für Sie beide schwierig sein. Gestalten Sie daher das Umfeld so, dass es bequem, ruhig und so sicher wie möglich ist. Sie können sich auf wissenschaftliche Erkenntnisse beziehen und erklären, wie schädlich es langfristig ist, wenn man sich an das Verhalten der Essstörung anpasst oder „dem Tyrannen/Biest der Essstörung nachgibt“. Das sollte in einem freundlichen, sanften, aber bestimmten Tonfall erfolgen. Es soll ein Verständnis dafür entstehen, dass das essstörungsspezifische Verhalten identifiziert und der Tyrann der Essstörung von der Person getrennt werden soll. Manche Menschen finden dabei Metaphern hilfreich, wie z. B., dass man mit dem gesunden Teil spricht – oder mit dem Essstörungsbiest, -teil, mit der Essstörungsstimme, -denkweise, -gewohnheit, der Tyrannin. TESTEN Sie eine Veränderung, reflektieren Sie darüber und lernen Sie daraus. Sie können bei der betroffenen Person auf Widerstand stoßen, wenn Sie beginnen, diese Punkte anzusprechen; seien Sie darauf gefasst.

Möglicherweise müssen Sie auch akzeptieren, dass Sie manches zu schnell angegangen sind. Manchmal ist es schwierig, das Ausmaß der Angst, die mit einer Veränderung verbunden ist, zu beurteilen, weil die Betroffenen nicht zeigen, dass sie Angst haben.

*Vergessen Sie nicht* – indem Sie Schuld auf sich nehmen, zeigen Sie, dass Sie sich nicht davor fürchten, Fehler zu machen. Das kann ein hilfreicher Weg sein, um der betroffenen Person aus dem lähmenden Kreislauf aus Selbstvorwürfen und Kritik heraus zu helfen, der die Essstörung fördert.

## Die Geschwisterbeziehung

Da Essstörungen im Jugendalter beginnen, leben die Betroffenen häufig noch mit ihren Geschwistern zusammen. Die Rolle der Geschwister unterscheidet sich in Bezug auf die Auswirkungen der Essstörung von jener der Eltern. Sie tragen keine Verantwortung, spüren aber die Auswirkungen der Krankheit auf das Familiengefüge. Geschwister können sich ausgeschlossen fühlen und nicht genug Aufmerksamkeit bekommen, weil sich Eltern in der akuten Phase der Erkrankung sehr um die Betroffenen sorgen und sich darauf konzentrieren, diese zu unterstützen. Eine Geschwisterbeziehung kann über die gemeinsame Zeit in der Familie hinaus andauern, und so ist es sehr wichtig, diese Bindung zu

stärken und sie nicht zu vernachlässigen. Geschwister stellen eine einzigartige Ressource dar, weil sie die betroffene Person vor der Essstörung gekannt haben und Teil der Peergroup sind. Das kann eine gute Ausgangslage sein, die zwischenmenschlichen Beziehungen wiederherzustellen. Abhängig vom Alter der Geschwister können Eltern ihre Kinder entsprechend über die Erkrankung informieren und ihnen helfen, die Krankheit zu verstehen. Manchmal kann es für Geschwister hilfreich sein, ihre Sorgen und Ängste mit Expertinnen und Experten zu besprechen und Tipps zu bekommen, wie sie die Betroffenen am besten unterstützen. Je nachdem wie alt sie sind, können Geschwister auch Teil der Familiengespräche sein, wenn die von der Essstörung verursachten Probleme (z.B. Zugang zum einzigen Badezimmer im Haus) offen diskutiert werden. Wenn junge Menschen die Gelegenheit bekommen, können sie oft sehr praktische Vorschläge machen.
Probleme mit sozialen Beziehungen können schon vor der Essstörung vorhanden sein und/oder durch die Essstörung verstärkt werden und für die Betroffenen und für ihre Freunde bzw. Freundinnen Probleme verursachen. Die Betroffenen vergleichen sich oft mit anderen Menschen und so auch mit den Geschwistern. In der akuten Phase der Erkrankung zeigt sich dieser Wettkampf durch weniger Essen und mehr Sport.

## Vergleich und Wettkampf

Menschen mit Essstörungen neigen automatisch dazu, sich mit anderen in einer negativen Art und Weise zu vergleichen. Ihr Selbstbewusstsein, ihre Selbstakzeptanz und Selbstsicherheit – z.B. der Gedanke „Ich bin gut genug" – sind schwach ausgeprägt. Stattdessen neigen sie dazu, von der Meinung, dem Respekt und der Liebe anderer Menschen abhängig zu sein. Sie suchen in ihrer Umgebung nach Anzeichen, die bestätigen, was sie ohnehin bereits annehmen: „Du bist nicht gut genug." Gegenüber Kritik sind sie übersensibel, für Lob und Akzeptanz hingegen unempfänglich. Je mehr sie in die Essstörung hineinrutschen, umso stärker zeigt sich diese Tendenz. Das kann bedeuten, dass die Betroffenen genau mitverfolgen, was die anderen essen und wie viel Sport sie treiben. Alle natürlichen psychischen und körperlichen Mechanismen, die die Betroffenen zum Essen bringen wollen, werden auf andere übertragen, indem

Essen für andere zubereitet wird oder andere zum Essen gedrängt werden. Betroffene können sehr zornig werden, wenn die anderen das verweigern und nicht essen wollen.

*Julia und Martina erzählten, wie ihre Schwester von der Schule nach Hause kam, Berge von Snacks in der Küche herumliegen ließ und wollte, dass sie diese essen.*

*Paulina war sich nicht sicher, wie sie auf das Verhalten ihrer großen Schwester reagieren sollte, wenn diese ihr Geld gab, um am Schulbuffet eine Jause zu kaufen. „Ja, wenn sie mir Geld geben will, warum nicht?“*

*Susanne war über die Auseinandersetzungen bei den Mahlzeiten frustriert, als sie eine Art Grippe hatte und nicht essen wollte, weil sie keinen Appetit hatte und ihr Geschmackssinn beeinträchtigt war.*

*Andrea schämte sich für das Kleid ihrer Schwester in der Schule. „Es ist, als würde sie ihr Dünnsein zur Schau stellen – ekelhaft.“*

## Geschwister in der Elternrolle

Jüngere Geschwister können die Betroffenen in Bezug auf emotionale Intelligenz und Reife überholen. Das heißt, sie können eine Art Elternrolle einnehmen. Obwohl das manchmal hilfreich sein kann (z. B. beim Führen eines Tagebuches), kann es auch Nachteile haben, weil eine gesunde Geschwisterbeziehung verhindert wird. Es kann auch dazu führen, dass das Geschwisterkind versucht, sich um den Rest der Familie zu kümmern.

*„Im Grunde habe ich mich um die ganze Familie gekümmert. Ich habe gesehen, wie meine Familie in Stücke zerfällt, und geglaubt, dass ich nun die Verantwortung hätte, sie wieder zu kitten. Ich hatte nicht die Verantwortung, meine Eltern haben sich um die Gesundheit meiner Schwester gekümmert, aber ich hatte das Gefühl, die Verantwortung für die Familie als Ganzes übernehmen zu müssen.“*

## Schuld, Angst und Scham

Schuld und Scham sind häufige Gefühle, die bei den Betroffenen und anderen Familienmitgliedern vorkommen.

> *„Meine eigenen Emotionen waren von der Essstörung betroffen. Ich habe mich schuldig gefühlt, nicht nur, weil manchmal die Wutausbrüche gegen mich gerichtet waren, sondern weil ich manchmal das Gefühl hatte, daran schuld zu sein, dass die Familie auseinanderbricht – oder zumindest, weil es mir nicht gelungen ist, es zu verhindern."*
>
> *„Ich hatte auch Angst, so wie meine Schwester zu werden. Das hat sich so gezeigt, dass ich den Druck hatte, immer das genaue Gegenteil meiner Schwester zu sein – die Glückliche, Positive, Gesunde und Starke. Dabei habe ich – aus genetisch oder umweltbedingten Gründen – eigentlich dieselbe Veranlagung für manche Eigenschaften. So habe ich immer mit der Identität/Rolle, die mir die anderen gegeben haben, und meinen eigenen Gedanken, Gefühlen und entsprechenden Bedürfnissen gekämpft."*

## Vernachlässigung oder die Auswirkungen der negativen Stimmung auf die gesunden Geschwister

Da den Betroffenen mehr Zeit und Aufmerksamkeit geschenkt wird, werden deren Geschwister vernachlässigt. Sie sind außerdem einer sehr negativen Stimmung ausgesetzt. Manchmal kann das dazu führen, dass bei den anderen Geschwistern ebenfalls emotionale Probleme entstehen. Andere ziehen früh von zu Hause aus.

> *„Ich war nicht unbedingt eifersüchtig auf die Aufmerksamkeit, die meine Schwester bekommen hat, aber ich spürte die Auswirkungen. Meine Eltern, die durch die Sorgen und Kämpfe mit ihr erschöpft und frustriert waren, waren bei mir viel gereizter und schneller aufgebracht als sonst. In diesem Sinne war es nicht so, dass ich weniger Aufmerksamkeit bekam. Ich erhielt aber mehr negative Aufmerksamkeit von ihnen."*

## Der Abbruch der Geschwisterbeziehung

Alle angesprochenen Faktoren tragen dazu bei, dass die Geschwisterbeziehung zerbrechen kann. Nachfolgend ein Beispiel:

> *„Das Erste, worauf sich die Anorexie meiner Schwester auswirkte, war die Beziehung zwischen uns. Wir standen uns nie wirklich nahe, aber als sie sich in ihre Essstörungswelt zurückzog, war unsere Beziehung nicht mehr vorhanden. Im Jahr nach der Diagnose und in den Monaten davor führten wir glaub ich nur ein einziges Gespräch. Wir stritten uns nicht (obwohl wir vor der Krankheit sehr oft gestritten hatten), es herrschte nur eine komplette Stille und emotionale Distanz. Das Vermeiden kam von beiden Seiten. Ich war zu jung, um zu verstehen, was da wirklich passierte, und das machte mir große Angst. Ich hätte nicht gewusst, was ich sagen soll, auch wenn ich den Mut dazu gehabt hätte."*

Manchmal sind die Art der Persönlichkeit und die damit verbundenen Werte der Geschwister zu unterschiedlich, sodass es unmöglich ist, dass sich eine enge Freundschaft entwickelt. Auch zu hohe Erwartungen an die Geschwister können zu Problemen führen. Familienmitglieder sollten einen Schritt zur Seite machen und das Gesamtbild sehen – möglicherweise ist eine Beziehung zu einem anderen Zeitpunkt im Leben möglich. Es kann auch sein, dass Ihre Bedürfnisse nach Intimität und Wärme von anderen Menschen befriedigt werden müssen.

## Wie Geschwister den Heilungsprozess unterstützen können

Für manche Geschwister kann es hilfreich sein, die Techniken der motivierenden Gesprächsführung mit den Fertigkeiten des aktiven Zuhörens anzuwenden. Beachten Sie dabei: „Weniger ist mehr".

> - *„Ich glaube, es regt dich nur auf, wenn wir besprechen, was es heute zum Abendessen gibt. Möchtest du stattdessen lieber den Film zu Ende sehen, den wir letztens begonnen haben?"*

- *„Es muss wirklich furchtbar für dich sein, all diese Gedanken zu haben.“*
- *„Wollen wir weiter gemeinsam an den Weihnachtskarten basteln? Ich habe das Gefühl, dass du Angst bekommst. Wir werden uns dann beide besser fühlen, glaube ich.“*
- *„Ich möchte gern einen Termin mit dir ausmachen, an dem wir gemeinsam über meine Reisepläne sprechen können – du bist großartig im Organisieren. Können wir das nächsten Sonntag machen?“*

Aufgrund des Wesens einer Geschwisterbeziehung kann sich der Fokus der Interaktionen und Gespräche inhaltlich auf altersentsprechende Themen beziehen, wie Musik, Fernsehen, Filme, Schwierigkeiten in Beziehungen usw. Das ist eine wichtige Rolle, da Geschwister dazu beitragen können, soziale Beziehungen außerhalb der Essstörung herzustellen. Außerdem signalisieren sie, dass es schwierige Herausforderungen geben kann und Fehler passieren können, man sich ihnen aber stellen und sie bewältigen kann.

**ZUM NACHDENKEN**

1. Die Essstörung kann einen enormen Wettkampf und sogar Streit unter Geschwistern hervorrufen. Es ist wichtig, im Kopf zu behalten, dass dies von der Krankheit herrührt, und der Schaden, den sie anrichtet, auf die beeinträchtigten Gehirnfunktionen zurückzuführen ist. Das ist nicht die ‚echte‘ Person, sondern ein durch die Essstörung verhungertes, einsames Gehirn, das sich sehr leicht bedroht fühlt. Dieses Muster wird im Zuge des Heilungsprozesses abklingen.
2. Es ist ein zentrales Ziel, die Beziehung zwischen Geschwistern wiederherzustellen und zu kitten. Es kann in diesem Prozess hilfreich sein, die Geschwister altersentsprechend und entwicklungsgemäß über die Krankheit zu informieren und mit Fertigkeiten auszustatten.
3. Es ist wichtig, die Bedürfnisse von Geschwistern nicht außer Acht zu lassen. Jeder, der am Heilungsprozess beteiligt ist, muss auch auf sich achten und mitfühlend zu sich selbst und mit anderen sein. Es ist äußerst wichtig, sich für schöne Aktivitäten Zeit zu nehmen.

4. Geschwister können eine wunderbare Ressource darstellen, vor allem, um Isolation und den Abbruch von sozialen Beziehungen zu verhindern.
5. Geschwister teilen einen bestimmten Lebensabschnitt miteinander; Beziehungsabbrüche wiederherzustellen ist von besonderer Wichtigkeit und stellt eine Ressource dar.

## Beziehung zu Freundinnen und Freunden

Freunde und Freundinnen können unsicher sein, wie sie mit den Betroffenen umgehen sollen, weil diese bei gemeinsamen Aktivitäten nicht mehr mitmachen, ihre Denkweise verzerrt und unlogisch ist und sie ihren Sinn für Humor und Spaß verloren haben. Freundinnen und Freunde können auch Angst haben, etwas Falsches zu sagen, und distanzieren sich in der Folge. Zusätzlich finden soziale Interaktionen oft bei den Mahlzeiten statt (z. B. zum Abendessen ausgehen oder sich zum Mittagessen treffen), was die Betroffenen abschreckt. Sie isolieren sich und verlieren dadurch nicht nur Unterstützung, sondern auch das soziale Umfeld, das mit ihnen Neues ausprobiert. Das kann zu einer immer stärkeren Selbstabwertung führen. Die verzerrte Gedankenwelt der Essstörung nimmt mehr und mehr Platz ein. Solche Muster lassen sich schwer durchbrechen.

Es kann Freundinnen und Freunden helfen, die betroffene Person zu unterstützen, sie besser zu verstehen und die Beziehung zu verbessern, wenn sie relevante Informationen über die Erkrankung und über essstörungsspezifisches Denken und Verhalten erhalten. Wenn Langzeitfreundschaften diese Krise überlebt haben, gehen Beziehungen oft gestärkt hervor. Es schweißt zusammen, so ein schwieriges Projekt wie eine Essstörung gemeinsam zu bekämpfen.

Freundinnen und Freunde können eine unschätzbare Ressource darstellen, indem sie den Betroffenen helfen, allmählich wieder zu verstehen, was ein Leben ohne Essstörung bedeutet. Zum Beispiel können sie mit kurzen gemeinsamen Aktivitäten beginnen, wie gemeinsam fernzusehen, ein Puzzle zu machen, Karten zu spielen, um dann allmählich wieder Zeit miteinander zu verbringen und den Betroffenen zu helfen, andere soziale Bindungen wiederaufzubauen.

## Das Wohlbefinden aller Angehörigen fördern

Der erste Schritt, das Wohlbefinden von Angehörigen zu fördern, besteht im Bewusstsein und in der Anerkennung der Auswirkungen, die eine Essstörung auf die Familie haben kann. Achten Sie dabei auf folgende Symptome innerhalb der Familie:

- Körperliche Auswirkungen: schmerzhafte Muskelverspannungen, Kopfschmerzen, Schwitzen; kalte, klamme Hände; Herzrasen, trockener Mund, Übelkeit, Anfälligkeit für Infektionen
- Psychische Auswirkungen: Konzentrationsschwierigkeiten, Zerstreutheit, Verlust von Humor
- Emotionale Auswirkungen: Depression, Nervosität, Angst, Unruhe, geringes Selbstbewusstsein, Gefühle von Scham und Versagen
- Ungesunde Verhaltensänderungen: Schlaflosigkeit, Wutausbrüche, veränderte Rauch- und Trinkgewohnheiten, Isolation

Wenn Sie sich Ihrer Stressreaktionen bewusst geworden sind (AUFMERKSAMKEIT), sprechen Sie darüber und machen Sie PLÄNE, wie Sie diese beseitigen können. (Erinnern Sie sich an den APT-Ansatz in der Einleitung.) Überlegen Sie, wie sich diese Reaktionen auf andere zu Hause auswirken, und besprechen Sie, was helfen könnte. Finden Sie regelmäßig Zeit, z.B. um eine Pause zu machen, besuchen Sie einen Kurs – für Kunst, kreatives Schreiben, Chorsingen usw. – oder schließen Sie sich einer anderen Gruppe an. Jemand anderer soll sich in der Zwischenzeit um die betroffene Person kümmern. Überprüfen Sie regelmäßig Ihre Situation. Alleinstehende Elternteile, ein Partner, eine Partnerin oder Geschwister, die sich allein um die Betroffenen kümmern und auf denen während der Erkrankung die volle Verantwortung zu Hause lastet, vor allem, wenn sie auf dem Land wohnen, können von einem Burn-out betroffen sein. Es erscheint unmöglich, mal eine Pause zu haben. Können Sie vielleicht Ihren Partner, Ihre Partnerin, enge Bekanntschaften oder Freundinnen und Freunde um Hilfe bitten? Oder kontaktieren Sie eine Beratungshotline, z.B. die Essstörungshotline, oder eine Selbsthilfegruppe. Bei Stress und Isolation kann es hilfreich sein, mit anderen Angehörigen, die Erfahrung mit Essstörungen haben, oder mit Expertinnen und Experten aus dem Essstörungsbereich zu sprechen und gemeinsam zu überlegen, wie es weitergehen kann.

**ZUM NACHDENKEN**

Zentrale Ziele in der Behandlung sind die Förderung von sozialen Kontakten und die Stärkung von Vertrauen und Sicherheit in Beziehungen. Familienmitglieder können dabei eine wichtige Rolle spielen. Der erste Schritt ist der Wiederaufbau von familiären Beziehungen, bevor Kontakte zu anderen wieder entstehen können.

## Anmerkungen

1 Untersuchungen haben gezeigt, dass Menschen mit Essstörungen bei Computerspielen ein wesentlich geringeres Ausmaß von Wut und Frustration zeigen. Auch wenn sie lustige Filme oder lachende Babys sehen, gelingt es ihnen nicht, den Ausdruck von Fröhlichkeit und Freude zu spiegeln und sich daran zu beteiligen. Auch wenn sie einen traurigen Film sehen, bleibt nicht nur ihr Gesichtsausdruck leer, sie sehen auch öfter weg. Das ausdruckslose Pokerface vermittelt den Eindruck, dass die Betroffenen distanziert sind und kein Interesse haben. Das äußerliche Fehlen von Emotionen steht im Gegensatz zu den intensiven inneren Gefühlen (oft Hoffnungslosigkeit).

2 Vielleicht möchten Sie Arbeiten von Robert Dunbar lesen, der eine Hypothese zu Gehirn und sozialen Beziehungen entwickelt hat. Sein Konzept besagt im Wesentlichen, dass die Art der sozialen Beziehungen mit der Größe des Gehirns zusammenhängt. Zum Beispiel haben Vögel mit festen Paarbeziehungen ein größeres Hirnvolumen als solche, die jede Saison neue Partner suchen.

# 11 Emotionale Intelligenz und Problemlösekompetenz vorleben

Für Menschen, die an einer Essstörung leiden, ist es häufig schwierig, mit Emotionen umzugehen und diese zu regulieren. Sie vermeiden es, Emotionen zuzulassen, über Gefühle nachzudenken und schmerzhafte Emotionen anzuerkennen. Sie verhalten sich manchmal so, als sei es nicht in Ordnung, Emotionen – wie Schmerz, Ärger und Kummer – zu zeigen oder darüber zu sprechen. Sie sind möglicherweise nicht in der Lage, angemessene verbale Reaktionen und angemessenes Verhalten zu zeigen. Mit anderen Worten, sie haben die *Kunst der Vermeidung* perfektioniert. In anderen, möglicherweise unpassenden Momenten bringen sie ihre Gefühle wiederum sehr intensiv und extrem zum Ausdruck.

Alle Ereignisse von der Empfängnis bis zur Geburt und im weiteren Leben haben einen Einfluss auf dieses Emotionsregulationssystem. Stressige und traumatische Erlebnisse in der Schwangerschaft oder im Laufe der Entwicklung können sich negativ auswirken. Dadurch wird man für emotionalen Stress anfälliger als andere Menschen. Schwierige Lebensereignisse und andauernde Belastungen können Familien überfordern und ihre Fähigkeiten, mit Emotionen umzugehen, beeinträchtigen. Das kann später zu einer Essstörung und zu unreifen Emotionsregulationsstrategien führen. Für Familienmitglieder und nahestehende Personen kann das schwierig und verwirrend sein.

Emotionen machen uns menschlich und begleiten uns auf unserem Lebensweg. Emotionale Intelligenz zu erlangen ist ein zentraler Bestandteil der Entwicklung. Wir sind bereits in vorherigen Kapiteln darauf eingegangen, wie dieser Entwicklungsprozess durch eine Essstörung beeinträchtig werden kann und welche Schwierigkeiten der Hungerzustand mit sich bringt (siehe Kapitel 2 „Gemeinsam die Krankheit verstehen – Fakten über Essstörungen").

Daher ist ein Kernaspekt der Behandlung, den Umgang mit Emotionen zu erlernen – oder vielleicht auch wiederzuerlangen. In Kapitel 8 („Kommunikation") wird beschrieben, wie Angehörige – die sich vielleicht in den Metaphern des Kängurus, des Straußes oder des Nashorns wiederfinden – den Betroffenen günstige Emotionsverarbeitung vorleben können. Angehörige können vielleicht erkennen, dass auch sie selbst bestimmte Reaktionen oder Verhaltensweisen ändern oder adaptieren müssen. Durch das Vorleben der eigenen Verhaltensänderung kann die betroffene Person den geeigneten Umgang mit Emotionen erlernen – oder auch wiedererlangen.

Betroffene benötigen Hilfe beim Umgang mit Schwierigkeiten und Konsequenzen, die beim Ausdrücken von negativen Emotionen auftreten können. Häufig versuchen sie, es immer allen recht zu machen. Das führt dazu, dass sie das Gefühl haben, keine Kontrolle über ihr eigenes Leben zu besitzen. Betroffene trauen sich oft nicht, ehrlich zu sein, wodurch sich Schmerz und Wut aufstauen. Sie fühlen sich dann hilflos, da die unausgesprochenen Gefühle in ihrem Inneren so intensiv und dominant sind. Negative Emotionen auszudrücken kann für die Betroffenen abstoßend und ein Gefühl von Kontrollverlust sein. Wenn diese schwierigen Gefühle ständig unterdrückt werden – anstatt sie zu besprechen, wenn sie auftauchen –, kann dies zu Gefühlsausbrüchen führen.

Das einzige Ventil für diese extremen Gefühle scheinen dann folgende Verhaltensweisen zu sein: Selbstbestrafung, Selbstverletzung, Hungern, Erbrechen, Abführmittel, übermäßig viel Sport usw. Körperliche Schmerzen sind leichter zu ertragen als emotionaler Schmerz. Wenn die absolute Selbstkontrolle nicht gelingt und eine Bulimie entsteht, fühlen sich die Betroffenen durch Gefühle wie Ekel und Scham weiter belastet. Sie können diese Gefühle meist nur schwer direkt ausdrücken.

Essstörungen erfüllen eine bestimmte Funktion: Sie helfen beispielsweise, starke Emotionen zu kontrollieren oder abzuschwächen. Durch das Hungern fühlen sich Emotionen häufig nicht mehr so intensiv an. An ihre Stelle tritt ein „Taubheitsgefühl“, wodurch negative Gefühle unterdrückt werden können. Indem die Nahrungsaufnahme eingeschränkt und Emotionen gedämpft werden, erreichen die Betroffenen eine gewisse Distanz zu dem Kummer, dem Schmerz und der Ungerechtigkeit in ihrem Leben – die beispielsweise durch eine Trennung, den Verlust eines geliebten Menschen, einen Umzug oder einen Schul- oder Jobwechsel ausgelöst werden und mit einem starken Verlustgefühl verbunden sein können.

Auch andere essstörungstypische Verhaltensweisen wie Essanfälle, Erbrechen und übermäßige sportliche Aktivität können dazu dienen, diese intensiven Gefühle zu dämpfen und sich von ihnen abzulenken. Manchmal beschreiben die Betroffenen sich selbst als „voll“. Dieses Völlegefühl spüren sie körperlich, in Wahrheit sind sie jedoch „voll“ mit Gefühlen und Emotionen. Manche Betroffene bewältigen dieses „Völlegefühl“, indem sie Abführmittel nehmen oder erbrechen. Andere schaffen es nicht, etwas zu essen – sie fühlen sich aufgebläht wie ein Ballon, vollgefüllt mit intensiven und schwierigen Gefühlen. Die Tendenz, Emotionen zu vermeiden, stellt sich automatisch ein, sodass Betroffene möglicherweise nicht einmal bemerken, dass sie gerade starke Emotionen haben. Sie nehmen auch nicht wahr, dass andere Menschen eventuell ihre nonverbalen emotionalen Reaktionen bemerken könnten (ein leichtes Erröten, eine Träne im Auge, ein Zögern beim Sprechen, eine Abwendung des Kopfes oder das Senken des Blickes).

TRY IT

**WAS KANN ICH TUN?**
**Wie man ein Coach für Emotionen wird**

Wenn Sie ein Emotions-Coach für die betroffene Person sein möchten, halten Sie sich an die folgenden grundlegenden fünf Schritte: **Wahrnehmen, Benennen, Validieren, Regulieren** und **Lernen**.

1. **Halten Sie Augen und Ohren offen**, um Zeichen von negativen Emotionen **wahrzunehmen**, z. B. leisere Stimme, Senken des Blickes nach unten, Erröten, Tränen in den Augen, Mikrobewegungen der Augen, der Nase oder des Mundes, die das Aufblitzen einer Emotion signalisieren, oder der Abbruch des Gesprächs. Das ist schwierig, wenn emotionale Gesichtsausdrücke unterdrückt werden.

   Zeigen Sie, dass Sie das wahrgenommen haben – *„Ich sehe, dass du aufgewühlt bist. Ich habe das bemerkt, als ich ... gesagt habe und du deine Augen gesenkt und den Kopf weggedreht hast. Ich sehe die Tränen in deinen Augen. Das zeigt mir, dass du entweder irgendwie aufgewühlt oder wütend bist. Kannst du versuchen, mir mehr darüber zu erzählen, was du gerade fühlst und denkst?“*

2. **Benennen** – *„Ich frage mich, ob du traurig/wütend/aufgewühlt bist, weil ...“*

   Ermutigen Sie die betroffene Person, Schwierigkeiten auszusprechen. Fühlt sie Schmerz, Ekel oder Wut? Bitten Sie die betroffene Person, Ihnen zu beschreiben, was sie gerade fühlt: *„Was denkst du* *gerade?", „Würde es dir helfen, ein bisschen darüber zu reden?"* oder *„Möchtest du ein bisschen darüber nachdenken?"*. Nehmen Sie sich die Zeit, zuzuhören, und versuchen Sie, den Kontext zu verstehen. Begleiten Sie die betroffene Person auf dem Weg, herauszufinden, was los ist. Für Betroffene ist das Besprechen von bestimmten Gefühlen oder Emotionen manchmal so fremd, dass sie zwar wissen, dass sie *etwas* fühlen (oft auch sehr intensiv), aber nicht beschreiben können, *was* sie fühlen.

Falls es zu schwierig ist, Gefühle oder Gedanken laut auszusprechen, dann ermutigen Sie die betroffene Person, die Gefühle aufzuschreiben oder durch eine Zeichnung oder anders künstlerisch auszudrücken ... Manchmal ist die Idee hilfreich, eine Person zu erfinden – und ihr einen Namen zu geben – und die Gefühle dieser fiktiven Person in Form einer Geschichte niederzuschreiben. Dies kann der betroffenen Person helfen, Abstand zu gewinnen, wodurch es ihr leichter fällt, Gefühle auszudrücken.

3. **Validieren** – mit Empathie: *„Es sieht für mich so aus, ...", „Ich liege vielleicht falsch, aber du wirkst auf mich ...", „Du scheinst wütend/traurig/verletzt zu sein ...", „Wenn Menschen so einen Gesichtsausdruck zeigen, dann fühlen sie sich oft ...", „Ich kann verstehen, warum du traurig bist. Du hast dich wirklich darauf gefreut, die Station zu verlassen. Ich kann sehen, dass du enttäuscht bist. Ich würde mich genauso fühlen."*

   Das kann zu einem Gespräch führen, die betroffene Person erkennt vielleicht, was sie braucht, dass sie sich von anderen zurückgewiesen fühlt oder wie es ihr mit dem aktuellen Konflikt geht. Das Ziel des Gespräches ist es, auf Schwierigkeiten zuzugehen, anstatt sie zu vermeiden – was sie für gewöhnlich machen. Durch das Erzählen von persönlichen Erlebnissen, insbesondere Schwierigkeiten, wird die Fähigkeit gestärkt, Emotionen zu erkennen und zu bewältigen. Betroffene sehen dann eher das Gesamtbild und können besser einordnen, ob ihre Emotionen ihnen etwas Wichtiges mitteilen wollen oder ob sie vielleicht überempfindlich sind und überreagieren.

   Hören Sie bei der Äußerung von schmerzvollen Gedanken aufmerksam zu. Tun Sie diese nicht vorschnell ab und beschwichtigen Sie die betroffene Person nicht – es ist beschämend und erniedrigend, wenn die eigenen Gefühle und Ängste abgetan werden (z.B. *„Sei doch nicht dumm! Natürlich brauchst du keine Angst davor zu haben!"* oder *„Das ist doch lächerlich! Du solltest dir so etwas nicht zu Herzen nehmen!"*). Egal, wie sehr sich Ihre Sicht der Dinge von der Sicht der kranken Person unterscheidet, versuchen Sie, sich in ihre Lage zu versetzen. Versuchen Sie zu verstehen, was die betroffene Person sagt, und begreifen Sie die zugrunde liegende Botschaft, die die betroffene Person möglicherweise nicht direkt ansprechen kann: *„Du fühlst dich verletzt, weil ...", „Du fühlst dich wütend, weil ...", „Du bist wirklich aufgebracht wegen ... Hab' ich recht?"*.

4. **Regulieren** (Emotionen beruhigen und lenken) – Leben Sie gute Emotionsregulationsstrategien vor. Geben Sie positives Feedback, wenn emotionale Reaktionen von der betroffenen Person ausgedrückt werden. Dies stellt den Kern der Emotionsregulation dar. *„Ich bin wirklich beeindruckt, dass du in der Lage bist, mir von deinen quälenden Gefühlen zu erzählen. Toll, dass du den Mut hattest, mir zu erzählen, wie verletzt/wütend/traurig du dich fühlst."*

   Erlauben Sie der betroffenen Person, den emotionalen Schmerz zu fühlen. Haben Sie keine unrealistischen Erwartungen, indem Sie z.B. wollen, dass die betroffene Person die ganze Zeit fröhlich ist. (Niemand ist ständig fröhlich!) Es muss eine Balance zwischen positiven und negativen Emotionen geben, das gehört zum Menschsein dazu. Positive und negative Emotionen sind wie das Gaspedal und die Bremse eines Autos, die uns durch das Leben führen und uns zu dem machen, was wir sind. *„Lass mich dich umarmen. Und dann lass uns gemeinsam etwas Lustiges unternehmen."*

   Identifizieren Sie sich nicht zu sehr mit den Gefühlen der betroffenen Person, oder lassen Sie sich nicht von Ihrer eigenen Reaktion überwältigen – die Traurigkeit oder der Triumph der betroffenen Person ist nicht Ihre Traurigkeit oder Ihr Triumph. *Treten Sie einen Schritt zurück und bleiben Sie in der Angehörigen-Rolle, in der sie unterstützen und helfen können, wenn Sie gebraucht werden. Manchmal sind nicht einmal Worte notwendig – Sie können Ihre Unterstützung und den Wunsch zu helfen ganz einfach z.B. durch eine Umarmung oder ein Schulterklopfen zeigen.*

Verhalten Sie sich erwachsen, auch wenn Sie negatives Feedback bekommen – nehmen Sie es an. Denken Sie daran, Sie sind ein Vorbild nach dem Motto „Jeder Fehler ist eine Chance!". Wenn Sie die Gefühle in einer Situation nicht verstehen (weil Sie die Ansicht der betroffenen Person über das, was zu dem Problem geführt hat, nicht teilen), könnten Sie z. B. sagen: *„Danke, dass du mir erklärt hast, wie du die Dinge siehst. Es tut mir leid, dass es für dich so ist und du gekränkt/wütend/traurig bist. Ich sehe die Dinge anders und ich würde gerne erklären, wie ich darüber denke …"* Es ist wichtig, auf die Emotionen der betroffenen Person nicht übermäßig zu reagieren. Lassen Sie sich also von Wut nicht einschüchtern, gehen Sie bei Kritik nicht gleich in die Verteidigungsposition, lassen Sie sich nicht durch eine Abgrenzung verletzen und fühlen Sie sich durch Desinteresse nicht zurückgewiesen. Versuchen Sie, ruhig zu reagieren. Gönnen Sie sich eine Pause, wenn nötig: *„Ich bin jetzt müde, lass uns später darüber reden."* Aber sorgen Sie dafür, dass Sie Zeit finden – sagen oder versprechen Sie nichts, was Sie nicht einhalten können.

5. **Lernen** – Was zeigt Ihnen die Emotion über Ihre Bedürfnisse?
   Eine emotionale Reaktion signalisiert ein unerfülltes Bedürfnis. Manchmal können diese Bedürfnisse durch Problemlösestrategien oder Handlungsstrategien adressiert werden. Doch manchmal ist es wichtig, Ziele umzuformulieren und diese unerfüllten Bedürfnisse achtsam zu akzeptieren.

## Sensibel mit Emotionen umgehen

Auch wenn es der betroffenen Person schwerfällt, ihre eigenen Emotionen zu benennen und zu definieren, erkennt sie wahrscheinlich die nonverbalen Emotionen anderer Menschen sehr gut – insbesondere bedrohliche Gefühle. Hüten Sie sich also vor „Notlügen", wie *„Nein, ich bin nicht sauer"* usw., wenn Sie es in Wirklichkeit doch sind. Wenn Sie Ihre eigenen emotionalen Reaktionen leugnen, dann leben Sie das Unterdrücken und Ignorieren von Emotionen vor.

Beispiel:
Während die betroffene Person mit ihrer Mutter spazieren geht, überholen sie einige alte Schulkameraden. Die betroffene Person sagt: *„Es muss dir peinlich sein, mit mir unterwegs zu sein, wenn wir andere Leute treffen und sie uns so anstarren."* Was wäre die beste Reaktion auf diese Aussage?

Eine **emotional unkluge Antwort** wäre: *„Nein, natürlich schäme ich mich nicht für dich. Du siehst hübsch aus."* Diese Antwort ist eine Notlüge, da die Mutter über den großen Gewichtsverlust sehr besorgt ist.

> Hier sind einige Beispiele von emotional intelligenten Antworten:
> *„Schämst du dich wegen deiner Krankheit, wenn du alte Freundinnen und Freunde triffst?"* (Es könnte sein, dass die betroffene Person ihre eigene emotionale Reaktion auf andere projiziert.)
> *„Ich schäme mich nicht, aber ich bin beunruhigt und besorgt, da du letzte Woche Gewicht verloren hast, nachdem du mir erzählt hast, du würdest zunehmen."*

## Schwierigkeiten in Beziehungen

Häufig gehen Menschen, die an einer Essstörung leiden, davon aus, dass die Welt und die Menschen logischen Regeln folgen, sich nach einer gewissen Ordnung verhalten usw. Im echten Leben gibt es jedoch immer wieder unerwartete und unerklärbare Ereignisse, die zu Spannungen führen und Gefühle auslösen, wie im Stich gelassen oder nicht verstanden zu werden. Das wiederum kann zu Beziehungsabbrüchen führen. In Konfliktsituationen die dahinterliegenden Gefühle und Gedanken gemeinsam zu besprechen, kann die Bindung stärken und auf lange Sicht zu einer engeren Beziehung führen.

### Gemeinsam Schwierigkeiten in Beziehungen meistern

Der APT-Ansatz kann verwendet werden, um emotionale Krisen in der Vergangenheit zu bearbeiten.

Vergangene Probleme **anzuerkennen** und Bedauern auszudrücken, sind wunderbare Gelegenheiten, Fähigkeiten vorzuleben, die für die Aufrechterhaltung künftiger Beziehungen erforderlich sind. Nachträgliche Einsicht kann Missverständnisse klären. Fehler sind Möglichkeiten, etwas zu lernen und klüger in die Zukunft zu schauen – deshalb ist jeder Fehler ein Schatz, der uns mit Erfahrungen ausstattet, wie wir Dinge in der Zukunft besser bewältigen können.

Die verurteilende Denkweise „Wenn doch nur!" ist schädlich, während eine mitfühlende Denkweise hilfreich ist.

Wenn die betroffene Person sehr jung ist, können belastende Erlebnisse oft schwer verarbeitet werden, da Kinder oftmals noch kein Gesamtbild sehen können. Die gemischten, komplexen Emotionen von älteren Betroffenen sind vielfach ähnlich schwer zu verstehen. Wenn Betroffene ausreichende Unterstützung und belastbare Angehörige haben, können vergangene schmerzhafte Erinnerungen anerkannt und besprochen werden – und in einem neuen Kontext gesehen werden.

**Das Positive schätzen**

In unserer Arbeit mit Familien haben wir bemerkt, dass ein Brief zum Thema *„Was du mir bedeutest"* eine neue, positive Grundlage für eine Beziehung herstellen kann. Die betroffene Person zweifelt vielleicht daran, dass sie geliebt wird, da ihr Selbstwertgefühl noch nicht gut entwickelt ist oder durch die Erkrankung negativ beeinflusst wurde – Briefe können helfen, dieses aufzubauen.

**Das Planen** dieser Gespräche ist wirklich wichtig. Das Aufschreiben von Notizen oder das Schreiben eines Briefes kann Ihnen helfen, das Gesamtbild zu sehen. Hier ist ein Brief, der von Rosmarie geschrieben wurde und Ihnen möglicherweise ein paar Anregungen gibt:

*Liebe Jana,*
*ich habe über unser gemeinsames Leben und meine Rolle als Mutter nachgedacht. Unsere Beziehung hat nicht so gut begonnen, wie ich es mir gewünscht hätte.*
*Wie du weißt, wurde bei meinem Vater ein Gehirntumor diagnostiziert, als ich mit dir schwanger war, und er starb, als du sechs Monate alt warst. Durch meine Trauer konnte ich vielleicht auf deine Bedürfnisse, Gedanken und*

*Emotionen nicht so gut eingehen. Du hast wahrscheinlich gelernt, dass dein Kummer bei mir Schmerz und Angst ausgelöst hat. Mir ist es wahrscheinlich schwergefallen, mich mit dir zu freuen und dein Glück zu teilen. Das hat dich wahrscheinlich anfälliger für Stress gemacht. Vielleicht konntest du dich nie darauf verlassen, von anderen beruhigt zu werden.*
*Ich möchte mein Bestes tun und unsere Beziehung verbessern. Ich kann dir nicht versprechen, dass ich es nicht wieder falsch machen werde. Aber nichts ist wichtiger für mich, als eine gute Beziehung zu dir aufzubauen. Ich weiß, dass dies eine Quelle der Unterstützung und Stärke für uns beide sein wird.*
*Ich möchte damit beginnen, dich um Entschuldigung zu bitten, dass ich dir nicht den optimalen Start ins Leben geben konnte, den ich dir gerne gegeben hätte.*

Jede Situation ist anders. Hier ein Brief von Ulrike:

*Liebe Gabi,*
*ich möchte, dass du weißt, wie sehr ich dich liebe, immer geliebt habe, seit dem Tag deiner Geburt. Ich habe immer noch diesen Tag im April im Kopf, als die Krankenschwester zu mir sagte: „Es ist ein Mädchen, ein süßes kleines Mädchen." Ich erinnere mich an die Station und dass ich dich gestillt habe … so viele schöne Erinnerungen, als du herangewachsen bist.*
*Ich weiß, dass dir das Leben in den letzten Jahren sehr schwer vorkam und dass alle möglichen Dinge für dich falsch liefen. Bea war deine beste Freundin und ihr habt so viel zusammen unternommen, bevor sie nach London gezogen ist, um dort zu arbeiten. Dann der Start in deinem neuen Job, als du täglich mit Chris zusammengearbeitet hast, der ein schwieriger Kerl zu sein schien (täglich, wie du mir erzählt hast!).*
*Und dann hast du mir anvertraut, dass deine Ehe in die Brüche gegangen ist … Ich bin so dankbar, dass du es geschafft hast, mir von Lukas' Launen und der Gewalt dir gegenüber zu erzählen. Ich bin dankbar und froh, dass du nach Hause zurückgekommen bist und dass du die Möglichkeit hattest, mit einigen deiner guten Freundinnen und Freunden zu sprechen, die dir geholfen haben, das durchzustehen.*
*Und ich bin dankbar, dass wir miteinander reden können – und ehrlich zueinander sein können. Ich hab' dir gesagt, dass ich es nicht mag, wenn du mich anschreist (ich denke, vielleicht schreist du eigentlich die Welt und alles, was*

*schlecht lief, an. Ist es das, was du fühlst?), und es hat mir sehr viel bedeutet, als du dich beruhigt hast. Heute kamst du und hast dich entschuldigt.*
*Ich kann sehen, wie sehr du versuchst, deine Krankheit zu besiegen, und ich bin so stolz auf all deine Bemühungen.*
*Ich habe dich immer geliebt, liebe Gabi, und werde dich immer lieben.*

*Mama*

**ZUM NACHDENKEN**

1. In diesem Kapitel haben wir die emotionalen Schwierigkeiten im Umgang miteinander besprochen. Diese können in der akuten Phase der Erkrankung entstehen, weil sich die Betroffenen schnell bedroht fühlen und wenig Emotion zeigen. Wir haben besprochen, wie Sie mit diesen Defiziten in der sozialen Kommunikation umgehen können.
2. Sie können mit Ihren eigenen guten Emotionsregulationsstrategien ein Vorbild sein. Reagieren Sie mit Wärme und Mitgefühl. Das ist nicht einfach – aber es lohnt sich, weil Sie dadurch die Betroffenen bei der Genesung unterstützen.
3. Wenn Sie ein Gespräch mit der betroffenen Person führen, überlegen Sie sich bereits im Vorhinein, welche Themen vielleicht schwierig sein könnten. Bereiten Sie sich auf schwierige Situationen, wie z. B. eine stationäre Aufnahme oder eine Einschränkung bestimmter Aktivitäten, vor. Überlegen Sie, was Sie sagen wollen, und *verwenden Sie Ihre eigenen Worte mit Bedacht.*

# 12 Unterernährung und Gewichtszunahme

## Einführung

Wir hoffen, dass wir Ihnen und auch der betroffenen Person in diesem Kapitel eine Hilfestellung im Umgang mit den vielen Herausforderungen zum Thema Essen geben können. Wir behandeln das Thema in den unterschiedlichen Phasen der Erkrankung. Natürlich ist nicht das gesamte Kapitel für Sie – oder die betroffene Person – von unmittelbarer Relevanz. Sie können das Kapitel in beliebiger Reihenfolge lesen, je nach Phase der Erkrankung. Wenn die Themen im Moment gar nicht zu Ihrer Situation passen, können die Informationen vielleicht zum Nachdenken über bereits erzielte Fortschritte anregen oder als Hoffnung und Lichtblick für zukünftige Schritte dienen.

Das Ziel bei der Behandlung einer Essstörung ist es, dass Nahrung und Mahlzeiten wieder seine ursprüngliche Bedeutung erhalten – nämlich als „Kraftquellen“ für den Körper. Das Essen spielt in allen Kulturen eine zentrale Rolle, da es eine Gelegenheit für sozialen Austausch, gemeinsames Feiern und Vergnügen darstellt. Es spielt eine wichtige Rolle im gesellschaftlichen Leben. Wieder normal am Leben teilzunehmen (Arbeit, Schule, Beziehungen, Freundschaften, Universität usw.) bedeutet auch, wieder das Essen in das Leben zu integrieren (Geburtstagsfeiern, Einladungen zum Abendessen, Meetings mit Mittagessen, Kochen für Freundinnen und Freunde, Picknicks, Grillfeiern usw.). Im Rahmen der Behandlung wird Essen zunächst als reine „Energiequelle“ angesehen, später jedoch – und manchmal erst Jahre später – ist das Ziel der Behandlung, dass Essen für die betroffene Person wieder in einem sozialen Kontext erlebt werden kann, mit Freunden, Freundinnen und Verwandten, als gesellschaftliches Ereignis. Dies ist eine sehr schwere Aufgabe, deren Bewältigung häufig unvorstellbar erscheint.

Das Ziel in der Behandlung der Essstörung ist also, dass die Betroffenen Folgendes neu erlernen:

1. ausreichend zu essen, damit körperliche Funktionen wiederhergestellt sind;
2. flexibel und abwechslungsreich zu essen;

3. mit anderen gemeinsam zu essen – Essen in das soziale Leben zu integrieren.

Zur Erreichung dieser Ziele wird ein schrittweiser Ansatz empfohlen.

## A. Die Rolle des Essens

### Essen ist nicht verhandelbar

*Alle Lebewesen müssen essen, um leben zu können – ob man isst oder nicht, ist nicht verhandelbar.* Der Körper verfügt über eine Vielzahl von Kontrollsystemen, die sicherstellen, dass ein Mensch nicht verhungert. Essen ist eines der Grundbedürfnisse aller Lebewesen, so wird sichergestellt, dass Körper und Geist mit ausreichend Nahrung versorgt werden.

Essstörungen greifen also in einen der Hauptaspekte des Lebens ein. Besonders bei der Anorexie wird jedes bisschen Nahrung und manchmal auch Flüssigkeit verweigert. Auch wenn das Essen selbst nicht verhandelbar ist, so kann über das Wie, Wo, Wann, Was und das Mit-wem sehr wohl verhandelt werden.

Da eine möglichst frühe Wiedererlangung des Normalgewichts zu einem kürzeren Krankheitsverlauf führen kann, ist es wichtig, so bald wie möglich mit „Change Talk" zu beginnen, d.h. über Veränderungen zu sprechen. Wenn die Krankheit länger andauert, verfestigen sich bestimmte Verhaltensmuster und Essensrituale, sie werden schlussendlich zur Gewohnheit. Je länger die Krankheit andauert, desto schwieriger ist es für die Betroffenen, eine Veränderung in Erwägung zu ziehen. Gespräche über Veränderung haben daher klare Priorität – je früher, desto besser.

### Zuckerbrot und Peitsche

Es liegt in unserer Natur, dass wir motiviert sind, etwas zu tun, wenn wir dafür belohnt werden. Das heißt, wir tun möglichst das, was zu unserem Wohlbefinden beiträgt oder auf irgendeine Weise angenehm ist. Ebenso natürlich ist es, dass wir uns von allem abwenden, was nicht belohnt wird bzw. was unangenehm ist. Es ist schwierig, zu verstehen, wie dieses Prinzip bei Essstörungen funktioniert. Von außen betrachtet ist es schwierig, sich vorzustellen, dass das *Nicht*-Essen überhaupt eine Belohnung sein kann. Aus der Sicht der Betroffenen gibt es jedoch offenbar einige Vorteile, möglicherweise auch, weil sich durch das Hungern auf biologischer Ebene etwas verändert. Das Hungern scheint auf die Betroffenen eine aufbauende, belebende und energiespendende Wirkung zu haben. Auch Konsequenzen der Erkrankung können belohnend oder auf gewisse Weise angenehm sein (z. B. Aufmerksamkeit, Zuwendung, Komplimente). Selbst wenn das Ziel irgendwann verloren gegangen ist, werden die Verhaltensweisen zur Gewohnheit und sie werden von den Betroffenen „sinnlos" und repetitiv durchgeführt.

Um diese positiven Konsequenzen zu untersuchen, haben wir unsere Patientinnen und Patienten am Maudsley Hospital gebeten, einen Brief an „ihre Freundin, die Anorexie", zu schreiben. Ein Fragebogen wurde entwickelt und mehr als 300 Frauen mit Anorexie wurden befragt, um festzustellen, welches die häufigsten positiven und negativen Aspekte der Essstörung sind. Die am häufigsten genannten positiven Aspekte waren:

- Die Anorexie vermittelt das Gefühl von Sicherheit, Geborgenheit und Kontrolle.
- Die Anorexie ist eine Möglichkeit, den eigenen Kummer zu zeigen.
- Die Anorexie hilft, das Erwachsenwerden und die damit verbundene Verantwortung zu vermeiden.

Es ist sehr wahrscheinlich, dass einige dieser Punkte auch für Ihren geliebten Menschen von Bedeutung sind. Angehörige sollen Betroffene dabei unterstützen, diese positiven Effekte auf anderen Wegen zu erreichen. So können Sie zu einer Verhaltensänderung beitragen und den Betroffenen helfen, die Essstörung hinter sich zu lassen.
Ein Beispiel:
Finden Sie andere Wege, wie sich die betroffene Person sicher und geborgen fühlen kann und ein Gefühl der Kontrolle bekommt. Wie in den vorangegangenen Kapiteln ausgeführt, ist das Wichtigste dabei, eine ruhige, beständige, mitfühlende und liebevolle Atmosphäre zu schaffen. Es ist nicht einfach, so eine Atmosphäre aufzubauen, wenn man selbst ängstlich, angespannt und unsicher ist, wie es häufig bei Familienmitgliedern von Betroffenen vorkommt.

- Finden Sie mit der betroffenen Person andere Wege, zu kommunizieren und mit Stress umzugehen (siehe Kapitel 11 „Emotionale Intelligenz").
- Finden Sie Wege, um der betroffenen Person das Übernehmen von Verantwortung zu erleichtern (Problemlösefähigkeiten entwickeln, Flexibilität erhöhen, das Gesamtbild miteinbeziehen).

Wir haben ein Modell entwickelt, das erklären kann, wie das Hungern aufrechterhalten wird. In dem Modell wird gezeigt, dass Ernährung und Essen (und die damit verbundenen Aspekte wie Gewicht und Figur) für Betroffene mit zusätzlichen und ungewöhnlichen Bedeutungen verknüpft sind. Diese Bedeutungen werden in der Identität der Person verankert und gehen mit einer Veränderung der Informationsverarbeitung (wenig flexibel und detailorientiert) und der Emotionen (Angst) einher. Das wirkt sich auf das Verhalten aus und führt zu strengen Essensregeln und zu Essensvermeidung. Essen verliert den ursprünglichen Kontext (es dient nicht mehr dazu, den Hunger zu stillen und ausreichend Nährstoffe zu liefern) und die soziale Funktion. Die Regeln können sich auf die Gewichtskontrolle beziehen, sind aber oftmals noch viel komplexer. So kann es mitunter auch darum gehen, ob die betroffene Person sich „gut genug" fühlt, um zu essen, oder sich eine Belohnung erlauben kann, ob sie hart genug gearbeitet oder genug erreicht hat, um sich eine Mahlzeit zu „verdienen", oder sie „es wert ist" zu essen. Diese Regeln können eigenartig anmuten und sich auf Eigenschaften von Lebensmitteln (wie die Farbe oder das Aussehen) oder die Auswirkung auf Sexualität und Leistung beziehen. Häufig haben diese „essensbezogenen Regeln" einen komplexen emotionalen Hintergrund, der sehr persönlich, eigenartig, häufig unbegründet und direkt auf Essen und Mahlzeiten bezogen ist.

Beispiele von solchen **Essensregeln** sind:

- *„Ich kann das nicht essen, es macht mich fett."*
- *„Ich kann das nicht essen, weil es grün ist."*
- *„Wenn ich das Essen im Uhrzeigersinn esse, macht es mir weniger Angst."*
- *„Ich muss das Essen 15-mal kauen."*

- *„Ich muss zuerst das Gemüse essen, dann die Proteine, dann die Kohlehydrate. Ich darf das nicht mischen."*
- *„Wenn Öl im Essen ist, werde ich sofort zunehmen."*
- *„Ich kann das nicht essen, es wird mich umbringen. Es ist rot."*
- *„Ich habe es heute nicht verdient, zu Abend zu essen."*
- *„Ich muss immer ein klein wenig übrig lassen, auch wenn es nur ein Reiskorn oder ein Cornflake ist."*
- *„Ich hab' es nicht verdient, etwas zu essen, weil ich die Aufgabe X nicht in der vorgegebenen Zeit geschafft habe."*
- *„Alles, was ich esse, muss heiß sein."*
- *„Ich hätte eine bessere Note bekommen sollen, ich darf nicht essen."*
- *„Mahlzeiten müssen zu bestimmten Zeiten stattfinden, Frühstück um 8.00 Uhr, Mittagessen um 12.30 Uhr, Abendessen um 18.00 Uhr. Ich esse nicht, wenn ich zu spät dran bin."*
- *„Ich kann nur Joghurt der Marke X essen."*
- *„Ich habe mein Sportprogramm heute nicht eingehalten, deshalb darf ich nichts essen."*

Möglicherweise erkennen Sie einige dieser Regeln wieder – oder vielleicht hat Ihr geliebter Mensch eigene Essensregeln entwickelt.

Die Einhaltung dieser selbst aufgestellten Regeln rund um Essen und Ernährung hat die Funktion, Ängste zumindest kurzfristig zu reduzieren, besonders wenn die Person sehr zwanghaft veranlagt ist, ihr Ordnung und Kontrolle wichtig sind, sie sehr ängstlich ist oder sehr sensibel auf andere reagiert. Es kann auch sein, dass die betroffene Person sehr auf Details achtet und Essen auf die einzelnen Inhaltsstoffe reduziert, z. B.: *Wie viele Kalorien hat das, wie viel Fett ist enthalten?* Um dieses Essverhalten zu ändern, ist es wichtig, das Gesamtbild zu betrachten. Das bedeutet, einen Schritt zurückzutreten und sich darüber klar zu werden, was wirklich wichtig ist. *Zwanghafte, ängstliche Gedanken bezüglich des Essens müssen in Frage gestellt werden. Es ist notwendig, die große Angst auszuhalten, die unweigerlich ausgelöst wird. Ängste werden vergehen, besonders wenn Sie Unterstützung anbieten, ruhig bleiben und sich von den Emotionen nicht anstecken lassen.*

## Kompensatorische Maßnahmen oder „Rückversicherung"

Die betroffene Person wird manchmal nur essen, um anderen einen Gefallen zu tun, weil sie von Hunger überwältigt wird oder um das gestörte Essverhalten zu verstecken. Dieses Verhalten gegen die selbst aufgestellten Regeln löst bei den Betroffenen Angst aus.

> *„Als meine Tochter im Alter von 23 Jahren an einer Anorexie mit Essanfällen und Erbrechen erkrankte, aß sie mit mir zusammen am Tisch jeden Abend eine ordentliche, gesunde Portion. Ich verstand nicht, wie sie gleichzeitig abnehmen konnte – zu dieser Zeit hatte ich noch keine Ahnung von Essstörungen."* (Angehörige)
>
> *„Ich fand den Gedanken immer schrecklich, dass mich Freundinnen und Freunde schwach und erbärmlich finden könnten und als jemanden sehen, der nur auf sein Äußeres bedacht ist – die üblichen Klischees über Essstörungen. Immer wenn ich etwas mit anderen Menschen essen musste, fastete ich davor. Ich versuchte dann, beim Abendessen so normal wie möglich zu essen und meine Panik zu verbergen. Die Panik nach so einer ‚riesigen' Mahlzeit trieb mich dazu, (kilometerweit) zu Fuß nach Hause zu gehen und Sport zu machen. Ich fastete am nächsten Tag, um meine ‚Maßlosigkeit' zu kompensieren."* (Betroffene)

Um die Angst zu bewältigen, werden so genannte kompensatorische Maßnahmen eingesetzt, wie z. B. Erbrechen, die Einnahme von Abführmitteln oder übermäßiger Sport. Andere haben bestimmte Gedanken, durch die versucht wird, die Angst abzuschwächen, und die beruhigend wirken, wie z. B. *„Sobald ich nicht mehr kontrolliert werde, werde ich selbst entscheiden, was ich esse"* oder *„Wenn man zum Essen gezwungen wird, zählt es nicht"* usw.

> *„Nachdem sie mit mir gegessen hatte, ging sie in ihr Zimmer hinauf, weil sie – wie sie sagte – Fernsehen wollte. Auf dem Weg ins Zimmer war sie im Badezimmer, um alles, was sie gegessen hatte, wieder loszuwerden. Erst spät habe ich erkannt, was wirklich los war."* (Angehörige)

*„Im Verlauf meiner Krankheit begann ich zu essen, wenn meine Eltern mir etwas gaben, obwohl ich mich allein immer noch nicht richtig ernährte. Mir selbst etwas zu essen zu nehmen erschien mir maßlos – ich war wertlos und hatte es nicht verdient. Aber Essen von anderen anzunehmen, war etwas anderes – ich entschied nicht selbst und fühlte mich nach dem Essen etwas weniger schuldig."* (Betroffene)

Da diese kompensatorischen Maßnahmen Ängste reduzieren können, werden sie schnell zur Gewohnheit. Auch Rückversicherungen können Angst reduzieren, wenn auch nur kurzfristig. Manchmal werden andere Personen miteinbezogen, um Rückversicherung zu geben. Zum Beispiel:

Betroffene Person: *„Wenn ich das esse, werde ich fett."*
Antwort: *„Nein, wirst du nicht."*

Daraus kann ein Teufelskreis entstehen, in dem Angehörige laufend Sicherheit geben. Durch solche Gespräche spielt die betroffene Person das Denkmuster der Essstörung immer wieder durch, wodurch die Symptome der Essstörung weiter verstärkt werden. Wenn möglich, lassen Sie sich nicht in diesen Teufelskreis hineinziehen, sondern durchbrechen Sie ihn.

Antwort: *„Ich glaube, du weißt, dass wir alle Nahrung brauchen, um zu leben. Im Krankenhaus wurde mir gesagt, dass es auf lange Sicht gesehen für dich besser ist, wenn ich diese Fragen nicht mehr beantworte. Ich werde in Zukunft nicht mehr darauf eingehen."*

## Die Essstörung aufgeben

Teil der Behandlung einer Essstörung ist, dass *die Betroffenen für eine Veränderung motiviert werden und die entsprechenden Fähigkeiten dafür erwerben,* sodass ihr zwanghaftes Essen flexibler wird und der Schutzpanzer der Essstörung ablegt werden kann.

Lernen und Gedächtnis sind aktive Prozesse, die zu Gehirnwachstum und zur Bildung von neuen Synapsenverbindungen führen. Eine Unterernährung bewirkt ein verringertes Hirnwachstum und behindert Lernprozesse sowie andere aktive Gehirnfunktionen. Dadurch entsteht ein Teufelskreis: Das Hungern beeinträchtigt sowohl die Funktion des „sozialen Gehirns" als auch kognitive Prozesse. Infolgedessen verkümmern die soziale, emotionale und die intellektuelle Entwicklung. Die Fähigkeiten, zu reflektieren und sich mit etwas Abstand einen Überblick über Emotionen, Gedanken und Verhaltensweisen zu verschaffen, wird ebenfalls beeinträchtigt – für den Heilungsprozess sind sie jedoch erforderlich. Somit entsteht eine weitere Falle. Die betroffene Person scheint sich auf ein viel früheres Entwicklungsstadium zurückzuentwickeln.

> *„Als meine Tochter im Alter von 23 Jahren sehr starkes Untergewicht hatte und sehr krank war, verhielt sie sich häufig vom Verständnis und ihrer Wahrnehmung her wie ein dreijähriges Kind."* (Angehörige)
>
> *„Man verliert komplett die Fähigkeit, Entscheidungen zu treffen. Egal, worum es geht, man sucht ständig bei anderen Menschen Rat, braucht Bestätigung und fragt ständig um Erlaubnis. Man kann die Reaktionen und Emotionen von Menschen ohne die Hilfe anderer nicht einschätzen. Man ist komplett von anderen abhängig, um im Alltag zu funktionieren – nicht nur, was die Ernährung anbelangt, sondern auch das Leben selbst."* (Betroffene)

Eine Zwangsernährung oder Versuche, das essgestörte Verhalten mit Gewalt zu verändern, können kurzfristig lebenserhaltend sein und dazu beitragen Gehirnfunktionen zu verbessern. Doch durch eine Zwangsernährung allein können keine dauerhaften Veränderungen erreicht werden. Es können dadurch sogar noch mehr angstvolle Erinnerungen in Bezug auf das Essen entstehen.

Auf der anderen Seite kann das eingeschränkte und regelgeleitete Essverhalten jedoch zur Gewohnheit und immer tiefer im Gehirn verankert werden, wenn es nicht verändert wird.

Es ist also ein Balanceakt, wenn man jemandem, der an einer Essstörung leidet, helfen möchte: Einerseits muss man die Person dabei unterstützen, selbst die Motivation zu finden, ein Essverhalten ohne Regeln und ohne kompensatorische Maßnahmen auszuprobieren. Andererseits muss man verhindern, dass durch die Unterernährung und die Symptome der Essstörung die Gehirnfunktionen so beeinträchtigt werden, dass Gehirnzellen verkümmern, das Belohnungssystem gestört wird und Lern- und Entwicklungsprozesse gehemmt werden.

**ZUSAMMENFASSUNG**

Eine Essstörung zu überwinden ist sehr schwer, da Verhaltensweisen schnell automatisiert werden. Gleichzeitig sind sie überlagert von starken Emotionen und Gedanken, die dazu führen, dass die Symptome noch stärker verinnerlicht werden. Das Problem ist, dass ein Teufelskreis entsteht, bei dem krankhafte Essgewohnheiten mit großer Angst verbunden sind. Zudem sehen enge Angehörige die Anzeichen der Erkrankung und des Hungerns und werden selbst ängstlich. Diese Angst auf beiden Seiten kann dazu führen, dass Mahlzeiten zu einem Kampf werden (Forschungsergebnisse zeigen, dass dies auch auf Essstörungsstationen in spezialisierten Einrichtungen passiert). Essen wird in der Erinnerung zunehmend mit Stress assoziiert und die Angst vor der nächsten Mahlzeit steigt ins Unermessliche ... und so geht es immer weiter. Sie können diesen Teufelskreis durchbrechen, indem Sie mit Ihrer eigenen Angst anders umgehen und ein Umfeld schaffen, durch das Mahlzeiten mit Ruhe und Zuwendung in Verbindung gebracht werden. Nicht leicht, aber notwendig!

## Der Körper schlägt zurück: Die Bulimie-Falle

Betroffene befinden sich in einem Spannungsfeld zwischen Hunger und Bedürfnis nach Essen einerseits und anderseits dem Zwang, nach bestimmten Regeln zu essen oder gar nicht zu essen. Körper und Gehirn brauchen dringend Nahrung, um effektiv arbeiten zu können, und gewisse physiologische Mechanismen steigern automatisch den Appetit, um gegen die durch das Hungern verursachte Unterernährung anzukämpfen. Das Ausmaß dieser angeborenen Mechanismen ist bei jedem Menschen unterschiedlich ausgeprägt. Es ist möglich, dass bei Menschen, die eine genetische Veranlagung für Anorexie haben, diese Mechanismen etwas weniger ausgeprägt sind. Die bisher im Gedächtnis gespeicherten Erfahrungen zu Essen, Ernährung und Appetit gehen verloren, wenn ein gestörtes Essverhalten über eine längere Zeit andauert. Grundlegende Empfindungen wie Hunger- und Völlegefühl müssen neu erlernt und schrittweise trainiert werden, um wieder ein normales Sättigungsgefühl zu erlangen.

Bei manchen Menschen wird das „Belohnungssystem" mit der Zeit so sensibel, dass es auch nach einer Normalisierung des Essverhaltens eine Zeit braucht, bis es wieder normal funktioniert. Betroffene spüren ein intensives Verlangen nach übermäßigem Essen und Heißhunger.

Besprechen Sie mit der betroffenen Person die Inhalte in Infobox 12.1 und auch die realen Beispiele von Angehörigen und Betroffenen auf Seite 187 bis 189. Ermutigen Sie die betroffene Person, auch die anderen realen Geschichten in diesem Buch zu lesen, wie z. B. Julias Geschichte auf Seite 228 und Franziskas Geschichte auf Seite 263.

Wenn die krankheitsbedingten Essensregeln mit dem physiologisch bedingten Appetit auf Kriegsfuß stehen, können unnatürliche Verhaltensweisen auftreten, z. B. das Stehlen von Essen oder Essanfälle. Die Reaktionen auf den Drang zu essen, auf das intensive Verlangen und den Heißhunger sind von Mensch zu Mensch unterschiedlich. Bei der restriktiven Anorexie mag das Erbrechen nicht zum Krankheitsbild gehören, wohingegen bei einer AN mit Essanfällen früher oder später auch Erbrechen auftreten kann. In Kapitel 13 liegt der Schwerpunkt darauf, wie man Betroffene dabei unterstützen kann, Essanfälle oder übermäßiges Essen zu reduzieren.

## B. Über eine Veränderung des Essverhaltens nachdenken

### Verwendung der Risiko-Skala

In Kapitel 7 wurde die „Bereitschaftsskala" vorgestellt, die als Hilfestellung zur Steigerung der Veränderungsmotivation verwendet werden kann. Hier verwenden wir dasselbe Instrument, um über die Diskrepanz zwischen der geringen Veränderungsmotivation und dem tatsächlichen Gesundheitszustand zu sprechen. Die „Risiko-Skala" zeigt an, inwiefern die betroffene Person den Einfluss der Krankheit auf ihre eigene Gesundheit und die Lebensqualität kurzfristig und langfristig abschätzen kann. *Das Ziel dabei ist es, eine Unterhaltung über gesunde Ernährung einzuleiten.*

Verwenden Sie die Risiko-Skala, um mit der betroffenen Person zu besprechen, in welcher Gefahr sich andere Menschen mit Essstörungen befinden, z. B.: *„Was würdest du zu deiner Freundin, die an einer Essstörung leidet, sagen? Was würdest du ihrer Familie sagen?"*

Das Sprechen über die Geschichten/Erfahrungen von anderen Betroffenen und das anschließende Fragen von *„Fühlst du dich auch so?"* kann Denkprozesse zu den Themen „Fasten", „Essanfälle" und „Erbrechen" anregen. Die Frage „Fühlst du dich auch so?" kann bewirken, dass die betroffene Person ihre eigene Verfassung und Situation hinterfragt.

### *Fähigkeitsskala*

| Fähigkeit, ausreichend zu essen, um gesund zu sein |
|---|
| 0--------1--------2--------3--------4--------5--------6--------7--------8--------9--------10 |

**WAS KANN ICH TUN?**
**Das Ernährungsrisiko darstellen**

1. Verwenden Sie die Skala und fragen Sie die betroffene Person, wie sie ihre derzeitige Fähigkeit, sich selbstständig ausreichend zu ernähren, einschätzen würde. Markieren Sie dies auf der Skala.

2. Stellen Sie dann weitere Fragen, wie z. B.:
   - *„Warum schätzt du dich so ein?"*
   - *„Warum siehst du dich nicht bei Punkt 0?"* (Dies entlockt oft motivierende Argumente, da man nach Denk- und Verhaltensweisen fragt, die in die Richtung einer positiven Veränderung gehen.)
   - *„Was müsste passieren, damit du dir die Zahl 7 gibst?"*
   - *„Welche Hilfe bräuchtest du, damit du zu 7 oder 10 kommst?"*

   Hier schaffen Sie die Grundlagen für ein Gespräch über Veränderung. Ermutigen Sie die betroffene Person zu diesem Gespräch.

3. Die betroffene Person selbst gibt sich möglicherweise eine hohe Punkteanzahl. Wenn dies Ihrer Meinung nach zu hoch ist, könnten Sie sagen: *„Wäre es für dich okay, wenn ich einzeichne, wo ich dich einschätzen würde?"*

4. Geben Sie der betroffenen Person Feedback. Sagen Sie, was Sie beobachtet haben, und erklären Sie, warum Sie sie so einschätzen:

- *„Ich würde dich auf 4 einschätzen, weil ich sehe, dass dir sehr leicht kalt wird. Wenn du in dein Zimmer gehst, drehst du die Heizung an."*
- *„Die Ärztinnen und Ärzte haben uns gesagt, dass dein Blutdruck und dein Puls sehr niedrig sind."*
- *„Die Untersuchung zeigte, dass du bei einigen Messwerten im Risikobereich liegst."*

Vermeiden Sie es, kritisch oder bewertend zu klingen. Nutzen Sie Ich-Botschaften: *„Ich bemerke …"*, oder Aussagen von dritten Personen: *„Der Arzt/die Ärztin sagt …"*. Vermeiden Sie Du-Botschaften, wie *„Du sagst/machst …"*, da das anklagend und vorwurfsvoll klingt. Oder:

- *„Ich habe bemerkt, dass du dir einen höheren Wert gibst, als ich dir geben würde. Was könntest du tun, um mir zu zeigen, dass ich zu pessimistisch bin? Wie könntest du mir zeigen, dass du für dich sorgen kannst?"*

5. Zeigen Sie Diskrepanzen zwischen der subjektiven Einschätzung und der objektiven Einschätzung von Expertinnen und Experten auf. Fragen Sie die betroffene Person, wie sehr sie Unterstützung von Ihnen und anderen Menschen benötigt, um ihre Gesundheit zu gewährleisten.
   - *„Es liegt an dir, wie du mit deiner Ernährung umgehst. Du bist die Einzige, die das entscheiden kann."* Betonen Sie die Entscheidungsfreiheit der betroffenen Person, sooft Sie können. Das hilft, die Motivation zu steigern.

6. Zusätzlich zur Entscheidungsfreiheit sollten Sie auch betonen, dass Sie der betroffenen Person gerne helfen möchten, wenn sie bereit dazu ist.
   - *„Sag mir bitte, wie ich dich unterstützen kann, dass du dich ausreichend ernährst. Ich würde mich sehr freuen, wenn ich dich emotional oder im Alltag unterstützen könnte. Ich vertraue dir, dass du mich fragen wirst, wenn du Hilfe brauchst. Mein Angebot steht."*

## Die Verantwortung der anderen für die Gesundheit des Einzelnen/der Einzelnen

Idealerweise bleibt genügend Zeit, dass den Betroffenen bewusst wird, welche Konsequenzen die unzureichende Nahrungsaufnahme für die Gesundheit und das Leben hat. Idealerweise gibt es genügend Zeit, um die Betroffenen zu motivieren, über ihr Essverhalten nachzudenken und es zu verändern. Idealerweise bleibt ebenfalls genügend Zeit, um das Selbstvertrauen und das Selbstwertgefühl der Betroffenen zu stärken, sodass sie Rückschritte meistern können. Leider gibt es Situationen, in denen nicht genügend Zeit bleibt und eine Betreuung zu Hause nicht möglich ist, z. B. wenn der medizinische Zustand der Betroffenen gefährlich oder sehr instabil ist.

TRY IT

**WAS KANN ICH TUN?**

**Veranschaulichung des medizinischen Risikos**

Vielleicht ist es für Sie interessant, sich durchschnittliche Wachstums- und Entwicklungstabellen anzusehen: fitoc.de.[1]

Bei Erwachsenen bedeutet ein Body Mass Index (BMI) unter 13,5 kg/m² ein hohes medizinisches Risiko und ein stationärer Aufenthalt im Krankenhaus wird oft empfohlen. Wenn das Risiko so groß ist, nutzen Ärztinnen/Ärzte und Anwältinnen/Anwälte das Unterbringungsgesetz (siehe Kapitel 3) zur Gewährleistung der Sicherheit des Lebens. Mit den Betroffenen muss die Möglichkeit einer Unterbringung sowie Gefahren und das Risiko aufgrund des niedrigen Gewichts zu sterben, besprochen werden. Es ist wichtig, darüber zu sprechen, da die Anorexie die höchste Sterblichkeitsrate bei psychischen Störungen aufweist. Sowohl Expertinnen und Experten als auch Angehörige sollten die Notwendigkeit der Anwendung des Unterbringungsgesetzes besprechen, ohne dabei zu emotional zu werden. Es ist ein Weg, der im Sinne einer guten Behandlung bei Bedarf eingeschlagen werden muss und nicht eingesetzt wird, um die Betroffenen zu schikanieren oder einzuschüchtern. Die Betroffenen sanft zu einem stationären Aufenthalt zu motivieren, ist einer Konfrontation und einer Einweisung gegen den Willen der Betroffenen vorzuziehen. Wenn das Risiko jedoch sehr hoch ist, hat die Gewichtsrestitution oberste Priorität.

Bei Erwachsenen wird ein BMI von 16 kg/$m^2$ von der Weltgesundheitsorganisation (WHO) als schwere Unterernährung angesehen.

*Betroffene, die inzwischen geheilt sind, erzählen, dass es für sie in der akuten Krankheitsphase nicht hilfreich war, solche Tabellen zu besprechen. Zu sehen, auf welcher Position in der Tabelle sie sich gerade befinden, steigerte vielmehr die Motivation, abzunehmen und einen noch niedrigeren BMI zu erreichen. Als Angehörige können Sie BMI-Tabellen für sich selbst heranziehen, um herauszufinden, wie schwer die betroffene Person erkrankt ist. Es kann jedoch hilfreich sein, mit den Betroffenen ganz allgemein ein Gespräch über medizinische Risiken und Konsequenzen der Erkrankung zu führen.* Sie können mit der betroffenen Person ruhig über die Situation sprechen. Verwenden Sie dabei die Risiko-Skala. Hier ist ein Beispiel:

- *„Für mich sieht es so aus, als wäre es für dich schwierig, dein körperliches Risiko einzuschätzen. Wenn wir es objektiv betrachten, ist deine Gesundheit/dein Wachstum/deine Entwicklung in Gefahr. Derzeit kannst du das nicht nachvollziehen. Das zeigt sich auch in den Unterschieden zwischen deiner und meiner Einschätzung auf der Risiko-Skala. Sieh nur, du schätzt dich hier ein und ich dich dort. Es scheint, als würdest du von der Essstörung ausgetrickst werden, die dir einredet, dass es keinen Grund zur Besorgnis gibt und alles in Ordnung ist. Das ist nicht der Fall. Ich bin sehr besorgt und brauche Hilfe von außen."*

Wie bereits zuvor erwähnt, raten wir Ihnen, Ihre eigenen Formulierungen zu verwenden, wenn Sie mit der betroffenen Person über die Auswirkungen der Erkrankung auf ihre Gesundheit sprechen.

Sie können in Ruhe erklären, dass es in Ihrer Verantwortung liegt, die Gesundheit der betroffenen Person sicherzustellen. Denken Sie dabei an den Bernhardiner.

TRY IT

**WAS KANN ICH TUN?**

**Der betroffenen Person die Bedeutung des Unterbringungsgesetzes erklären**

*„Wenn deine Krankheit bedeutet, dass du keine Verantwortung für deine Ernährung übernehmen kannst, dann habe ich die Pflicht, dein Leben zu retten. Vor Gericht bin ich für deine Gesundheit verantwortlich und ich würde dich vernachlässigen, wenn ich nur danebenstünde und nichts machte."*

*„Die Gesellschaft bzw. das Umfeld ist mitverantwortlich für die Ernährung von Menschen mit Essstörungen. Deshalb gibt es gesetzlich festgelegte Regeln wie das Unterbringungsgesetz – erinnerst du dich, was das Unterbringungsgesetz bedeutet?"*

*„Wenn wir diese Skala nutzen, um zu zeigen, wie sehr dein Umfeld die Verantwortung für deine Gesundheit derzeit übernehmen muss, was glaubst du, wo du da stehst?"*

***Risikoskala***

| Es wird keine Hilfe von anderen benötigt<br>Es besteht kein Risiko für die Gesundheit<br>Eine selbstständige Ernährung ist möglich | Es wird Hilfe von anderen benötigt<br>Es besteht ein gesundheitliches Risiko<br>Eine Unterbringung ist nötig, um eine ausreichende Ernährung sicherzustellen |
|---|---|
| 0--------1--------2--------3--------4--------5--------6--------7--------8--------9--------10 | |

*„Warum diese Zahl und nicht 10?"*
*„Was müsste passieren, damit du bei 1 bist?"*
*„Welche Hilfe bräuchtest du, damit du zu 1 gelangst?"*

Wenn sich die betroffene Person in einer schweren, akuten Phase der Erkrankung befindet, ist es möglicherweise schwierig für sie, sich realistisch einzuschätzen. Das Gespräch könnte folgendermaßen vor sich gehen: *„Du hast mir gesagt, dass du glaubst, dass du keine Hilfe benötigst und dass du für deine eigene Ernährung sorgen kannst. Ich kann verstehen, dass es sich für dich so anfühlt. Objektive Fakten zeigen das Gegenteil. Versuchen wir doch zusammen einen Weg zu finden, ohne dass wir das Unterbringungsgesetz in Anspruch nehmen müssen. Ich hätte es lieber, wenn wir es zu Hause schaffen könnten, statt im Krankenhaus. Mir wäre es lieber, wenn du den Plan aufstellen würdest. Welche Hilfe bräuchtest du von mir dafür? Welche andere Hilfe bräuchtest du?"*

## C. Eine ambivalente Einstellung zur Essstörung erzeugen

Nachfolgend werden unterschiedliche Prozesse dargestellt, die in der Therapie genutzt werden, um die Motivation zu erhöhen und die betroffene Person dabei zu unterstützen, Abstand von den Regeln der Essstörung zu gewinnen. Möglicherweise ist es für Sie hilfreich, diese Prozesse im Hinterkopf zu behalten und einen ähnlichen Ansatz auszuprobieren.

### 1 Abstand durch Gespräche

Um Veränderung zu fördern ist es wichtig, eine Identität ohne Essstörung aufzubauen. Ziel ist es, ein flexibles, anpassungsfähiges Verhaltensrepertoire zu erlangen. Der erste Schritt ist, die Ambivalenz, also die Unsicherheit und das Gefühl, in zwei Hälften zerrissen zu sein, zu verstehen.

- Was sind die Vor- und Nachteile am derzeitigen Zustand?
- Was sind die Vor- und Nachteile an dem Versuch, etwas zu verändern?
- Was sind die Vor- und Nachteile einer Identität und eines Lebens ohne Essstörung?

Ein Gespräch könnte folgendermaßen aussehen:

*„Nachdem du dich so an dein Ernährungsmuster gewöhnt hast, hast du bestimmt Angst, wie du da wieder herauskommst.“*
*„Dein Appetit ist durch die Essstörung durcheinandergebracht worden. Es wird wahrscheinlich sehr anstrengend sein, wieder normal essen zu lernen. Glaubst du, dass es für dich zu schwierig sein könnte?“*

→ **Diese Aussagen übertreiben die Schwierigkeit der Veränderung. Der Therapeut oder die Therapeutin übernimmt hier die Rolle des „Advocatus Diaboli“, vertritt also die Gegenargumente und betont, wie „extrem schwierig“ die Veränderung sein könnte. Die natürliche Reaktion auf so eine Aussage ist, dass die betroffene Person mit dem gegenteiligen Standpunkt antwortet, z. B., dass es gar nicht so schwierig ist oder dass eine Veränderung möglich ist.**

Sie können der betroffenen Person möglicherweise folgende Antwort (in ähnlichen Worten) entlocken:

> *„Nein, ich hab' keine Angst, dass ich es nicht schaffe, weil ich bereits ein paar Veränderungen geschafft habe. Zum Beispiel habe ich Essen früher immer als Bestrafung oder Belohnung verwendet. Je nachdem, wie der Tag lief, habe ich mir selbst erlaubt, etwas zu essen oder nicht. Jetzt schaffe ich es, etwas zu essen, egal, wie der Tag gelaufen ist. Ich fand es auch immer schwierig, etwas zu essen, weil mein Hungergefühl nicht verlässlich war. Ich habe früher immer kalorienarme Getränke gewählt, aber jetzt ersetze ich das durch Joghurtgetränke oder Smoothies, um meine Kalorienzufuhr zu erhöhen. Ich habe gelernt, dass mein Hunger und meine Gefühle mich täuschen."*

Der Standpunkt des Advocatus Diaboli kann auch verwendet werden, um gemeinsam herauszufinden, welche positiven Aspekte die Erkrankung hat. Gleichzeitig werden dadurch Fragen bei der betroffenen Person aufgeworfen.

> *„Was findest du an deinem ungesunden Ernährungszustand positiv?"*
> *Oder: „Was befürchtest du zu verlieren, wenn du versuchen würdest, dich ausreichend zu ernähren?"*
> → Ziel dieser Fragen ist es, Diskrepanzen und Widersprüche bewusst zu machen. Die Essstörung auf diese Weise in Frage zu stellen, führt zu einer Belastung, die individuell unterschiedlich zum Ausdruck kommen kann. *Diese emotionale Belastung, die sich durch explosive Wutausbrüche, Schreien oder Gebrüll zeigen kann, ist jedoch für die Motivation von grundlegender Bedeutung.*

*Durch solch ein Gespräch werden die negativen Aspekte der Krankheit den positiven Aspekten gegenübergestellt, indem ein Widerspruch aufgezeigt wird.* Es ist hilfreich, wenn Sie wissen, welche Aspekte der Essstörung für die betroffene Person positiv sind. Hüten Sie sich davor, voreilig zu unterbrechen und so das Gesagte abzutun und zu entkräften. Finden Sie genau heraus, was die betroffene Person meint, damit Sie überlegen können, welche anderen Wege es gibt, die vermeintlichen Vorteile der Krankheit zu ersetzen.

In Infobox 12.1 sind Gedanken zusammengefasst, die von Menschen mit einer Essstörung angeführt wurden: Vorteile (Gründe, warum die Betroffenen ihre Krankheit nicht aufgeben möchten) und Nachteile (negative, ablehnende Gefühle gegenüber der Essstörung). Wenn Sie diese gelesen haben, können Sie möglicherweise abschätzen, ob manche der Kommentare zutreffen.

**Infobox 12.1:** Gedanken Betroffener über die Essstörung

**Gründe, die Essstörung zu behalten**

- *Dadurch hören mir andere zu.*
- *Dadurch habe ich das Gefühl, dass andere um mich besorgt sind.*
- *Andere kümmern sich um mich. Alles fühlt sich sicher an.*
- *Ich kann mehr Zeit zu Hause mit Mama und Papa verbringen. Ich muss keine „Erwachsenendinge" machen, wie studieren oder von zu Hause ausziehen.*
- *Das Gefühl, etwas geschafft zu haben/das Gefühl der Befriedigung, wenn man nichts isst.*
- *Essen ist eine Belohnung: (a) am Ende des Tages – wenn man für das Abendessen aufgespart hat; (b) Nahrungsmittel, die die Anorexie verbietet, habe ich nicht verdient; (c) der Gedanke daran hilft, die Zeit zu vertreiben.*
- *Ich mag viele der Dinge, die ich jetzt esse, und ich bin genervt, wenn ich mich dazu „zwinge", andere Sachen zu essen. Ich bin auch überfordert von der Auswahl im Supermarkt. Es ist viel leichter, Nahrungsmittel zu kaufen, die ich kenne.*
- *Das Gefühl der Völlerei, wenn ich mehr esse.*
- *Die Schuldgefühle und das Gefühl, versagt zu haben, nachdem ich beim Essen zugeschlagen habe, sind einfach zu unerträglich.*
- *Dadurch fühle ich mich, als wäre ich jemand anderer/besonderer.*
- *Gibt mir Macht über andere.*
- *Männer könnten mich attraktiv finden, wenn ich zunehme und „normal" aussehe. Ich will das nicht. Die Anorexie ist meine Verteidigungsstrategie. Ich will so aussehen wie jetzt.*

- *Angst, dass sich nichts geändert hat, wenn es mir besser geht, und die frühere Unzufriedenheit, die Ungerechtigkeiten und Probleme immer noch da sein werden.*
- *Ich habe das Gefühl, dass ich so weit gesunken bin, dass es kaum noch schlimmer werden kann.*
- *Bisher war es immer ein Geheimnis, aber jetzt weiß es jeder. Also warum soll ich es dann überhaupt versuchen?*
- *Die Erkrankung füllt all meine Gedanken aus und braucht meine gesamte Energie. Wenn ich sie aufgebe, wird mein Leben leer sein. Ich habe dann gar nichts mehr.*
- *Die Sorge, dass meine größten Ängste wahr werden – d.h., wenn ich beginne, das Essen und Trinken wieder zu genießen, und an Gewicht zunehme, dann werde ich das nicht durchhalten können, sobald ich ein normales Gewicht erreicht habe. Ich werde dann wieder alles weglassen müssen – es ist also leichter, sich gar nicht erst daran zu gewöhnen, da ich die meisten Dinge gar nicht mehr vermisse.*
- *Ich bin es jetzt gewöhnt – ich kann es mir anders gar nicht vorstellen.*
- *Meine Essstörung hat mich nun so lange von dem normalen Leben weggeholt. Verglichen mit anderen in meinem Alter bin ich so jung. Ich habe zu viele Jahre verloren, als dass ich das alles jetzt aufholen könnte. Es ist zu beängstigend.*
- *Die Angst davor, den ersten Schritt zu machen und die Erwartungen der anderen zu wecken. Sie werden von mir erwarten, dass ich „normale" Dinge tue, wie, mich mit anderen Menschen zu treffen und einen Freund/eine Freundin zu haben. Das macht mir Angst.*
- *Jeder wird bemerken, dass ich zugenommen habe, und dann wird von mir erwartet, dass ich wieder ganz gesund werde. Was ist, wenn ich es nicht schaffe? Die Leute werden mich beobachten und darüber sprechen – das macht das Essen vor anderen sehr schwer.*

**Gründe, sich von der Essstörung abzuwenden**

- *Ich habe durch die Erkrankung so viele Freundinnen und Freunde verloren. Ich habe auch meine Familie vergrault.*
- *Durch die Krankheit bin ich egoistisch geworden – ich habe keinen Kopf und auch keine Zeit, an andere zu denken oder mich um andere zu kümmern.*

- *Ich werde selbst keine Familie haben können, wenn ich weiterhin an einer Anorexie leide.*
- *Ich habe meine Freiheit verloren. Ich darf nichts mehr allein tun oder allein irgendwohin gehen. Jeder beobachtet jeden Schritt von mir. Niemand gewährt mir mehr Privatsphäre.*
- *Ich habe so viel wegen der Krankheit verpasst – Urlaube, Geburtstage, Partys, Weihnachten usw.*
- *Durch die Krankheit lüge ich und enttäusche andere Menschen. Ich werde zu einem schrecklichen Menschen.*
- *Ich werde niemals meinen Traumberuf Tierärztin erreichen können, wenn ich die Essstörung nicht hinter mir lasse.*
- *Ich darf nicht mehr den Hobbys nachgehen, die ich liebe, wie z. B. Schwimmen oder Geländelaufen.*
- *Meine Knochen sind schon so brüchig geworden, ich habe bereits in jungen Jahren ein Risiko für Osteoporose.*

Ermutigen Sie die betroffene Person, offen über ihre Ansichten zu sprechen, da ein Gespräch über die vermeintlichen Vorteile und „Tücken" der Krankheit hilfreich sein kann. Möglicherweise werden Sie jedoch enttäuscht sein, denn die Betroffenen werden immer im Zwiespalt sein …

„*Ich habe schreckliche Angst vor Osteoporose.*" Aber dann sagt die betroffene Person möglicherweise im nächsten Atemzug: „*Ich will auf keinen Fall zunehmen.*"

Oder: „*Die Einschränkung, die ich durch meinen verstauchten Knöchel habe, lässt mich daran denken, wie es ist, wenn man Osteoporose hat.*" Dann aber: „*Ich finde, die Menschen, die ihre Anorexie bewältigt haben, sehen fett aus.*"

Es kann für Angehörige sehr schwierig sein, diese gegensätzlichen Aussagen und verwirrenden Gedanken auszuhalten. Sie sind möglicherweise in Versuchung, sich einzumischen und eine Schlussfolgerung zu ziehen, um es dadurch für die Betroffenen leichter zu machen. Versuchen Sie,

Abstand zu wahren und die betroffene Person nicht zu beschwichtigen. Es ist besser, anzumerken, wie verwirrend das alles sein muss.

- *„Ich kann mir vorstellen, dass es sehr frustrierend oder verwirrend sein muss, sich einerseits Sorgen um die Gesundheitsprobleme zu machen, die durch die Erkrankung ausgelöst wurden, und andererseits Angst vor einer Gewichtszunahme zu haben."*
- *„Ich kann verstehen, dass es für dich sehr verwirrend und anstrengend sein muss, sich eine Zukunft auszumalen und Ziele zu setzen, bei denen Essen keine Rolle spielt, und gleichzeitig beim Essen nur die Kalorien und das Fett zu sehen und sich auf die Details zu fokussieren."*

Für die Betroffenen ist es eine unsichere und belastende Zeit: Zuerst sind sie felsenfest von den Vorteilen der Essstörung überzeugt, dann sind sie voller Zweifel, ob die Krankheit wirklich Vorteile bringt. Die Gefühle der Betroffenen schlagen schnell um. Es mag Zeiten geben, in denen eine positive, auf die Zukunft gerichtete Einstellung überwiegt und die Essstörung kritisch betrachtet wird. Dann wird es die „negativen Phasen" geben: Streit über die Größe der Portionen, Kommentare über zu viel Fett, geringes Selbstbewusstsein, Hoffnungslosigkeit usw. Die Situation kann rasch umschlagen, sogar binnen Minuten. Die Betroffenen sind innerlich aufgewühlt. Die Situation kann für Angehörige extrem frustrierend sein. Versuchen Sie, daran zu denken, dass das Hinterfragen und die Unsicherheit, die durch das Nachdenken über die Vor- und Nachteile des Essens oder Nicht-Essens ausgelöst werden, schließlich helfen werden, eine Veränderung zu bewirken.

Betroffene: *„Manchmal hatte ich ein wirklich positives Gespräch mit meiner Mutter – über die Zukunft, meine Pläne, Urlaube, wie ich es schaffen würde, die Krankheit zu überwinden, meinen Wunsch, sie zu bewältigen, usw. Dann, wenn es Zeit für eine Mahlzeit oder einen Snack war, hat sich meine Sichtweise wieder verändert. Ich sah dann auf einmal nur noch die Kalorien und ein Bild von mir – fett wie ein Ballon. In meinem Kopf schwirrten die Gedanken nur darum, wie ich das Essen danach wieder loswerden könnte, wie ich es kompensieren würde. Die plötzliche Kehrtwende war so frustrierend. Ich war doch gerade noch so positiv gestimmt, alles schien möglich zu sein. Und dann?"*

## 2 Abstand durch das ABC-Modell

Das ABC-Modell („Antecedents, Behaviour, Consequences" – „Auslöser, Verhalten, Konsequenzen") ist ein wichtiges theoretisches Instrument, das in der Psychologie angewendet wird, um Verhalten zu verstehen. Um ein Verhalten zu verändern, müssen die **vorausgehenden Bedingungen** („Antecedents"), d. h. jene Auslöser bzw. inneren oder äußeren Bedingungen, die zum jeweiligen **Verhalten** („Behaviour") führen, betrachtet werden. Ebenso werden die **Folgen** („Consequences") des Verhaltens beleuchtet, also entweder, welche positiven inneren oder äußeren Auswirkungen aufgrund des Verhaltens entstehen, oder, welche negativen Konsequenzen verhindert oder vermieden werden. Der Theorie nach wird ein Verhalten durch verschiedene Ereignisse ausgelöst. Menschen bleiben bei einem Verhalten, das eine Art Belohnung mit sich bringt, z. B. ein Ziel zu erreichen oder Aufmerksamkeit zu erlangen.

Lesen Sie noch einmal die „Gründe, die Essstörung zu behalten" in Kästchen 12.1. Welche vorausgehenden Bedingungen (A) können dazu führen, dass jemand die Regeln der Essstörung befolgen möchte? Hier sind ein paar Auslöser – Ihnen fallen möglicherweise noch mehr ein.

**Tab. 12.1: Funktionelle Analyse der Unterernährung**

| Vorausgehende Bedingungen | Konsequenzen |
|---|---|
| **Innere Auslöser**<br>• Angst<br>• Zurückweisung<br>• Emotional aufgewühlt sein<br>• Negative essensbezogene Erinnerungen | **Positive Auswirkungen**<br>• Besondere Fähigkeiten<br>• Kontrolle<br>• Andere sind besorgt<br>• Vermeidung/Unterdrückung von Emotionen |
| **Externe Auslöser**<br>• Reden über das Dicksein<br>• Isolation/Einsamkeit/Zurückweisung<br>• Kritik/Feindseligkeit | **Negative Auswirkungen**<br>• Andere sind verärgert<br>• Folgen der Unterernährung |

Beispiele für Auslöser:

- Emotionale Auslöser: sich wertlos fühlen, unglücklich sein, unzureichend oder ängstlich sein
- Gedankliche Auslöser: Gedanken, die Lebensmitteln eine zusätzliche und ungewöhnliche Bedeutung beimessen

*Die vorausgehenden Bedingungen ändern*

Angehörige können zu Hause oder im Umfeld Bedingungen schaffen, die die Nahrungsaufnahme unterstützen, indem sie zu Hause eine möglichst freundliche Atmosphäre schaffen. Kritik und Feindseligkeiten führen lediglich dazu, Ängste zu schüren, wodurch das Essen schwierig wird. *Auch wenn das Verhalten der betroffenen Person bei den Mahlzeiten frustrierend ist,* bleiben Sie ruhig. Wenn Sie Angst haben oder wütend werden, wird die betroffene Person nur noch ängstlicher oder wütender und es fällt ihr noch schwerer, etwas zu essen. Die betroffene Person wird die Wut/Angst zum Anlass nehmen, den Tisch zu verlassen und das Essen zu verweigern.

Bereiten Sie für das gemeinsame Essen ein möglichst angenehmes Umfeld vor. Vielleicht überlegen Sie sich im Vorfeld auch Themen, die Sie bei Tisch besprechen könnten (z. B. aktuelle Filme im Kino oder Neuigkeiten im Sport). Erzählen Sie der Familie, wie Ihr Tag war, oder ermutigen Sie andere Familienmitglieder, über ihre Aktivitäten zu sprechen. Auch wenn die Gesprächsthemen banal sein mögen, die Gespräche werden für die betroffene Person eine beruhigende Geräuschkulisse im Hintergrund sein.

Um zu verhindern, dass ein unangenehmer oder angespannter Moment der Stille entsteht, könnten Sie vor dem Essen ruhige Musik einschalten und leise im Hintergrund laufen lassen. Sie könnten auch ein Familienmitglied damit beauftragen, z. B. Fragen aus einem Kreuzworträtsel vorzulesen oder über Aktivitäten nach dem Essen oder am Wochenende zu sprechen.

Wenn Sie die Zeit und Energie haben, machen Sie sich die Mühe und decken Sie den Tisch schön; oder vielleicht eignet sich das Wetter auch gut für ein Essen im Freien.

*Ändern Sie Ihr Verhalten, um das Verhalten der betroffenen Person zu ändern*

Um gedankliche Auslöser der Essstörung zu vermeiden, ist Standhaftigkeit notwendig. Das inkludiert:

- **Ruhig sein.** Drücken Sie klar und nachdrücklich aus, was in Ihren Augen passieren soll, und erinnern Sie die Betroffenen daran, was vereinbart wurde.
- **Mitfühlend sein.** Erkennen Sie an, wie schwierig es für die betroffene Person ist, eine andere Sichtweise einzunehmen und etwas zu ändern – insbesondere, wenn das Essen direkt vor ihr steht. Erinnern Sie die betroffene Person jedoch daran, dass Sie eine andere Sichtweise haben. Seien Sie darauf vorbereitet, in Ruhe zu wiederholen, was in Ihren Augen passieren soll.
- **Fürsorglich und besorgt sein.** Bieten Sie an, der betroffenen Person auf jede erdenkliche Weise zu helfen. Fragen Sie die betroffene Person, was ihrer Meinung nach helfen würde.
- **Coaching.** Besprechen Sie mit der betroffenen Person immer wieder, wie ihr Gehirn im Moment auf winzige Details und die Gegenwart konzentriert ist. Erklären Sie, dass es von außen leichter ist, das Gesamtbild und die Zukunft zu sehen, als wenn man selbst an der Essstörung leidet. Es wäre nicht förderlich, an dieser Stelle auf die Details der Ernährung einzugehen. Sie sind daran interessiert, die Lebensqualität zu verbessern. Das ist die Quintessenz. Möglicherweise müssen Sie diese Botschaft mehrmals wiederholen. Bleiben Sie ruhig, freundlich – und konsequent.
- **Nicht in die Rückversicherungsfalle tappen.** Tappen Sie nicht in die Rückversicherungsfalle, z. B. durch Fragen wie *„Das macht mich aber nicht fett, oder?"*. Versuchen Sie, bei neutralen Gesprächsthemen zu bleiben. Versuchen Sie sich im Vorhinein Themen zurechtzulegen, wie Neuigkeiten oder bestimmte Ereignisse. Lassen Sie sich nicht auf die typischen Essstörungsthemen wie Ernährung, Gewicht oder Figur ein.

In Essenssituationen sind ruhige Kommentare, die den Betroffenen als Orientierung dienen, hilfreich:

- *„Es ist nicht hilfreich, wenn du dich auf Details wie Inhaltstoffe, Kalorien oder Portionsgrößen konzentrierst ..."*
- *„Bleiben wir besser bei unserem Plan – wir möchten gerne deine Gesundheit und Lebensqualität verbessern, dazu brauchen wir Nahrung. Wir alle müssen essen, damit wir überleben können."*
- *„Es ist hilfreicher, wenn wir den Blick darauf richten, was wir für dein weiteres Leben erreichen wollen. Lass uns über ... (z. B., was die betroffene Person in den Ferien machen möchte) reden."*
- *„Ich würde mir wünschen, dass es in deinem Leben mehr gäbe als nur das Thema ‚Essen'."*
- *„Statt sich in Details in Bezug auf dein Essen zu verlieren, denken wir besser an deine Beziehung zu anderen Menschen und der Welt. Welchen Film möchtest du dir am Wochenende gerne anschauen? Oder vielleicht können wir ... besuchen."*
- *„Ich weiß, dass es mehr als Essen und Gewicht in deinem Leben gibt. Lass uns nach vorne schauen und überlegen, wie wir dahin kommen."*

*Die Konsequenzen ändern*
Berücksichtigen Sie sowohl innere als auch äußere Auswirkungen.

*Innere Auswirkungen:* Extreme Ängste sind die häufigsten Folgen, wenn die Betroffenen ihre individuellen Essensregeln nicht einhalten können. Im Anschluss an das Essen können diverse kompensatorische Maßnahmen auftreten, z. B. übermäßiger Sport, Erbrechen, Einnahme von Abführmitteln, Rückversicherung suchen und in Gedanken verschiedene Szenarien durchspielen (wie Esseneinschränkungen für später einzuplanen).

Es ist wesentlich, den Betroffenen zu helfen, die intensiven Ängste, die durch das Völlegefühl entstehen, zu bewältigen, *ohne* auf die oben genannten Strategien zurückzugreifen. Wenn Sie also die betroffene Person auf dem Weg zu ausreichendem Essen begleiten, denken Sie daran, dass es nicht mit den Mahlzeiten aufhört. Es kann helfen, Aktivitäten zur Ablenkung nach dem Essen zu planen. Folgende Aktivitäten können das etwa sein: ein gemeinsames Gespräch, ein Puzzle, ein Kreuzworträtsel, gemeinsam ein Buch oder ein Fotoalbum ansehen, einen kurzen Spaziergang im Garten oder um den Häuserblock machen, einen kurzen Nachrichtenüberblick ansehen, einen Film oder eine Fernsehsendung anschauen.

Eine Ablenkung dieser Art sollte nach einer Mahlzeit idealerweise etwa 30 Minuten dauern (15 Minuten nach einem Snack). Danach wird sich die betroffene Person körperlich nicht mehr so voll fühlen und weniger das Bedürfnis haben zu erbrechen/Sport zu machen. Manche Betroffenen sind nach einer Mahlzeit möglicherweise zu angespannt, wütend oder gereizt, um an einer gemeinsamen Aktivität teilzunehmen. Diese Wut kann auf das Essen zurückzuführen sein, aber auch durch Ihre Gegenwart verursacht werden, da Sie die betroffene Person gerade davon abhalten, eine kompensatorische Maßnahme umzusetzen. Sie wird sehr wahrscheinlich die Wut direkt gegen Sie richten. Vielleicht können Sie die betroffene Person dazu anhalten, die Frustration auf andere Weise abzulassen: in ein Kissen boxen, etwas zeichnen, malen oder aufschreiben, wie sie oder er sich fühlt. Nach den Mahlzeiten ein Tagebuch zu führen, könnte der betroffenen Person helfen, den Hass und die Unzufriedenheit mit sich selbst und dem Leben in Worte zu fassen. Wie fühlt die betroffene Person sich durch die Mahlzeit und warum? Denken Sie daran, dass viele, wenn nicht sogar alle Menschen, die an einer Essstörung leiden, Schwierigkeiten mit Emotionen haben und es für sie eine beträchtliche Herausforderung ist, Gefühle zu identifizieren und auszusprechen.

- *„Ich würde dir gerne helfen, diese Ängste nach den Mahlzeiten zu überwinden. Ich weiß, wie quälend es für dich ist, dem zwanghaften Verlangen nach … zu widerstehen. Denk daran, dass wir uns das Ziel gesetzt haben, 30 Minuten lang durchzuhalten. Wie kann ich dir dabei helfen? Sollen wir eine Runde spazieren gehen und du erzählst mir, wie dein Tag war?“*
- *„Ich sehe, wie sehr du dich durch die Mahlzeit gestresst fühlst. Ich weiß, dass du wütend und ängstlich bist. Wenn du deine Gedanken vielleicht nicht erklären oder darüber sprechen kannst, könntest du sie dann vielleicht aufschreiben? Sie irgendwie herauszulassen kann dir helfen, dich körperlich nicht so voll zu fühlen, weil dadurch ein bisschen von der emotionalen Last abfällt, die du im Moment mit dir herumträgst.“*

*Äußere Auswirkungen:* Es ist wichtig, dass ein Essverhalten, das den Regeln der Essstörung folgt, nicht gelobt oder als angemessen bewertet wird.

Das folgende Beispiel soll dies veranschaulichen. Es beschreibt, wie „belohnende" oder „nicht belohnende" Reaktionen auf das Verhalten der betroffenen Person analysiert werden können:

> *Tanjas Mutter Susanne saß während der Mahlzeiten immer neben Tanja und stellte sicher, dass sie aufaß.*

(Das ist ein gutes Beispiel dafür, wie dem normalen Verhalten der Tochter Aufmerksamkeit geschenkt wird. → Es wird der „gesunde" Anteil in der Tochter, der weiß, dass essen zum Überleben notwendig ist, durch Aufmerksamkeit gestärkt.)

> *Nach den Mahlzeiten zog sich Tanja unter Tränen in ihr Zimmer zurück. Susanne folgte ihrer Tochter, umarmte sie und versuchte, sie zu trösten.*

(Die Aufmerksamkeit könnte eine Belohnung und/oder Verstärkung des anorektischen Essverhaltens sein. → Es ist nicht der „gesunde" Teil der Person, die durch das Essen gestresst ist, sondern das „anorektische Biest".)

> *Susanne und ihr Ehemann David analysierten die Situation. Sie beschlossen, dass Susanne die Tränen nach der Mahlzeit ignorieren sollte. Als Tanja sich wieder beruhigt hatte, suchten sie das Gespräch und boten ihr an, in Zukunft nach dem Essen gemeinsam Zeit zu verbringen, um sie von dem Unwohlsein abzulenken, z.B. eine kleine Runde spazieren zu gehen, eine Fernsehsendung anzusehen usw.*
> *Nach der Mahlzeit erinnerte Susanne Tanja daran, dass sie spazieren gehen wollten. Susanne bemerkte, dass Tanja nicht so lange weinte, wenn sie das Weinen ignorierte. Sie stellte auch fest, dass Tanja sich während ihrer gemeinsamen Zeit mehr öffnete.*

Denken Sie daran, dass Belohnung durch Ihre Aufmerksamkeit und Fürsorge die stärksten Motivatoren sind. Zum Beispiel:

- *„Wenn wir mit dem Essen fertig sind, könnten wir ein bisschen an der Collage weiterarbeiten/handwerkeln/basteln."*
- *„Wenn du damit fertig bist, könnten wir zusammen einen Spaziergang machen."*
- *„Es ist schwierig, nicht an den Schmerz zu denken, aber lassen wir ihn für einen Moment beiseite. Stell dir vor, du schiebst ihn für eine Weile in deine große Zehe, während wir zusammen ein Spiel spielen/uns diese Sendung zusammen ansehen ..."*
- Oder ...?

(Durch gemeinsame Gespräche wird jede Familie unterschiedliche Lösungen und Ideen finden, die zu den Betroffenen passen.)

## D. Veränderung des Essverhaltens und Essenspläne

### Wahlmöglichkeiten

Die Wahl, zu essen oder nicht zu essen, gibt es nicht. Man kann den Betroffenen jedoch die Wahl lassen, *wo* sie ihr Mittagessen oder ihren Snack essen: *„Würdest du lieber im Garten oder drinnen essen? Oder möchtest du zu Mittag picknicken?"* Innerhalb vorgegebener Grenzen können Sie auch zur Wahl stellen, *wann* gegessen wird: *„Würdest du lieber um 3 Uhr oder um 4 Uhr essen?"* Und auch *mit wem*. Außerdem hat die betroffene Person noch die Möglichkeit, auszusuchen, *was* sie isst (beachten Sie – *was*, aber nicht *ob* sie etwas isst). Geben Sie zwei oder drei Wahlmöglichkeiten vor: *„Möchtest du als Zwischenmahlzeit lieber Joghurt, Toast oder einen Smoothie?"*

### Regelgeleitetes Essverhalten verändern

Es ist wichtig, dass die Familie bezüglich der Themen rund um das Essen zusammenarbeitet. Das ist nicht einfach, da verschiedene Persönlichkeiten unterschiedliche Herangehensweisen haben. Außerdem können Familienmitglieder eigene Probleme mit dem Essen haben, auch wenn diese nicht offen sichtbar sind. In den Medien stehen Körperbild, Figur, Gewicht und „gesunde Ernährung" oft im Fokus. Viele Menschen machen regelmäßig Diäten oder „achten darauf, was sie essen". Es ist schwierig für die betroffene Person, wieder einen normalen Bezug zum Essen herzustellen, wenn andere Familienmitglieder (zu) sehr auf ihre eigene Figur und ihr Gewicht achten. Zusätzlich werben Verpackungen in Supermärkten oft groß mit „kalorienbewusster Ernährung" – *„nur 100 kcal pro Stück!", „reduzierter Fettgehalt!", „99 % Prozent weniger Fett!"*. Es ist kontraproduktiv, solche Verpackungen sichtbar für die Betroffenen aufzubewahren, wenn diese gerade zunehmen sollen. Besprechen Sie gemeinsam in der Familie, wo Sie welche Produkte aufbewahren und ob die Verpackungen von solchen Lebensmitteln entfernt werden. Außerdem sollte auch über das Essverhalten anderer Familienmitglieder gesprochen werden. Eventuell zeigt noch jemand Verhaltensweisen, die verändert werden sollten. Es ist schwierig, das einzuschätzen, da die Grenzen zwischen den Symptomen einer Essstörung und „normalem" Essverhalten oft verschwimmen. Essstörungen können leicht einen Keil in Familien treiben, daher ist es wichtig, dass es eine gemeinsame Haltung in der Familie gibt.

## Planen

Wenn die betroffene Person die gemischten Gefühle bezüglich einer Veränderung überwunden und das Stadium der Handlung erreicht hat (siehe Kapitel 7), können Sie beim Aufstellen von detaillierten Plänen und bei deren Umsetzung helfen. *Wichtig ist,* dass der betroffenen Person schon vorher bewusst ist, dass sie sich auf Ihre Hilfe und Unterstützung verlassen kann. Möglicherweise war sie davor noch nicht bereit dafür, doch wenn sie das Stadium der Handlung erreicht hat, können Sie *gemeinsam* planen und diskutieren, wie Veränderungen umgesetzt werden können. Denken Sie daran, dass Rückschritte jederzeit auftreten können, da die Motivation zur Veränderung und die Tatkraft schwanken können. Manchmal wird die Essstörung wieder stärker und die betroffene Person fällt im Veränderungsprozess auf ein früheres Stadium der Erkrankung zurück (siehe Kapitel 7). Seien Sie darauf vorbereitet.

### 1 Planen – Zeit für Diskussionen

Essen bedeutet für die betroffene Person, sich mit Ängsten auseinanderzusetzen. Das heißt, es ist hilfreich, eine Hierarchie von Essenszielen zu erstellen und jedes einzelne Ziel hinsichtlich der Angst, die es auslöst, einzuschätzen. Danach können die Ziele der Reihe nach abgearbeitet werden, wobei mit jenem gestartet wird, das am wenigsten Angst auslöst. Es wird erst zum nächsten Ziel weitergegangen, wenn die erwartete Angst sich gelegt hat. Die Tabelle 12.2 zeigt ein Beispiel einer solchen Rangordnung.

**Tab. 12.2: Eine Angsthierarchie**

| Ziel | erwartete Angst (0–100) | tatsächliche Angst (0–100) |
|---|---|---|
| In einem Restaurant essen | 99 | |
| Sich mit Freudinnen und Freunden auf einen Kaffee und eine Stück Kuchen treffen | 90 | |
| Mit meiner Schwester in einem Café eine Tasse Tee trinken | 85 | |
| Gemeinsam mit meiner Familie und meiner Tante essen | 75 | |
| Gemeinsam mit meiner Familie ein Sandwich essen | 65 | |
| Gemeinsam mit meiner Familie Obst essen | 60 | |

**Wichtig!**

- Gehen Sie ein Problem nach dem anderen an.
- Zerlegen Sie schwierige Probleme in kleinere Schritte.
- Gehen Sie in Gedanken den Plan im Detail durch. Üben Sie knifflige Schritte, wenn möglich, bereits im Vorfeld durch gemeinsame Gespräche innerhalb der Familie oder mit engen Freundinnen und Freunden.

- Nehmen Sie die Angst wahr. Denken Sie daran, dass Angst unter den richtigen Umständen eine natürliche und nützliche Reaktion ist.
- Wenn die Essstörung überhandnimmt und die betroffene Person sich weigert, die geplante Mahlzeit zu essen, dann denken Sie daran, dass jeder Fehler eine Chance ist: Vielleicht war das gesetzte Ziel noch zu anspruchsvoll, und Sie sollten vielleicht mit etwas Leichterem starten. Vielleicht können Sie es mit mehr Unterstützung schaffen ... Fragen Sie nach! *Geben Sie nicht auf, irgendwann werden Sie Erfolg haben.*
- Wenn es gelungen ist, ein Ziel zu erreichen, machen Sie den nächsten Schritt in der Angsthierarchie und gehen die nächste Herausforderung an.

Es ist wichtig, dass Sie in dieser Phase genau planen. Die betroffene Person muss sich sicher fühlen und wissen, wann und wie die Pläne umgesetzt werden. Die Essstörung wird zurückkommen, wenn Sie versuchen, zu viel auf einmal zu verändern. Denken Sie daran, dass es sich für die Betroffenen so anfühlt, als würde ihnen ihr Sicherheitsnetz „weggezogen" und ihre emotionale Stütze und wichtigste Vertraute „weggenommen". Konkrete Essenspläne sind besonders wichtig, wenn ein hohes medizinisches Risiko vorliegt und sich in der Behandlung wenig weiterbewegt. Je nach Gesundheitszustand der betroffenen Person haben Sie vielleicht bereits große Pläne, die betroffene Person jedoch noch keinen einzigen.

Das übergeordnete Ziel ist, die Betroffenen zu unterstützen, ein gesundes Gewicht zu erreichen. Wissenschaftliche Studien zeigen, dass eine Heilung nur eintreten kann, wenn sich die Betroffenen in einem normalen Gewichtsbereich befinden. Dies wurde in den offiziellen Richtlinien zur Behandlung der Anorexie festgehalten. Das Ziel ist ein BMI zwischen 19,5 $kg/m^2$ und 25 $kg/m^2$ (im Erwachsenenalter). Dieses Gewicht wird angestrebt, weil

- das Risiko eines Rückfalls gesenkt wird
- Kurz- und Langzeitfolgen reduziert werden
- das Auftreten von Essanfällen reduziert wird
- die Veränderungen im Gehirn, die impulsives oder selbstverletzendes Verhalten usw. verursachen, reduziert werden
- die Veränderungen im Gehirn, die wetteiferndes, aggressives, gereiztes Verhalten usw. verursachen, reduziert werden

- die Veränderungen im Gehirn, die übermäßige sportliche Aktivität usw. verursachen, reduziert werden.

Ohne Gewichtszunahme wird es für Betroffene fast unmöglich sein, essstörungsbezogene Verhaltensweisen (soziale Isolation, Schwierigkeiten in der Emotionsverarbeitung, rigider Denkstil, depressive Stimmungslage) zu reduzieren. Wenn die Betroffenen die Regeln der Essstörung weiterhin befolgen und der körperliche Zustand weiterhin beeinträchtigt ist, bleiben sie im Kreislauf der Essstörung gefangen, mit allen Konsequenzen, die bei Untererenährung und bei hohem Stress auftreten.

Es kann dauern, bis Fortschritte sichtbar werden. Sie wissen, dass Sie Fortschritte machen, wenn die Hände und Füße der Betroffenen wärmer werden.

Der nachfolgende Textabschnitt gibt Ihnen ein paar Hinweise, wie und was Sie besprechen sollten, wenn Sie gemeinsam planen.

*(a) Regeln benennen:* Gehen Sie mit der betroffenen Person durch, wie ein ganzer Tag aussehen könnte, wenn sie mehr Verantwortung für die eigene essensbezogene Gesundheit übernimmt. Schlagen Sie zusätzlich die Idee vor, sukzessive alle essensbezogenen Regeln aufzuweichen (siehe die Seiten 185 und 186 in diesem Kapitel für Beispiele). Die betroffene Person will möglicherweise diese sehr persönlichen Regeln nicht mit Ihnen besprechen. Hinzu kommt, dass sie sich vielleicht lächerlich und verlegen fühlt und skeptisch ist, ob das Gespräch einen Nutzen bringt. Ermutigen Sie die betroffene Person trotzdem und weisen Sie darauf hin, dass eine Veränderung nur dann möglich ist, wenn die Regeln besprochen werden. Erinnern Sie die betroffene Person daran, dass Sie da sind, wenn sie versucht, Rituale und Regeln zu durchbrechen, und sie unterstützen, wenn die Angst zu groß wird.

Sie könnten das Gespräch folgendermaßen beginnen:

- *„Ich wüsste gerne, wie ein Tag aussieht, an dem du die Verantwortung für deine Gesundheit übernimmst. Ich würde dich bitten, es dir so vorzustellen, als würdest du einen Film planen, also so, dass du dir jede Tätigkeit genau vorstellst und gemeinsam mit mir durchplanst. Lass uns mit dem Aufstehen beginnen ... Jetzt machen wir mit dem Frühstück weiter."*

- *„Menschen mit Essstörungen haben normalerweise viele Regeln rund ums Essen. Kannst du mir vielleicht von den Regeln erzählen, die du für dich aufgestellt hast?"*
- *„Es mag beängstigend für dich sein, die Regeln nicht zu befolgen. Welche gehen wir als Erstes an? Welche Regel könntest du am ehesten weglassen?"*

Sie könnten dann diskutieren, wie Sie die Regeln Stück für Stück verändern können. Es ist vielleicht hilfreich, die Regeln in eine Reihenfolge zu bringen, die leichten Regeln zuerst zu verändern und schwierige Regeln später anzugehen.

*(b) Kompensatorische Maßnahmen und Rückversicherungen:* Es könnte auch hilfreich sein, kompensatorische Maßnahmen (siehe die Seiten 185 und 186 in diesem Kapitel) anzusprechen. Das können z. B. beschwichtigende oder neutralisierende Gedanken sein, die die betroffene Person beruhigen und die ihr versichern, dass sie aufgrund sozialer Gegebenheiten essen musste – beispielsweise um Sie zufriedenzustellen. Ihr Ziel könnte es sein, diese beschwichtigenden oder neutralisierenden Gedanken in konstruktive Gedanken zu verändern:

- *„Wahrscheinlich hast du deine eigene Art, dich zu beruhigen, wenn du dich von anderen gezwungen fühlst, deine eigenen Regeln zu brechen. Könntest du mir bitte erzählen, wie du das machst?"*
- *„Es ist ein Problem, dass du dich so auf Details konzentrierst und somit das Gesamtbild nicht siehst, so als würdest du den Wald vor lauter Bäumen nicht sehen. Es muss wirklich schwer sein, wenn dich die Essstörung dazu bringt, alle möglichen Regeln in Bezug auf das Essen zu befolgen. Aber wenn du nichts isst, dann bist du nicht stark genug, um gewisse Dinge zu machen – zum Beispiel hast du mir erzählt, dass du gerne als … arbeiten würdest."*

### 2 Planen – ein schriftlicher Veränderungsplan

Erarbeiten Sie einen klaren Veränderungsplan, indem Sie die Überschriften aus Tabelle 12.3 auf ein Blatt Papier schreiben. Sie können auch die essensbezogenen Regeln und/oder kompensatorischen Maßnahmen aufschreiben, von denen Ihnen die betroffene Person erzählt hat und die sie gerne verändern möchte.

Hilfreich ist es, wenn diese Pläne alle „heiklen" Themen rund ums Essen abdecken, wie z. B. Mahlzeiten, Essen, Einkaufen und die Zubereitung. Die Gliederung hat das Ziel, jedes Szenario im Detail durchzugehen. Reden Sie darüber, was notwendig ist, um diese Pläne umzusetzen, welche Hilfe benötigt wird und wer unterstützen kann. Halten Sie alles schriftlich fest.

**Tab. 12.3: Essensveränderungsplan**

| | |
|---|---|
| Folgendes möchte ich bzgl. meiner Ernährung verändern: | ____________________ |
| Die wichtigsten Gründe, warum ich diese Veränderung machen möchte, sind: | ____________________ |
| Diese Schritte plane ich dafür zu ändern: | ____________________ |
| So können mir andere Menschen helfen: | Person: ______________<br>Möglichkeiten zur Unterstützung:<br>____________________ |
| Ich weiß, dass mein Plan funktioniert, wenn: | ____________________ |
| Dinge, die mir in die Quere kommen könnten: | ____________________ |

Machen Sie der betroffenen Person immer wieder klar:

> *„Alle Lebewesen brauchen Energie, um zu leben, daher müssen alle Menschen essen. Es gibt keine andere Wahl, wir müssen essen, um zu leben."*

Entscheidend ist, den Plan gemeinsam mit der betroffenen Person zu *überprüfen* und zu *überdenken*. Tun Sie das *außerhalb der Mahlzeiten*. Der schriftliche Veränderungsplan kann zur Ermittlung von Erfolgen, Fortschritten oder Problemen herangezogen werden. Es kann nochmals durchdacht werden, wo und warum es Probleme gab, was gelernt wurde, und es können mögliche Anpassungen für die Zukunft vorgenommen werden. Nachdem Sie mit der betroffenen Person diese Veränderung im Essensplan umgesetzt haben, versuchen Sie folgende Fragen gemeinsam zu besprechen:

- Was ist mir aufgefallen, als ich mich dafür entschieden habe, etwas zu verändern?
- Was kann ich aus dieser Erfahrung lernen?
- Was plane ich fürs nächste Mal?

## Informationen zum Essen

*Das Ziel ist es, den Gewichtsverlust umzukehren, indem schrittweise die Nahrungsmenge erhöht wird.* Dies funktioniert am besten, indem kleine Mahlzeiten/Snacks in den regulären Tagesablauf eingebaut werden:

- Wenn das medizinische Risiko sehr groß ist, wird in der ersten Phase (3–7 Tage) leichte Kost empfohlen, z. B. wenig Ballaststoffe, Schonkost mit 30–40 kcal/kg/Tag in Form von kleinen Portionen, verteilt über den ganzen Tag. Die Gesamtsumme entspricht ca. 1000 kcal. In manchen Fällen wird Flüssignahrung eher angenommen als normales Essen.
- Das endgültige Ziel sollte eine normale Nahrungsaufnahme sein (ca. 2000–2500 kcal oder mehr, je nach individueller Größe, Aktivitätslevel, Grundumsatz, Klima usw.) – inklusive Nahrungsergänzungsmitteln zur Kompensation des geringen Gewichts. Ungefähr 500 kcal pro Tag werden zusätzlich benötigt, um 1 kg pro Woche zuzunehmen (dies hängt jedoch vom BMI und der körperlichen Aktivität ab). Insgesamt 2500–3000 kcal pro Tag werden benötigt, um ein normales Körpergewicht wiederherzustellen. Während einer stationären Aufnahme nehmen Betroffene bis zu 3000–3500 kcal zu sich.
- Expertinnen und Experten im Essstörungsbereich empfehlen Betroffenen, im Rahmen einer ambulanten Behandlung durchschnittlich 0,5 kg/Woche und im Rahmen einer stationären Behandlung 1 kg/Woche zuzunehmen. Ein allgemein ersichtlicher Trend in der Gewichtszunahme ist jedoch wichtiger als die detaillierten wöchentlichen Resultate.
- Viele Angehörige sind überrascht, wie schwierig es ist, die für eine Gewichtszunahme benötigte Kalorienmenge durchgehend und konstant

zu essen. Die Betroffenen müssen eventuell ermutigt und/oder angeleitet werden, die körperliche Bewegung einzuschränken, sodass ein „exzessiver Kalorienverbrauch“ vermieden wird.

- Für eine kontinuierliche Gewichtszunahme ist es notwendig, dass am Tag drei volle Mahlzeiten (inklusive zweier Nachspeisen) und drei Zwischenmahlzeiten gegessen werden (abhängig von Alter, Geschlecht und BMI). Aus psychologischen und physiologischen Gründen ist es für die Betroffenen angenehmer, das Essen über den Tag zu verteilen. Ein einheitlicher Zeitplan muss dafür erstellt und diszipliniert eingehalten werden.
- Es ist unrealistisch, von Betroffenen zu erwarten, dass sie den neuen Essensplan von Beginn an einhalten und ihr Essverhalten (Gewohnheiten, Portionsgrößen, Lebensmittel usw.) grundlegend ändern können, vor allem, weil für Betroffene Veränderungen schwierig sind. Ein regelmäßiger Plan (wie drei Hauptmahlzeiten und drei Zwischenmahlzeiten) muss sukzessive, über mehrere Wochen hinweg, schrittweise aufgebaut werden. Zum Beispiel können mit den Betroffenen zunächst nur halbe Portionen und kleinere, dafür aber regelmäßige Mahlzeiten vereinbart werden.
- Manche Menschen bevorzugen es, normale Mahlzeiten mit der Familie zu essen und die zusätzlich notwendige Nahrung in Form von hochkalorischer Flüssignahrung zu sich zu nehmen. Diese kann wieder weggelassen werden, sobald das Normalgewicht erreicht wurde. Das beruhigt die Betroffenen oft sehr. Als Zusatznahrung kann hochkalorische Trinknahrung verwendet werden. Eine weitere Möglichkeit besteht darin, Milchshakes, Smoothies auf Joghurtbasis oder Milchgetränke – z. B. Trinkjoghurt – zusätzlich zu den Mahlzeiten zu trinken. Einige Betroffene bevorzugen diese Produkte, da sie wie ein Teil der medizinischen Behandlung wirken und daher akzeptabler sind.
- Die Einnahme von Multivitamin-Präparaten und Mineralstoffen in der für Erwachsene vorgeschriebenen Dosis wird außerdem empfohlen. Präparate für Kinder sind oftmals leichter einzunehmen, da die Tabletten kleiner sind.
- Versuchen Sie zu verhindern, dass die betroffene Person große Mengen von Früchten und Gemüse isst und damit „den Magen füllt“. Manche

Betroffene habe sich eine solche Ernährung angewöhnt. Diese sollte schrittweise verändert werden.
In der Phase der Gewichtszunahme tragen Obst und Gemüse zwar nicht wesentlich zur Gesamtkalorienzufuhr bei, die betroffene Person gewöhnt sich aber dadurch an eine gesunde und ausgewogene Ernährung. Obst (auch Bananen) sollte als „Extra-Mahlzeit“ und nicht als Zwischenmahlzeit oder Nachspeise gegessen werden. Um Missverständnisse zu vermeiden, sollten diese Regeln der betroffenen Person klar mitgeteilt werden. Vielleicht können Sie ihr raten, während der Phase der Gewichtszunahme nicht mehr als ein Stück Obst pro Tag zu essen (zusätzlich zu zwei faustgroßen Portionen Gemüse beim Mittagessen, zwei faustgroßen Portionen Gemüse beim Abendessen und verarbeitetes Obst in Kombination mit anderen Nahrungsmittelgruppen wie Obstsalat mit Eis oder Vanillepudding mit Apfelstückchen).

- Versuchen Sie außerdem zu verhindern, dass die betroffene Person übermäßig viel Flüssigkeit trinkt, um „den Magen zu füllen“ oder das Erbrechen nach dem Essen leichter zu ermöglichen. Unterstützen Sie sie dabei, zum Essen nicht mehr als zwei oder drei Gläser (200 ml) Wasser zu trinken und jeweils nur ein Glas zu den Zwischenmahlzeiten. Kohlensäurehaltige Getränke sollten am besten vermieden werden, Koffein sollte nur in Maßen konsumiert werden.
- Lassen Sie sich nicht dazu drängen, fettfreie, kalorienarme oder „Light“-Produkte zu kaufen. Manche Fette sind wichtig für die Gesundheit. Fisch, Nüsse und Samen enthalten essentielle Fettsäuren, die für das Wachstum und die Genesung notwendig sind.
- Es kann manchmal hilfreich sein, die Gewichtszunahme nicht mit Lebensmitteln zu beginnen, die Angst machen, weil sie große oder unbekannte Mengen Kalorien enthalten. Die Angst der betroffenen Person kann gelindert werden, wenn zwischen den Hauptmahlzeiten Zwischenmahlzeiten gegessen werden, die mit Nährwertangaben gekennzeichnet sind. Das Ziel wäre, solche strengen und einschränkenden Regeln schrittweise zu reduzieren.
- Um das Gewicht mit maximaler Geschwindigkeit (aber psychisch aushaltbar) zu erhöhen, folgt nun ein Beispiel-Tagesplan, der in einer Essstörungsstation eines Krankenhauses zusammengestellt wurde. Natürlich sind Änderungen möglich, und die Grundstruktur kann an die

Bedürfnisse der betroffenen Person angepasst werden. Die Größe und auch die Regelmäßigkeit der Hauptmahlzeiten und Zwischenmahlzeiten müssen möglicherweise über einen Zeitraum von mehreren Wochen schrittweise aufgebaut werden.

**Frühstück** – 30–40 g Zerealien (Cornflakes, Müsli oder zwei Weetabix) mit 200 ml Milch (Halbfett- oder Vollmilch) und zwei Scheiben Brot mit zwei Portionen Margarine/Butter (kleine Packungen, wie jene, die in Restaurants/Hotels ausgegeben werden) und zwei Portionen Marmelade/Honig (wieder wie in Hotels) *oder* zwei Scheiben Toast mit Erdnussbutter.

**Vormittagsjause/Zwischenmahlzeit 1** – im Ausmaß von ca. 200 kcal. Der Inhalt könnte beispielsweise bestehen aus: einem Müsliriegel (unterschiedliche Sorten), einem Gebäck/Toast mit Butter und Marmelade, Kipferln oder Keksen (normalerweise 3–4), einem Joghurt mit normalem Fettgehalt, einem Smoothie, Milchreis, Joghurtdrink, einem Päckchen Nuss-Frucht-Mischung usw.

**Mittagessen** – ein Sandwich (zwei dicke Scheiben Brot mit Butter oder Mayonnaise) mit einer eiweißhaltigen Füllung (Thunfischaufstrich, Eiaufstrich, Käse, Schinken, Huhn usw. und Salat) *oder* eine Portion Eiweiß (Hühnerbrust, eine halbe Dose in Öl eingelegten Thunfisch, ein Makrelenfilet, zwei dicke Scheiben Schinken usw.) und eine Portion Kohlehydrate (ca. 4 Esslöffel oder 2 große Schöpflöffel), wie Reis, Couscous, Nudeln, vier Stück frische Kartoffeln, eine in der Größe entsprechende Ofenkartoffel oder eine Portion Brot. Wenn Sie an einen normalen Mittagsteller denken, dann versuchen Sie sich vorzustellen, dass eine Portion Eiweiß und eine Portion Kohlehydrate jeweils ein Viertel des Tellers ausfüllt. Der restliche Platz bleibt für Gemüse übrig.

**Nachspeise** – ein Smoothie, ein Milchshake, eine Portion Vanillepudding mit Apfelstücken, Obstsalat mit Eis, ein Stück Kuchen usw.

**Nachmittagsjause/Zwischenmahlzeit 2** – gleich wie Vormittagsjause

**Abendessen** – gleich wie Mittagessen

**Nachspeise** – gleich wie zu Mittagessen
**Abendjause/Zwischenmahlzeit 3** – gleich wie Vormittagsjause

- Es ist hilfreich, das Essen für den Tag bereits vorab zu planen, um in stressigen Situationen Unsicherheit und das Treffen von schnellen Entscheidungen zu vermeiden. Vielleicht gelingt es auch, gemeinsam einen wöchentlichen Menüplan zu erstellen, dem sowohl der/die Angehörige also auch die betroffene Person zustimmen. Es kann wichtig sein, die Regel aufzustellen, dass nach dem Schreiben, Vereinbaren und Aufhängen des Plans (zum Beispiel in der Küche) *keine* Änderungen mehr vorgenommen werden dürfen, *weder* durch die betroffene Person *noch* durch Sie selbst.
- Vermerken Sie Erfolge bei den Mahlzeiten in den Wochenplänen. Diese können Sie bei der nächsten Besprechung nutzen.

Die einzige Möglichkeit, zu beurteilen, ob ein Plan angemessen ist, besteht darin, die Auswirkungen auf das Gesundheitsrisiko zu verfolgen. (Denken Sie daran, dass man sich nicht allein auf das Gewicht verlassen kann. Es ist hilfreich, medizinische Expertinnen und Experten zu konsultieren.)

*Das oberste Ziel ist,* in Gesellschaft zu essen und Mahlzeiten als geselliges Miteinander zu sehen. Wie sehr das gelingt, ist individuell verschieden, es ist vielleicht notwendig, in kleinen Schritten auf dieses Ziel hinzuarbeiten – Sie könnten vielleicht damit starten, dass die betroffene Person eine Zwischenmahlzeit, die sie gerne mag, in ein Kaffeehaus mitnimmt und Sie dort gemeinsam einen Kaffee trinken. Das nächste Mal können Sie die betroffene Person vielleicht schon dazu ermutigen, unterwegs eine Zwischenmahlzeit zu kaufen oder im Kaffeehaus etwas zu bestellen.

Es ist auch hilfreich, verschiedene Speisen an unterschiedlichen Orten zu verschiedenen Uhrzeiten zu essen, damit die betroffene Person flexibler wird. Am Anfang reicht es auch, ein Sandwich und eine Nachspeise (oder etwas Verpacktes wie ein Joghurt oder einen Smoothie) in einem Supermarkt zu kaufen und draußen ein Picknick zu machen.

Es kann die Angst der betroffenen Person senken, Mahlzeiten genau zu planen. Es kann z.B. helfen, die Speisekarte im Internet anzusehen oder vorher einmal die Speisekarte des Restaurants zu besichtigen. Versuchen Sie jedoch, Speisekarten mit Kalorienangaben zu vermeiden, da die Essstörung die persönlichen Vorlieben der Person so gut wie immer übertrumpft. Sie können der betroffenen Person auch bei der Entscheidungsfindung helfen. In größeren Dörfern und Städten gibt es mittlerweile viele Restaurantketten, in denen es überall dieselben Speisen und Getränke gibt. Eventuell findet die betroffene Person einige „sichere" Lokale für sich, die ihr mit der Zeit vertraut sind und wo sie sich wohlfühlt. Beruhigen Sie die betroffene Person, wenn sie eine Zutat in einer Speise beim ersten Besuch in einem neuen Restaurant abschreckt – die Speise kann auch ohne diese Zutat bestellt werden.

TRY IT **WAS KANN ICH TUN?**

Vielleicht wollen Sie sich noch mehr über Ernährung und Gewichtszunahme informieren. Es gibt zusätzlich zu Empfehlungen rund um das Thema „Essstörungen" auch allgemeine Empfehlungen für Ernährung.

- Ernährungsrichtlinien für Erwachsene (2006): www.nice.org.uk (auf Deutsch: https://www.dge.de/ernaehrungspraxis/vollwertige-ernaehrung/ernaehrungskreis/)

Die British Nutrition Foundation (www.nutrition.org.uk) bietet Informationen zum Thema „Gesundes, ausgewogenes Essverhalten" und Gruppen zum Thema „Ernährung" an (auf Deutsch: oege.at/index.php/bildung-information/empfehlungen).

**ZUM NACHDENKEN**

1. Je früher regelmäßiges Essen besprochen wird und die Betroffenen ruhig und beständig zur Veränderung motiviert werden, z. B. einem gesunden Essensplan zu folgen, desto kürzer ist der Krankheitsverlauf.
2. Nach jedem neuen Schritt/jeder neuen Veränderung, die die Betroffenen gemacht haben, ist es wichtig, sich gemeinsam zu überlegen:
   - Was ist mir aufgefallen, als ich begonnen habe, mein Essverhalten zu verändern?
   - Was kann ich aus dem Experiment lernen?
   - Was kann ich nächstes Mal versuchen?

## E. Unterstützung beim Essen

Wenn die Betroffenen nicht selbst die Verantwortung für ihre Ernährung übernehmen können, brauchen sie dabei Unterstützung. Im folgenden Absatz finden Sie Vorschläge und Ideen, wie Sie als Angehörige damit umgehen könnten. Im Idealfall wird diese Entscheidung gemeinsam mit den Betroffenen gefällt, sodass strengere Maßnahmen zum Schutz der Gesundheit, wie eine stationäre Aufnahme oder eine Unterbringung nach dem Unterbringungsgesetz, verhindert werden können.

Der Vergleich, dass bei anderen Krankheiten unangenehme therapeutische Maßnahmen notwendig sind, könnte hilfreich sein. *Essen ist für die Betroffenen wie Medizin, die gebraucht wird, um gesund zu werden.* Beim Gesundwerden haben die Betroffenen vielleicht das Gefühl, dass manche Nahrungsmittel (wie Medikamente) Nebenwirkungen haben oder schwierig einzunehmen sind. Es erfordert von Angehörigen oft große Anstrengungen, die Betroffenen dabei zu unterstützen, diese Abneigung zu überwinden.

### Ideen, wie Sie die betroffene Person in Essenssituationen unterstützen können

Nachfolgend sind die zentralen Fertigkeiten beschrieben, die notwendig sind, um Betroffene beim Essen zu unterstützen und ihnen dabei zu helfen, ihr regelgeleitetes Essverhalten zu verändern:

1. **Planen Sie das Essen im Voraus.** Wenn möglich, nehmen Sie sich die Zeit, gemeinsam zu visualisieren, was geschehen wird (schreiben Sie gedanklich ein „Drehbuch"). Während des Essens sind dann folgende Phrasen eventuell hilfreich:
   - *„Wir haben den Plan gestern besprochen."*
   - *„Wir haben beschlossen, dass wir während des Essens nicht vom Plan abweichen werden."*
   - *„Erinnere dich daran, wir diskutieren den Essensplan und die Ziele außerhalb der Mahlzeiten, nicht während des Essens."*
   - *„Wir haben beschlossen, dass wir den Essensplan und die Ziele das nächste Mal am … besprechen werden."*

- *„Du kannst dir jetzt alles aufschreiben, was du sagen möchtest, und das zur nächsten Besprechung mitbringen."*

2. **Setzen Sie angemessene Ziele.** Möglicherweise müssen Sie mit einer gemeinsamen Zwischenmahlzeit starten und dann darauf weiter aufbauen.

3. **Realisierbarer Erfolg.** Nichts motiviert mehr als Erfolg. Also starten Sie mit Zielen, die erreichbar sind. Beachten Sie jedoch, dass Sie sich nicht zu niedrige Ziele setzen, da Sie dann kein Erfolgserlebnis haben werden – gemeinsame Gespräche und eine genaue Planung sind die Schlüssel zum Erfolg.
   Versuchen Sie sich schon vor dem gemeinsamen Gespräch auf mögliche schwierige Themenbereiche vorzubereiten. Arbeiten Sie heraus, was Sie sagen wollen, und verwenden Sie Ihre eigenen Worte, um darauf hinzuweisen, wenn es nicht gelingt, auf die vereinbarten Ziele oder eine Gewichtszunahme hinzuarbeiten. In diesem Fall ist vielleicht eine stationäre Aufnahme oder eine Einschränkung der körperlichen Bewegung notwendig, um die Gesundheit nicht zu gefährden. Das Ziel sollte sein, dass die betroffene Person beginnt, eine der geplanten Veränderungen auszuprobieren. Denken Sie an folgendes Sprichwort: „Der sicherste Weg zum Erfolg ist immer, es noch einmal zu versuchen."

4. **Setzen Sie** (idealerweise vorher vereinbarte) **Grenzen** und bestehen Sie auf diese. Wiederholen Sie diese ruhig und konsequent, wann immer es notwendig ist. Zum Beispiel:
   - *„Wir haben uns auf das geeinigt. Wir können später darüber diskutieren, aber nicht jetzt."*

   Wenn z. B. eine Gewichtszunahme von X kg pro Woche erwartet wird:
   - *„Du brauchst die Nahrung wirklich dringend."*
   - *„Ich werde hier sitzen und dir helfen."*
   - *„Nachher können wir woanders hingehen und darüber sprechen, warum es momentan so schwierig ist, aber jetzt konzentrieren wir uns aufs Essen."*
   - *„Wir halten uns jetzt an den Plan. Lass uns sehen, wie gut wir den Plan einhalten können, und später können wir darüber reden."*

5. **Denken Sie daran, dass es für die betroffene Person so ist, als ob eine Essstörungsstimme ihr kritische und abwertende Bemerkungen ins Ohr flüstern würde:** *„Du verdienst es nicht, zu essen – du dummes, fettes Miststück“, „Was glaubst du, wer du bist, dass du ein Recht auf Essen hast?“* und *„Du brichst meine Regeln, wenn du das isst“*. Sie können der Essstörungsstimme begegnen, indem Sie Wärme und Liebe ausstrahlen und Kritik und Frustration vermeiden.

   Folgendes könnten Sie vielleicht tun oder sagen:
   - *„Denk daran – es ist normal, zu essen, und dein Körper braucht das. Jeder Mensch braucht Nahrung als Energiequelle.“*
   - *„Wenn du nicht isst, verlangsamt sich dein Stoffwechsel.“*
   - *„Das wahre Problem sind die Gefühle, nicht das Essen.“*
   - *„Lassen wir die Essstörung nicht gewinnen.“*

   Unabhängig davon, an welcher Art von Essstörung die betroffene Person erkrankt ist (Anorexie oder Bulimie oder eine andere Essstörung) – die Essstörungsstimme versucht, die Bemühungen der betroffenen Person, zu einem normalen Essverhalten zurückzukehren, zu verhindern. Versuchen Sie Sätze zu formulieren, die der Essstörungsstimme entgegenwirken. Beruhigende Gesten sind ebenfalls hilfreich: Streicheln, das Halten der Hand, ein Gespräch in ruhiger Atmosphäre zur Ablenkung.

6. **Denken Sie daran, so oft wie möglich zu unterstützen und zu loben**, ohne bevormundend zu klingen oder nur „gut gemacht“ zu sagen, denn das kann herablassend klingen. Erkennen Sie die Anstrengung an, z. B.:
   - *„Ich glaube an dich – ich weiß, du schaffst das.“*
   - *„Toll, wie du dich bemühst.“*
   - *„Ich bin beeindruckt, wie viel Mut du hast, wenn du deine Essstörungsgedanken überwindest.“*
   - *„Du hältst dich wacker an den Plan.“*
   - *„Ich bin beeindruckt, wie hartnäckig du dich an den Plan hältst.“*
   - *„Du bist so stark – ich bewundere dich.“*
   - *„Es ist toll, dass du flexibel deine Regeln änderst, um auf deine Gesundheit zu achten.“*

7. **Helfen Sie dabei, Teilziele zu setzen,** z. B.:
   - *„Wir haben uns auf eine halbe Stunde für diese Mahlzeit geeinigt. Wie wär's wenn du jedes Viertel des Tellers in fünf Minuten isst? Möchtest du, dass ich Bescheid gebe, wenn noch eine Minute übrig ist?"*

8. **Lassen Sie sich während der Mahlzeiten nicht in Meinungsverschiedenheiten verwickeln** (wenn es notwendig ist, verschieben Sie das auf einen anderen Zeitpunkt). Bleiben Sie *ruhig, beständig* und *freundlich* – auch wenn es für Sie sehr schwer ist, zuzusehen oder zu helfen. Für die betroffene Person ist es ein harter Kampf gegen die Essstörungsstimme.

9. **Vermeiden Sie Streitereien, indem Sie auf Autoritätspersonen oder Institutionen verweisen,** z. B.:
   - *„Das Krankenhaus sagt/Die Essstörungsrichtlinien sagen, ich soll mich nicht auf lange Diskussionen mit dir einlassen."*
   - *„Du kannst selbst entscheiden, ob du dich an den Plan hältst oder nicht. Aber denk daran – es gibt klare Grenzen in Bezug auf deine Gesundheit und deine Zukunft."*
   - *„Wenn du jetzt nicht isst, wirst du im Spital noch weniger Freiheiten haben."*
   - *„Mein Nahrungsmittelbedarf ist anders als deiner. Er ist vom Alter, Gewicht und Geschlecht abhängig. In diesem Haus vergleichen wir uns nicht untereinander."*

10. **Planen Sie für Mahlzeiten genug Zeit ein, sodass Sie ruhig bleiben können.** Versuchen Sie sicherzustellen, dass Mahlzeiten nicht durch Ablenkungen, wie das Telefon, Besucher und Besucherinnen usw., unterbrochen werden. Suchen Sie sich Hilfe und delegieren Sie Mahlzeiten oder sonstige Aufgaben an andere Personen.

11. **Geben Sie sich nicht Ihren Gefühlen hin,** wenn Sie sich ärgern oder frustriert sind. Angst und Wut sind ansteckend. Wenn Sie ängstlich sind, wird sich das auf die betroffene Person übertragen. Zählen Sie bis 10 oder atmen Sie 5-mal tief ein und aus. Versuchen Sie, Abstand zu nehmen (stellen Sie sich vor, Sie sind eine Fliege an der Wand und beobachten die Situation von außen). Angenehme Hintergrundmusik kann Ihnen helfen, eine friedliche Stimmung zu bewahren. Fragen

Sie die betroffene Person, ob sie weitere Vorschläge hat, wie man eine ruhige Atmosphäre schaffen kann.

12. **Wenn Sie negatives Verhalten bemerken, sprechen Sie es an. Verwenden Sie Sätze in der ersten und dritten Person.** Geben Sie einfühlsam Rückmeldung, wenn Ihnen Versuche, zu schummeln, oder rigide Rituale auffallen und achten Sie darauf, dass die betroffene Person dabei keine Scham, Demütigung und Verlegenheit empfindet.
    - *„Ich sehe, wie du die Butter auf dem Teller verschmierst. Ich würde gerne sehen, wie du dein anorektisches Verhalten überwindest."*
    - *„Ich sehe, wie du dich quälst. Gibt es etwas, wie ich dir helfen kann?"*
    - *„Ich sehe, dass noch Vanillepudding in deiner Schüssel ist. Ich hätte gern, dass du gegen die Essstörungsgedanken kämpfst und die letzten Löffel aufisst. Es ist wichtig, dass wir gesunde Essgewohnheiten erarbeiten."*

13. **Bedenken Sie nicht nur das Essverhalten, sondern auch die kompensatorischen Maßnahmen:**
    - *„Wir haben uns darauf geeinigt, dass du nach dem Essen 30 Minuten lang diese CD anhörst und dass du danach mindestens eine Stunde lang nicht auf die Toilette gehst."*

14. **Achten Sie vor allem auf die positiven Dinge und sprechen Sie diese an.** Wenn möglich, ignorieren Sie die negativen Dinge so gut es geht. Denken Sie daran, den Ablauf und die Herausforderungen beim Essen positiv zu bestärken, indem Sie diese konkret benennen, anstatt nur „braves Mädchen" oder Ähnliches zu sagen, wenn die Mahlzeit vorbei ist. Das kann bevormundend klingen. Zum Beispiel:
    - *„Ich bin beeindruckt, wie du damit umgegangen bist. Du hast dich nicht von deinem Weg abbringen lassen, nachdem wir herausgefunden haben, dass keiner deiner Lieblingsjoghurts im Kühlschrank war."*
    - *„Toll gemacht. Du hast es geschafft, Zeit aufzuholen, indem du die Nudeln schneller gegessen hast, nachdem du beim Thunfisch länger gebraucht hast. Das ist eine tolle Verbesserung."*

15. **Vermeiden Sie es, in die Rückversicherungsfalle zu tappen:** Geben Sie keine Rückversicherung. Widerstehen Sie dem ersten Impuls, den einfacheren Weg zu gehen, nur um des Friedens willen.

16. **Besprechen Sie in einem gemeinsamen Gespräch** (später, nicht direkt nach dem Essen), was gut gelaufen ist und was nicht geklappt hat. Machen Sie gemeinsam neue Pläne.

*Es ist wichtig, dass die Kommunikation während der Mahlzeiten positiv und warm ist.* Versuchen Sie, kritische oder feindselige Kommentare zu unterdrücken. Das ist oftmals sehr schwer. Jemandem dabei zuzuschauen, wie er oder sie mit seinem Essen herumspielt – und das eine lange Zeit –, ist sehr nervenaufreibend und frustrierend. Es braucht unendlich viel Geduld, dies jeden Tag, tagein und tagaus und jede einzelne Mahlzeit durchzuhalten. Gibt es vielleicht Menschen, mit denen Sie sich abwechseln können und die Ihnen helfen können? Ist die eine oder andere Person vielleicht besonders gut als Essensbegleitung? (Väter sind oft gut darin, die Essensbegleitung zu übernehmen, da Essen nicht so eine große Bedeutung für sie hat.)

**Tab. 12.4: Was man sagen und was man nicht sagen sollte**

| Was Sie nicht sagen sollten (beachten Sie Ihren Tonfall) | Was Sie in ruhigem Tonfall sagen können |
|---|---|
| „Warum hast du nicht alles gegessen?" | „Du hast mir gesagt, dass du es essen wirst. Bitte tu das auch – ich weiß, du kannst das." |
| „Sicher kannst du den letzten Bissen auch essen." | „Ich weiß, du brauchst Unterstützung, und ich weiß, du schaffst es." |
| „Komm schon, du hast noch nicht aufgegessen, die Zeit läuft und ich hab auch noch andere Dinge zu tun, mach weiter." | „Es ist schwer, aber du hast den Mut, es zu schaffen." |
| „Was für eine Verschwendung!" | „Versuche, nicht auf die Essstörungsstimme zu hören." |
| „Ich habe Stunden gebraucht, das Essen vorzubereiten." | „Wir müssen einige Schritte machen, um deine Ernährung zu verbessern." |
| „Denk an die Kinder in Afrika!" | „Ich werde jetzt nicht diskutieren. Halten wir uns weiter an den Ernährungsplan." |

**Fortsetzung Tab. 12.4: Was man sagen und was man nicht sagen sollte**

| Was Sie nicht sagen sollten (beachten Sie Ihren Tonfall) | Was Sie in ruhigem Tonfall sagen können |
|---|---|
| „Es ist ekelhaft, zu sehen, wie du dein Essen zerteilst!" | „Wir haben uns geeinigt, dass das Essen weniger als 45 Minuten dauern wird. Du hast noch 15 Minuten. Kann ich dir irgendwie helfen? Soll ich es nochmal aufwärmen?" |
| „Schau, wie wenig du dir genommen hast! Was glaubst du, was du bist, eine Maus?" | „Die Portion ist nicht groß genug. Kannst du dir bitte noch etwas nehmen?" |

## F. Weitere Unterstützungsmöglichkeiten

Neben einem persönlichen Gespräch gibt es viele andere, weniger direkte Arten der Unterstützung. Im Laufe der Zeit, mit mehr Selbstvertrauen und mehr Fortschritten, kommen immer neue Herausforderungen auf die Betroffenen zu. Wenn sie Fortschritte in Richtung Genesung machen, muss sich auch Ihre Rolle verändern. Denken Sie an die Delfin-Metapher: vorausschwimmen und den Weg weisen, wenn sich die Betroffenen hilflos fühlen. Nebenherschwimmen, ermutigen und unterstützen, wenn die Betroffenen Unterstützung brauchen. Leise in Reichweite hinterherschwimmen, wenn die Betroffenen Fortschritte machen und unabhängig werden.

Nachfolgend einige Beispiele:

Julia hatte einen BMI von 16 $kg/m^2$ und unterbrach aufgrund ihres schlechten gesundheitlichen Zustands ihr Studium für ein Jahr. Währenddessen arbeitete sie Teilzeit im Büro. Sie erstellte einen Essensplan mit ihrem Vater, was sie im Büro essen würde und wann. Sie einigten sich, dass ihr Vater ihr eine SMS schreiben werde, um sie an die Mahlzeit zu erinnern. Um 10.30 Uhr, als es Zeit für die Zwischenmahlzeit wurde, schrieb ihr Vater: *„Ich denke an dich."* Julia schrieb danach zurück: *„Fertig."* Auf diesem Weg konnten sie schrittweise die Ziele des Plans erreichen.

Betroffene: *„Als ich allein meine Jause oder das Mittagessen aß, half mir die Karte in meiner Geldbörse. Auf der einen Seite der Karte hatte ich fünf Gründe aufgeschrieben, warum ich essen musste (Teilziele und Fernziele), auf der anderen Seite hatten meine Eltern ermutigende Dinge aufgeschrieben. Die Karte half mir, wenn ich die Zukunft aus den Augen verlor und zeigte mir wieder die Realität, dass mich die Essstörung zerstörte."*

Andere Betroffene finden es hilfreich, z. B. mit Geschwistern, Freundinnen, Freunden, der Partnerin oder dem Partner während des Essens zu telefonieren. Manchmal können die Betroffenen (oder Sie) das Gefühl haben, eine Hauptmahlzeit oder eine Zwischenmahlzeit stelle eine besondere Herausforderung dar (vielleicht wegen bestimmter Ereignisse am Tag oder wegen der Uhrzeit). Dann hilft es vielleicht, einen Zettel an das Essen zu heften und diesen mitzugeben, wenn die betroffene Person das Haus verlässt, z. B.: *„Das ist dein Fahrschein in die Freiheit."* Oder: *„Du bist etwas Besonderes für uns – bitte schau auf dich."*

Samantha wohnte mit ihren Eltern und Großeltern zusammen. Sie kamen zu dem Entschluss, dass es nicht hilfreich sei, wenn alle Personen am Tisch sie auf ihr Essverhalten aufmerksam machten. Sie entschieden, dass jeweils eine Person dafür zuständig sei, Sam während des Essens zu begleiten. Diese sagte z. B.: *„Warum teilst du den Teller nicht in vier Viertel und isst jedes Viertel in sechs Minuten. Ich werde dich an die Zeit erinnern."* Und: *„Das hast du gut gemacht, jetzt starte mit dem nächsten Viertel."* Die Person, die die Essensbegleitung übernahm („Essens-Coach"), saß neben Sam und begleitete sie leise, ohne andere in die Konversation einzubinden. Die anderen Erwachsenen versuchten ein normales Gespräch zu führen und wenn möglich Sam in die Pläne für Aktivitäten unabhängig von der Essstörung miteinzubeziehen.

Eine andere Mutter hatte folgende Idee in Bezug auf die lange Essensdauer:
*„Sie redete und redete und redete und aß daher sehr langsam. Wenn sie mit einem Thema begann, hörte sie nicht auf, und so mussten wir sagen: ‚Okay, es tut mir leid, du solltest besser aufhören zu reden. Papa und ich werden uns unterhalten, während du isst, sonst sitzen wir noch in einer Stunde hier.'"*

Möglicherweise wollen Sie auch versuchen, mehr Flexibilität ins Denken zu bringen.

- *„Lass uns würfeln, um zu sehen, welche zusätzliche Zwischenmahlzeit wir heute zu deinem Plan hinzufügen. Schreiben wir auf jede Seite des Würfels eine andere Zwischenmahlzeit."*
- *„Lass uns versuchen, uns im Alltag flexibler zu verhalten. Wir schreiben verschiedene Zwischenmahlzeiten auf diese Kärtchen und du kannst dann immer eine Karte ziehen."*

**ZUM NACHDENKEN**

1. Der Hungerzustand ist eine Falle. Der Hungerzustand verhindert die Nutzung von bestimmten Gehirnkapazitäten, die nötig sind, um Veränderungen zu ermöglichen. Er entzieht dem Gehirn die Fähigkeit, weise Entscheidungen zu treffen.
2. *Wo* findet die Mahlzeit statt?
3. *Wann* findet die Mahlzeit statt?
4. *Wer* übernimmt während des Essens die Rolle des „Essens-Coach"?
5. Fähigkeiten, die der „Essens-Coach" braucht, sind Ruhe, Mitgefühl, Beständigkeit, Geduld und Bestimmtheit.
6. Es ist eine schwierige Herausforderung, einerseits die notwendige Gewichtszunahme umzusetzen und andererseits selbst eine Veränderung zu wollen.
7. Für dieses Dilemma wurde das Unterbringungsgesetz geschaffen, um Menschen mit einer Essstörung zu schützen und deren Gesundheit zu gewährleisten.
8. Gute Planung und Vorbereitung sind wichtig – durch Vorbesprechen und Nachbesprechen, Reflexionen und die Analyse von Versuchen, die gut oder nicht gut liefen.

## Zusätzliche Informationen

Mehrere Podcasts zu hilfreichen Kommunikationsstrategien und Pflege sind auf der Website www.grainnesmith.co.uk zu finden [auf Englisch].

Die internationale gemeinnützige Organisation F.E.A.S.T. (Families Empowered and Supporting Treatment of Eating Disorders) unterstützt Angehörige, indem Informationen und Unterstützungsmöglichkeiten zur Verfügung gestellt werden. Eltern können das wertvolle Onlineforum „Around the dinner table" nutzen: www.feast-ed.org.

***Weitere Informationen finden Sie außerdem auf den folgenden Seiten:***

*Für Österreich:*

- Österreichische Gesellschaft für Essstörungen: www.oeges.or.at
  Die Österreichische Gesellschaft für Essstörungen (ÖGES) ist die erste deutschsprachige wissenschaftliche Gesellschaft für Essstörungen, gegründet 2000.
- Netzwerk Essstörungen: http://www.netzwerk-essstoerungen.at
- Ambulanz für Essstörungen im Kindes- und Jugendalter: https://kjp.meduniwien.ac.at/patientinneninformationen/spezialambulanzen/ambulanz-fuer-essstoerungen-im-kindes-und-jugendalter/
- Hotline für Essstörungen der Wiener Gesundheitsförderung: www.essstoerungshotline.at

*Für Deutschland:*

- Fachverband ambulanter und stationärer Einrichtungen zur Beratung und Behandlung von Patienten mit Essstörungen in Deutschland: www.bundesfachverbandessstoerungen.de
- Deutsche Gesellschaft für Essstörungen e.V.: www.dgess.de

*Für die Schweiz:*

- Experten-Netzwerk-Essstörungen Schweiz: www.netzwerk-essstoerungen.ch

### Anmerkung

1 Mehr Informationen bezüglich der Perzentilkurven finden Sie hier: http://buster.zibmt.uni-ulm.de/dpv/dateien/Referenzwerte-BMI-AGA-1.pdf.

# 13 Wie Sie bei Essanfällen und kompensatorischen Maßnahmen helfen können

## Wie bulimisches Verhalten entsteht

Essen ist überlebenswichtig. Ein Fünftel der Nahrung, die wir zu uns nehmen (d. h. etwa 500 kcal), wird für die Hirnfunktion benötigt. Das Gehirn versucht daher sicherzustellen, dass wir genügend Nahrung zu uns nehmen, damit es ausreichend versorgt ist. Zwei spezifische Gehirnsysteme spielen bei der Appetitregulation eine wesentliche Rolle:

1. Das „Nutrostatsystem" umfasst die Regulierung des Stoffwechsels: Es überwacht den Nährstoffhaushalt und den Zustand einzelner Körperregionen und passt den Appetit entsprechend an.
2. Das „Belohnungssystem", zu dem Lernprozesse und das Gedächtnis gehören: Es steht im Zusammenhang mit Lust und dem Wunsch, etwas zu essen, dem Genuss, der durch das Essen entsteht und auch der Erinnerung an bestimmte Nahrungsmittel.

Das Nutrostat- und das Belohnungssystem sind bei Menschen mit einer Essstörung beeinträchtigt. Dauerhafte Mangelernährung oder unregelmäßiges Essen können den Nährstoffhaushalt aus dem Gleichgewicht bringen. Das Nutrostatsystem klinkt sich ein und sendet starke Signale aus, dass der Körper Nahrung braucht. Das erklärt, warum es bei Essstörungen häufig zu Essanfällen kommt. Das Belohnungssystem des Körpers kann durch emotionale Probleme, ungewöhnliche Essgewohnheiten und rasche Schwankungen im Blutzuckerspiegel aus dem Gleichgewicht geraten. Es gibt mehrere Faktoren, die starke Blutzuckerschwankungen auslösen können:

- Nahrungsmittel, die schnell Energie freisetzen, verursachen eine rasche Aufnahme von Zucker und somit hohe Blutzuckerspiegel. Diese hohen Blutzuckerspiegel verursachen zusätzliche Veränderungen im Gehirn. Im Wesentlichen sind diese Veränderungen Auslöser für ein zwanghaftes Essverhalten, das darauf abzielt, unabhängig vom Essen den Nahrungsbedarf zu decken.
- Erbrechen verursacht große Blutzuckerschwankungen.

- Ein Essverhalten, das aus Fasten und Essanfällen besteht, verursacht ebenso große Blutzuckerschwankungen.

Einseitige und unausgewogene Essgewohnheiten gehen in der Regel bulimischen Verhaltensweisen voraus, und durch extreme Maßnahmen zur Gewichtskontrolle – wie dauerhafte Mangelernährung oder gegensteuernde Maßnahmen – können sie zur Gewohnheit werden. Diese Gewohnheiten sind Verhaltensweisen, die nicht durch bewusstes, zielgerichtetes Handeln, sondern durch Automatismen gesteuert werden. Es ist nicht ungewöhnlich, dass Menschen im „Autopilot-Modus" agieren, weil sie dadurch mit weniger geistiger Energie mehr machen können. Wenn sich allerdings das Ess-Brech-Verhalten automatisiert hat, ist das schädlich und es kann schwierig sein, wieder davon wegzukommen. *Vor allem das adoleszente Gehirn ist anfällig für derartige Automatismen,* und Überessen kann rasch zur Sucht werden. Ein Binge-Purging-Verhalten kann auch durch Umweltbedingungen verursacht werden – z. B., wenn man sich allein zu Hause befindet oder ängstlich ist oder nach einem Streit.

## Reaktionen auf Überessen

Wenn Sie entdecken, dass Ihr Kind Essanfälle hat, kann das bei Ihnen unterschiedliche Reaktionen auslösen. Wenn die betroffene Person an Anorexie leidet und nach einer Hungerperiode mit Essanfällen beginnt, kann es sein, dass Sie zuerst erleichtert sind, weil sie nun zumindest etwas isst. Aber vielleicht sind Sie ärgerlich, weil sich das bulimische Verhalten auf die ganze Familie auswirkt, wenn z. B. plötzlich Nahrungsmittel verschwinden und Sie sich unsicher sind, wie Sie die betroffene Person damit konfrontieren können. Es ist wichtig, die Essanfälle so bald wie möglich anzusprechen und etwas dagegen zu tun, weil sie schnell zur Gewohnheit werden können, was Betroffenen schadet. Erbrechen, Ausspucken und Verschwenden von Essen kann zu Ekel und Wut führen, sowohl bei den Betroffenen als auch bei anderen Menschen. Kompensatorische Maßnahmen bergen einige Gefahren und sind furchterregend. Das kann zu extremen Maßnahmen führen, wie Schränke oder die Küche versperren oder

Essanfälle zu Hause verbieten. Derartige Bewältigungsstrategien können zu Widerstand und Gegenmaßnahmen führen.

Folgende Vorgehensweise hat sich als nützlich erwiesen:

- Es ist besser, eine Lösung zu finden, auf die sich alle geeinigt haben.
- Es ist besser, sich an Regeln zu halten, auf die sich alle geeinigt haben und die konsequent angewendet werden können.
- Es kann unterschiedliche Wahlmöglichkeiten geben, wie man dorthin kommt.

Am besten begegnet man einer Bulimie, indem man die APT-Strategie (S. 30) anwendet und folgendermaßen reagiert:

- Versuchen Sie, ruhig zu bleiben.
- Versuchen Sie zwar ruhig, aber nachdrücklich und konsequent zu reagieren.

Wenn Sie merken, dass die emotionale Anspannung steigt:

- Machen Sie Beruhigungs- und Entspannungsübungen oder zählen Sie bis zehn, oder
- ziehen Sie sich zurück und versuchen Sie es später noch einmal.

*Erwarten Sie nicht, dass Sie sofort Erfolg haben:*

- Stellen Sie sich darauf ein, dass Sie oft wiederholen müssen, was Sie von der betroffenen Person und allen anderen Familienmitgliedern erwarten (und das kann viele Male sein). Bleiben Sie dabei ruhig.

> *„Ich hab' dich lieb, und ich mag es nicht, wenn du … (z.B., wenn du deine Mahlzeit wieder loswerden willst und die Toilette schmutzig machst). Ich hab' dich trotzdem lieb."*

Wenden Sie die Möglichkeiten direkter, positiver Kommunikation an (Kapitel 8 „Kommunikation"), wenn Sie ein Gespräch zu diesen Themen beginnen, und fragen Sie, wie Sie die betroffene Person dabei unterstützen können, etwas zu verändern.

Im Folgenden finden Sie ein Beispiel, wie ein solches Gespräch aussehen könnte:

**Angehöriger:** *„Ich habe bemerkt, dass du diese Woche jeden Tag einen Essanfall hattest, und das macht mir Sorgen. Der Arzt sagt, dass dadurch die normale Appetitregulation gestört wird, wodurch es für dich schwieriger wird, dein Essverhalten in den Griff zu bekommen. Ich möchte, dass du dich mehr um eine gesunde Ernährung bemühst. Denkst du, dass du einen Plan erstellen könntest, um die Essanfälle zu reduzieren? Ich weiß, dass die Entscheidung, diese Essanfälle zu beenden, allein bei dir liegt. Ich würde dir dabei gerne helfen, so gut ich kann."*

**Angehörige:** *„Ich weiß, dass es unmöglich ist, alles von heute auf morgen zu ändern. Gibt es etwas, das ich deiner Meinung nach tun kann, um dir dabei zu helfen, die Essanfälle zu reduzieren?"*

**Angehöriger:** *„Macht es dir etwas aus, wenn ich dir ein paar Dinge vorschlage, von denen ich gelesen habe, ... wie z.B. ... Glaubst du, dass es eine gute Idee ist, ... Glaubst du, dass dir das helfen könnte?"*

***Verwenden Sie das ABC-Modell***, um zu sehen, welche Auslöser für die Essanfälle verantwortlich sind:

Auslöser („Antecedents"): Finden Sie heraus, was VOR einem Essanfall passiert und welche Faktoren einen Essanfall auslösen. Denken Sie dann über das Verhalten („**B**ehaviour", Essanfall) und die Konsequenzen („Consequences"), vor allem über die Gefühle und Gedanken nach einem Essanfall nach. Vorschläge, wie die Auslöser, das Verhalten und die Konsequenzen beeinflusst werden können, finden Sie im nachfolgenden Absatz.

## Essensbezogene Auslöser verändern

- Achten Sie darauf, nicht zu große Lebensmittelmengen zu Hause vorrätig zu haben. Das bedeutet allerdings auch, häufiger einkaufen zu müssen.

- Lagern Sie Lebensmittel, wie z.B. Müsli, Reis und Trockenfrüchte, in durchsichtigen Behältern in offenen Regalen. Es fällt sofort auf, wenn Lebensmittel verschwunden sind. Das könnte die betroffene Person von einem Essanfall abhalten.
- Lassen Sie keine Lebensmittel, die zu Essanfällen verleiten, offen stehen.
- Sperren Sie Lebensmittel, die zu Essanfällen verleiten, nicht weg. Das kann das Verlangen danach steigern.
- Bieten Sie an, Bargeld für Lebensmitteleinkäufe einzuschränken.
- Versuchen Sie eine warme und angenehme Atmosphäre zu schaffen, wenn Sie Zeit mit der betroffenen Person verbringen. Gemeinsame Aktivitäten in der Zeit, in der normalerweise die Essanfälle stattfinden, sind eine gute Ablenkung und können Gelegenheit bieten, sich miteinander zu unterhalten (ein Puzzle zusammensetzen, etwas zeichnen oder basteln, gemeinsam Musik hören oder fernsehen, eine Fotocollage gestalten).
- Vergessen Sie nicht, dass verbotene Nahrungsmittel bereits ein Auslöser für einen Essanfall sein können. Auch das Wissen, dass Essen gekauft und irgendwo im Haus gelagert ist, kann eine Versuchung für die betroffene Person darstellen.

Sie können anbieten, in stressigen Situationen mit der betroffenen Person zu reden und sie zu fragen, was Sie tun können, um zu helfen.

## Verhalten beobachten

Eines der wichtigsten Werkzeuge, um unerwünschtes Verhalten zu verhindern, ist zu beobachten, wann, wie, was und wo es stattfindet. Sie können dafür ein Notiz- oder Tagebuch verwenden, idealerweise macht es die betroffene Person selbst. Sie können anbieten, das Tagebuch jede Woche gemeinsam durchzusehen, *wenn die betroffene Person das ebenfalls als Hilfe und nicht als Einmischung empfindet.* Sie können auch anbieten, ihre eigenen Beobachtungen mit der betroffenen Person durchzusehen und zu analysieren was vor/nach einem Essanfall passiert ist.

Wenden Sie den ABC-Ansatz und Strategien zur Emotionsregulation an. Wenn Sie z. B. nach Hause kommen und Anzeichen eines Essanfalls bemerken, dann können Sie Folgendes tun:

- Halten Sie kurz inne, atmen Sie tief durch und versuchen Sie, sich zu beruhigen.
- Beobachten Sie Ihre eigene emotionale Reaktion, Ihre körperliche Reaktion und Ihre Handlungstendenz.
- Wenn Sie sich ruhig fühlen und sich wieder gesammelt haben, beginnen Sie ein Gespräch:

> - *„Ich habe etwas gesehen (benennen Sie das, was Sie gesehen haben), das darauf hindeutet, dass du einen Essanfall hattest."*
> - *„Wäre es vielleicht hilfreich, wenn wir zusammen überlegen, wie es dazu kommen konnte?"*
> - *„Wie kann ich dir helfen, einen Essanfall und … (das Verhalten, das Sie bemerkt haben) zu verhindern?"*

## Konsequenzen

*Ignorieren Sie die Folgen für die Familie nicht.* Vertuschen Sie die Essanfälle nicht, räumen Sie nach einem Essanfall nicht auf oder kaufen Sie das Essen nicht ständig nach. Die Konfrontation zu vermeiden bedeutet, dass man auf der Seite der Krankheit steht. Vielleicht helfen Ihnen folgende Regeln, um die Konsequenzen eines Essanfalles anzusprechen:

> **Hilfreiche Regeln für essstörungsspezifisches Verhalten**
> - Sie könnten eine Regel aufstellen, die besagt, dass alle Lebensmittel, die konsumiert wurden, ersetzt werden müssen.
> - Sie könnten klarstellen, dass Sie nicht erfreut sind, wenn Lebensmittel, die für das Frühstück oder für einen besonderen Anlass gedacht sind, vorher konsumiert werden.
> - Sie könnten darauf bestehen, dass die Küche in dem Zustand verlassen werden muss, in dem sie vorgefunden wurde.
> - Sie könnten klarstellen, dass Sie keine Essanfälle unterstützen, indem Sie Geld für den Einkauf von Lebensmitteln zur Verfügung stellen.
> - Sie könnten eine Regel aufstellen, dass nichts im Schlafzimmer gegessen werden darf usw.

Diese Regeln können je nach Familie, Krankheitsverlauf usw. anders aussehen und müssen möglicherweise immer wieder adaptiert werden.

Wie bereits erwähnt, sollten die Regeln sowie die Gründe für das Aufstellen dieser Regeln idealerweise in einer ruhigen Atmosphäre und nicht während der Mahlzeiten besprochen werden. Sie sollten mit allen Familienmitgliedern abgestimmt werden. Keinesfalls sollten Sie Regeln in einer Situation aufstellen, in der Sie wütend sind. Überlegen Sie sich außerdem, wie realistisch es ist, dass diese Regeln auch umgesetzt werden können, und besprechen Sie mit der betroffenen Person, welche Konsequenzen die Nichteinhaltung einer Regel nach sich ziehen soll.

Sofern es möglich ist, sollten immer die positiven Aspekte betont werden. Die Einhaltung der Regeln sollte gelobt werden, jedoch sollten auch klar die besprochenen Konsequenzen gezogen werden, falls die Regeln gebrochen wurden.

Vermeiden Sie Androhungen, die sich nicht umsetzen lassen, z. B.: *„Wenn du das noch einmal machst, werfe ich dich raus!"*

*Derartige unrealistische Ultimaten werden nicht funktionieren, wenn sie der betroffenen Person aufgezwungen werden. Vielmehr ist es wichtig, immer wieder zu betonen, dass es an der Person selbst liege, eine Veränderung herbeizuführen.* Es ist jedoch auch wichtig, zu betonen, dass die betroffene Person Rücksicht und Respekt für die anderen zeigen muss (z. B. genug Lebensmittel für das Frühstück der anderen übriglassen oder die Küche und das Badezimmer nach einem Ess-Brech-Anfall putzen).

## Die Vor- und Nachteile der Veränderung

Wie motiviert jemand ist, seine Verhaltensweisen zu verändern, ist von Fall zu Fall verschieden. Meistens zögern Betroffene, wenn es um Veränderungen geht, und sind unsicher, ob sie eine Veränderung konsequent durchziehen können. Hier kann die „Bereitschaftsskala" (siehe Kapitel 7) nützlich sein. Sie hilft einzuschätzen, in welchem Stadium der Veränderung sich die betroffene Person befindet – je nachdem, ist sie vielleicht bereit, mit Ihnen die Vor- und Nachteile zu besprechen, die eine Änderung des Verhaltens mit sich bringen würde. Die Motivation kann von Tag zu Tag unterschiedlich sein und es dauert möglicherweise eine Weile, bis positive Veränderungen erreicht werden. Nutzen Sie jede Gelegenheit, die betroffene Person zu loben und darin zu bestärken, dass sie die Veränderung wirklich schaffen kann. Sobald ein negatives Verhalten seltener auftritt, ist das bereits ein Erfolg.

## Versuchen Sie es – setzen Sie realistische Ziele!

### Erarbeiten Sie gemeinsam einen Plan, um die betroffene Person zu unterstützen

Ein wirksamer Ansatz, die Bulimie zu überwinden, umfasst zum einen die Aufgabe der bulimischen Gewohnheiten und zum anderen, ein gesundes Essverhalten neu zu erlernen und zu üben. Das bedeutet harte Arbeit, Engagement und Geduld, da Veränderung nur langsam erfolgt. Hier einige Tipps, wie Sie die Änderung von Gewohnheiten unterstützen können. Der APT-Ansatz (Aufmerksamkeit, Planen, Testen/Tun) bietet wie immer eine gute Struktur.

### Aufmerksamkeit

Tagebuchaufzeichnungen sind ein wirksames Werkzeug, um bulimisches Verhalten zu verändern. Es kann vielleicht Widerstand geben, weil sich die betroffene Person schämt oder Sorge hat, dass sich durch das Tagebuch die Krankheit verschlechtert. Finden Sie heraus, ob dies der Fall ist, und legen Sie kurze Zeiträume fest, in denen das Tagebuchschreiben ausprobiert werden kann. Reden Sie über positive Ergebnisse – z.B. Tage ohne Essanfälle oder wenn es die betroffene Person schafft, ein Keks zu essen und dann aufzuhören, usw.

### Planen und Tun

Um die Gewohnheiten der Bulimie zu durchbrechen, ist es sinnvoll, regelmäßige Mahlzeiten und Essenspläne einzuführen. Im Folgenden finden Sie ein paar Ideen, was solche Pläne beinhalten sollen.

- Der Essensplan sollte regelmäßige Mahlzeiten umfassen, die über den Tag verteilt stattfinden und aus Ballaststoffen, Kohlehydraten und Proteinen bestehen. Das bedeutet auch, häufiger kleinere Mahlzeiten zu essen, statt zwei oder drei große Mahlzeiten zu sich zu nehmen.

- Wählen Sie ballaststoffreiche Nahrungsmittel, die langsam Energie freilassen (geringer „glykämischer Index"). Solche Nahrungsmittel aktivieren das Hormonsystem und das Nervensystem nur langsam, machen eher ein „Völlegefühl" und verringern das Verlangen nach einem Essanfall.
- Ermutigen Sie die betroffene Person, zu jeder Mahlzeit Eiweiß zu essen, da dies das Völlegefühl länger anhalten lässt.
- Vermeiden Sie industriell verarbeitete Mahlzeiten oder Zwischenmahlzeiten.
- Essen Sie mit anderen gemeinsam – persönlich oder via Skype, FaceTime oder ähnliche Videodienste.
- Vermeiden Sie Situationen, Zeitpunkte oder Örtlichkeiten, an denen die betroffene Person zu Essanfällen neigt.
- Es ist wichtig, das Gewicht im Normalbereich zu halten (BMI 19–24). (Verlangen und Belohnungssystem sind übersensibel, sobald man unter- oder übergewichtig ist.)
- Überlegen Sie gemeinsam Strategien, wie das Erbrechen hinausgezögert oder unterbrochen werden kann. Das könnten Aktivitäten sein, die alle fünf Sinne anregen und das Lustzentrum im Gehirn aktivieren: der Tastsinn durch Tanzen oder Gehen, das Gehör durch Musikhören oder Singen. Aktivitäten wie Meditation aktivieren mehrere Sinne gleichzeitig – während man langsam und tief atmet, denkt man an friedliche und schöne Bilder.

Vielleicht müssen Sie diesen APT-Kreislauf mehrfach durchlaufen, bis eine Besserung eintritt. Schenken Sie nicht-essensbezogenen Verhaltensweisen mehr Aufmerksamkeit und loben Sie die betroffene Person dafür (z. B. Geschirrspüler ausräumen, im Haushalt oder Geschwistern helfen). Betonen Sie die positiven Eigenschaften der betroffenen Person (z. B., dass sie verantwortungsbewusst und mitfühlend ist). Reden Sie nicht über Essen, Gewicht und Figur. Sie können positive Bemerkungen zu allen Anstrengungen der Verhaltensänderung machen und darüber, wie schwer Veränderung ist. Wenn etwas nicht gelingt, versuchen Sie, die Anstrengung dahinter zu loben, und bieten Sie Ihre Hilfe für einen neuerlichen Versuch an, vielleicht auch mit anderen Zielsetzungen.

*Das Hauptziel ist, mit kleinen, machbaren Schritten auf ein Erfolgserlebnis hinzuarbeiten und dieses zu festigen. Das führt eher zu langfristigem Erfolg, als wenn man versucht, alles sofort, über Nacht zu ändern.*

**Ein Beispiel von der Station**
Auf der Station des Maudsley Hospitals konnten manche Patientinnen und Patienten das Verbot von Essanfällen nicht einhalten, sie planten heimliche Essanfälle außerhalb der Station. Die Regeln auf der Station wurden geändert und ein geplanter Essanfall pro Tag wurde erlaubt. Diese Regeländerung und die Diskussion darüber eröffneten die Möglichkeit, sich individuelle Muster der Essanfälle anzuschauen und das Verhalten offen aufzuzeigen, statt „ein Katz-und-Maus-Spiel" zu veranstalten. Gedanken und Gefühle während eines Essanfalles aufzuzeichnen wurde Teil des Therapievertrages. Dadurch konnte das Pflegepersonal die Betroffenen dabei unterstützen, mit den Gedanken und Gefühlen anders umzugehen.

Verhaltensgewohnheiten sind schwer zu ändern und *jede* noch so kleine Verringerung ist ein Erfolg. Forschungsarbeiten belegen, dass es sehr lange dauert, ein Verhalten zu verlernen. Ein gesundes Gehirn braucht ca. 5000 Stunden Übung, um sich zu verändern – 10 Wochen für jede Gewohnheit. Bei unerwünschten Verhaltensweisen mit negativen Konsequenzen ist es wichtig, dass die Ziele realistisch sind, nicht zu hoch, weil in diesem Fall die Wahrscheinlichkeit sehr groß ist, dass man es nicht schafft – wie z. B. *„Ich werde nie wieder einen Essanfall haben"*. Ist das Ziel hingegen zu leicht zu erreichen, kann dies langweilig und bevormundend wirken. Es ist einfacher, sich zu zweit SMARTe Ziele (siehe Kapitel 14) zu überlegen und darüber zu sprechen, welche Fertigkeiten man benötigt, um sie zu erreichen.

**Allgemeine Hinweise zum Setzen von Zielen**

- Es ist besser, mit einfachen Zielen zu starten, sodass Veränderung durch Erfolg belohnt werden kann.
- Ziehen Sie regelmäßig Bilanz und setzen Sie neue Ziele, entsprechend den Fortschritten, die erreicht worden sind – ändern Sie die Ziele je nach Erfahrung. Wenn das Ziel nicht erreicht werden konnte, ent-

schuldigen Sie sich dafür, dass Sie ein nicht erreichbares Ziel gefordert haben.

- Sowohl Expertinnen und Experten als auch Angehörige und Familienmitglieder können so an vielen essstörungsspezifischen Verhaltensweisen arbeiten – indem sie realistische und erreichbare Pläne und Strategien für jede einzelne Situation erarbeiten.

# 14 Umgang mit unerwünschten Verhaltensweisen

## Prioritäten

Essstörungen gehen mit einer Reihe von Symptomen und unerwünschten Verhaltensweisen einher. In der Behandlung ist es jedoch am wichtigsten, eine gesündere Ernährung zu erreichen. Für die meisten Betroffenen bedeutet das, mehr zu essen oder das Erbrechen und die Einnahme von Abführmitteln zu reduzieren, damit der Körper die Nahrung aufnehmen kann. Manch andere Verhaltensweisen – wie z. B. plötzliche Wutausbrüche, Zwänge oder Streitereien – können sich zwar auch beträchtlich auf andere auswirken, sind jedoch nicht lebensbedrohlich und daher in der Behandlung nachrangig.

*„Die Essstörung meiner Tochter wirkte sich bei uns zu Hause auf alle aus. Nach Essanfällen war die Küche ein einziges Chaos und das Badezimmer war nach den Mahlzeiten nicht benutzbar. Wir mussten häufig den Installateur holen, um die verstopfte Toilette und den verstopften Abfluss räumen zu lassen – und das kostete natürlich auch nicht wenig. Häufig gab es ganz plötzlich unkontrollierte Wutausbrüche wegen Belanglosigkeiten – weil etwa Vorhänge nicht richtig zugezogen waren, das ‚falsche' Besteck oder Geschirr verwendet worden war oder Türen zur ‚falschen' Zeit geöffnet oder geschlossen wurden."*
(Angehörige)

*„D. war stundenlang im Badezimmer, nur um zu duschen. Niemand anderer konnte sich fertig machen. Es schien D. völlig egal zu sein, dass mein Mann pünktlich bei der Arbeit sein musste oder dass meine anderen beiden Kinder zur Schule mussten. Das brachte so viele Probleme mit sich, dass wir schließlich sogar umgezogen sind, nur um ein weiteres Badezimmer zu haben."*
(Fiona, eine Angehörige)

Wenn die betroffene Person körperlich nicht mehr so gefährdet ist, können Sie Veränderungen in anderen Bereichen angehen. Mit diesen Bereichen beschäftigen wir uns in diesem Kapitel; zu Beginn erklären wir den ABC-Ansatz aus Kapitel 13 näher und dann besprechen wir einige problematische Verhaltensweisen genauer.

## Grundregeln

Das Thema „Respekt" muss angesprochen werden. Jugendliche verhalten sich zwar im Allgemeinen häufig respektlos gegenüber ihren Eltern, doch im Rahmen einer Essstörung verstärkt sich das respektlose Verhalten noch weiter. Der betroffenen Person muss ruhig und konsequent, manchmal auch mit Nachdruck mitgeteilt werden, dass Respektlosigkeiten nicht akzeptiert werden. Die Betroffenen brauchen Liebe, Unterstützung und Respekt, auch wenn sie das häufig nicht annehmen können. Ebenso verdient das jeder andere Mensch. Die betroffene Person muss lernen, andere mit demselben Maß an Mitgefühl, Wertschätzung und Liebe zu behandeln. Alle Familienregeln und die Gründe für diese Regeln müssen in der Familie klar dargelegt und besprochen werden. Es muss betont werden, dass diese Regeln das Familienleben für JEDEN in der Familie verbessern sollen, und dazu gehört auch die betroffene Person. Möglicherweise müssen nach einem Gespräch einige Regeln neu aufgestellt werden, sodass jeder genau weiß, was erwartet wird und um sicherzugehen, dass das Familienleben weiterhin reibungslos funktionieren kann. Teamarbeit ist dabei wichtig.

## Verhaltensauslösern entgegenwirken

*Innere Unruhe* und *Stress* gehören bei Essstörungen zu den stärksten Auslösern. Negative emotionale Reaktionen der Angehörigen – wie beispielsweise Kritik, Anfeindungen und Rechthaberei (erinnern Sie sich an das Nashorn?) oder häufiges Weinen (Qualle?) – führen bei der betroffenen Person zu noch mehr Stress und Aufregung. Dadurch kommt es zu einem vermehrten Auftreten des unerwünschten Verhaltens.

Versuchen Sie also, zu Hause eine Atmosphäre der *Wärme, Ruhe, Beständigkeit und des Mitgefühls* zu schaffen und alle Familienmitglieder dazu zu ermutigen (denken Sie an den Delfin und den Bernhardiner!). Wenn Sie diese Haltung einnehmen, kann Verhalten, das mit der Essstörung zusammenhängt, durch den Prozess der „negativen Verstärkung" abgestellt werden. Das kann sehr schwierig sein, denn Sie müssen auch mit Ihren eigenen intensiven emotionalen Reaktionen auf die Krankheit und deren Auswirkungen fertig werden.

Es kann hilfreich sein, wenn Sie versuchen, Ihre eigenen Emotionen außerhalb der Familie zu verarbeiten. Am Maudsley Hospital werden Eltern, Geschwister und andere Angehörige ermutigt, sich dafür etwas Zeit abseits von zu Hause zu nehmen. Viele sprechen mit anderen Menschen, die nicht unmittelbar in die Betreuung der betroffenen Person eingebunden sind (Freundinnen, Freunde, Selbsthilfegruppen, Fachleute), um Abstand zu gewinnen und das Problem aus einem anderen Blickwinkel zu betrachten. Andere lenken sich ab und gehen z. B. mit dem Hund spazieren oder gehen einem Hobby oder anderen Interessen außerhalb der Familie nach. In dieser Zeit können Sie über Ihre eigenen Gefühle und Reaktionen auf die betroffene Person und ihre Krankheit nachdenken. Auch wenn Sie nicht oft dafür Zeit haben, ist es wichtig. Außerdem hat die Zeit außer Haus auch einen Nutzen für die betroffene Person: Sie haben wieder Energie getankt und können weiterhin in stressigen Situationen beständig und effektiv für sie da sein. Wie wichtig es ist, dass Sie sich auch um sich selbst kümmern, wurde in Kapitel 6 erläutert.

## Mit schwierigem Verhalten umgehen

TRY IT

**WAS KANN ICH TUN?**

Sehen Sie sich die Verhaltensmuster Ihrer Familie in Bezug auf die Essstörung an. Kann es sein, dass Familienmitglieder durch ihre Reaktionen das essgestörte Verhalten der betroffenen Person unbewusst belohnen? Oder wird das Verhalten unbewusst akzeptiert – was nur allzu leicht passieren kann? Bekommt die betroffene Person vielleicht am meisten Aufmerksamkeit, wenn sie wegen des Essens einen Aufstand macht, vor der Mahlzeit einen Wutanfall bekommt oder Selbstzweifel lautstark äußert? Geht vielleicht jeder darauf ein und versucht dann, die betroffene Person zu beschwichtigen?

Wir raten Ihnen, in Ihrer Familie Toleranz zu zeigen und nicht zu *jeder* Zeit *jegliches* essgestörte Verhalten verändern zu wollen. Positive Veränderungen brauchen Zeit und dauern manchmal auch länger, weil man unterschiedliche Themenbereiche bearbeiten und auch üben muss. Das APT-Schema kann dabei helfen. Führen Sie zuerst ein Tagebuch über ein bestimmtes Verhalten (Aufmerksamkeit) und nehmen Sie sich Zeit, wenn Sie eine Veränderung planen (Planen). Schauen Sie sich von Zeit zu Zeit mit der betroffenen Person die Fortschritte an: Sie haben dann die Möglichkeit, positive Fortschritte zu loben und darüber zu sprechen, woran noch zu arbeiten ist.

**Abb. 14.1: Sich wie ein Märtyrer an Verhaltensweisen anpassen**

Die Familie will die betroffene Person nicht verärgern. Die Familienmitglieder sind angespannt und befürchten, noch mehr Angst und Wut auszulösen, wenn sie die Essstörungsregeln nicht befolgen. Daher legen sie z.B. weite Wege zurück, nur um das richtige Müsli zu kaufen; sie rücken im Wohnzimmer eng zusammen, damit die betroffene Person ausreichend Platz für ihre Turnübungen hat; sie überlassen der betroffenen Person die Küche von 19.00 bis 23.00 Uhr zu ihrer alleinigen Nutzung. Kurzzeitig reduziert so ein Verhalten den Ärger. Aber indem man diese Regeln befolgt, heißt man essstörungsspezifisches Verhalten auch gut, was langfristig schädlich für die Gesundheit der Betroffenen ist.

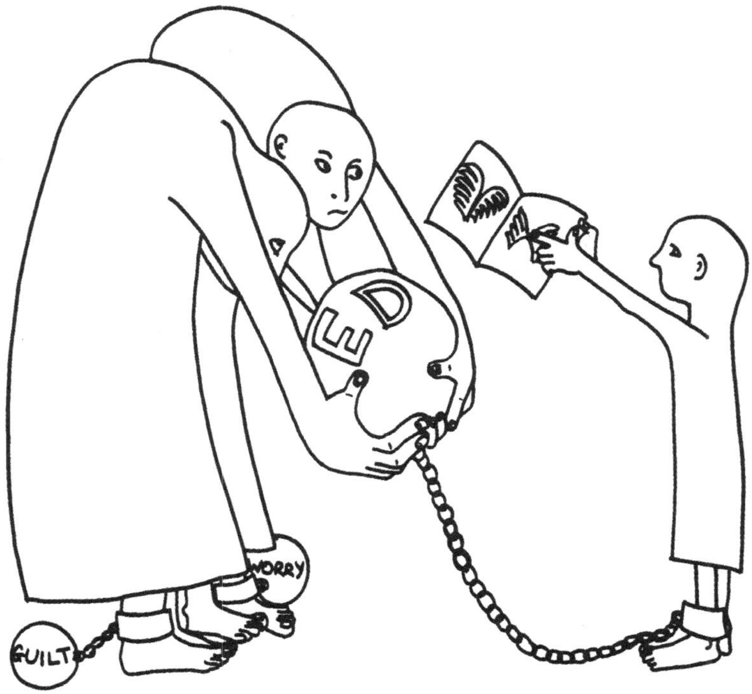

Folgende Reaktionen sollten Sie vermeiden:

- in die Küche gehen, wenn Sie hören, dass die betroffene Person einen Essanfall hat, und mit ihr diskutieren *(diese Aufmerksamkeit kann dazu führen, dass das Verhalten aufrechterhalten wird);*
- die Tatsache ignorieren, dass Geld aus Ihrem Geldbeutel entnommen wurde *(Beseitigung negativer Konsequenzen);*
- Müllsäcke mit Abfall oder Erbrochenem entsorgen *(Beseitigung negativer Konsequenzen);*
- das Badezimmer oder die Küche reinigen *(Beseitigung negativer Konsequenzen);*
- das Schloss an der Badezimmertür entfernen *(dadurch ermutigen Sie die betroffene Person, neue Möglichkeiten zur Verheimlichung der Essstörung zu finden, wodurch sich die Krankheit noch weiter verstärkt);*
- der betroffenen Person zu gewissen Zeiten die Küche oder das Badezimmer zur alleinigen Nutzung überlassen *(Beseitigung negativer Konsequenzen; dadurch wird die Essstörung zu etwas „Besonderem");*
- kommentarlos akzeptieren, dass die betroffene Person nach jeder Mahlzeit 100-mal die Treppe rauf und runter läuft *(Beseitigung negativer Konsequenzen);*
- kommentarlos akzeptieren, dass kein Essen für das Frühstück übrig ist *(Beseitigung negativer Konsequenzen);*
- sich auf lange Diskussionen über Gewicht und Figur einlassen *(dadurch schenken Sie Gedanken, die typisch für die Essstörung sind, Beachtung);*
- in die Rückversicherungsfalle tappen, z.B. durch Sätze wie *„Nein, du siehst nicht dick aus", „Nein, du hast dadurch nicht enorm viel zugenommen", „Nein, dein Bauch ist nicht riesig" (dadurch schenken Sie der Essstörungsstimme viel Beachtung).*

In unserer Arbeit haben wir herausgefunden, dass es hilfreich ist, daran zu denken, dass das Verhalten und die Gedanken der Betroffenen von zwei Teilen der Persönlichkeit angetrieben werden:

1. der Essstörung als Feind oder als „Essstörungsstimme" (mit problematischen Verhaltensweisen), die Sie *unterdrücken* möchten;
2. dem normalen Teil (mit gesunden Verhaltensweisen), den Sie fördern, *ermutigen* und aufblühen lassen wollen.

Es ist sehr schwierig, nicht in einen Dialog über essstörungsspezifische Themen und negative Selbstkritik zu geraten. Denken Sie daran – wenn Sie darauf antworten, validieren und ermutigen Sie die betroffene Person sogar, zu glauben, dass derartige Gedanken und Glaubenssätze wichtig und von besonderem Wert sind. Versuchen Sie einen Schritt zurückzutreten und sich nicht darauf einzulassen.

- *„Laut Expertinnen und Experten soll ich mich nicht darauf einlassen, mit dir deine Rituale zu besprechen, weil das deine Essstörung nur schlimmer machen wird."*
- *„Es ist für uns beide nicht förderlich, wenn wir das Thema ‚Essen' besprechen. Es ist besser, wir wechseln das Thema."*
- *„Ich bin nicht bereit, mich mit dir auf eine Diskussion über deinen Körper und deine Figur einzulassen. Du kennst meine Meinung zu diesem Thema."*

Wenn Sie es für hilfreich erachten, darüber zu reflektieren, sprechen Sie die Emotionen hinter den Essstörungssymptomen an.

*„Es klingt, als wärst du ziemlich angespannt. Möchtest du über das, was passiert ist, reden?"*

Um die Essstörungsstimme auszulöschen, ist es äußert wichtig, *klare Regeln festzulegen und konsequent zu verfolgen* – z. B. ist es vollkommen inakzeptabel, dass das WC nach dem Erbrechen nicht geputzt wird, oder Geld zu stehlen, um für einen Essanfall einzukaufen. Weiter hinten in diesem Kapitel besprechen wir Sicherheitsmaßnahmen für bestimmte Verhaltensweisen (wie Erbrechen, zwanghaften Bewegungsdrang, Essanfälle, selbstverletzendes Verhalten oder Zwänge).

Belohnungen in Form von Lob und Ermutigung sind wesentlich, wenn essgestörtes Verhalten unterlassen wird oder wenn die betroffene Person es schafft, sich vom Negativen zu lösen, flexibel zu sein und das Gesamtbild zu sehen. Der betroffenen Person muss bewusst sein, dass Sie diese positiven Aspekte erkennen und anerkennen.

Eine weitere Möglichkeit, um „gesunde" und „essstörungsfreie" Gedanken und Verhaltensweisen zu fördern, ist, schöne Stunden gemeinsam mit der betroffenen Person zu verbringen. Sie hat Ihre volle Aufmerksamkeit und taucht in das Leben abseits der Essstörung ein – auch Freiheit, Freude, Zufriedenheit und Erfolge brauchen ihren Raum. Ein Ziel könnte sein, dass Sie zumindest eine Stunde am Tag mit einer gemeinsamen Aktivität oder einem Hobby verbringen. Das müssen nicht Sie allein tun. Verschiedene Familienmitglieder könnten anbieten, einen Spaziergang zu machen, gemeinsam eine Fernsehsendung anzusehen, ein Gespräch zu führen, Brett- oder Kartenspiele zu spielen, Puzzles zusammenzusetzen, etwas zu basteln usw. Entspannungstechniken wie Yoga, Tai-Chi, Pilates und Meditation helfen Ihnen, den Kopf „frei zu bekommen", Ängste zu lösen, zu vergessen und aus dem Grübeln herauszukommen. Es könnte für Sie und ebenso die betroffene Person hilfreich sein, einen Kurs in Ihrer Nähe zu besuchen.

**ZUM NACHDENKEN**

1. Finden Sie Wege, jede mögliche Verstärkung der unerwünschten essstörungsspezifischen Verhaltensweisen zu vermeiden.
2. Versuchen Sie zu vermeiden, in Gedanken, Emotionen und Verhaltensweisen zu versinken, die die Essstörung begünstigen. Nehmen Sie stattdessen eine von Ruhe, Wärme und Flexibilität geprägte Haltung ein und haben Sie klare Erwartungen (z. B. leben = essen; Essstörung = eingeschränkte Lebensqualität).
3. Versuchen Sie, Verhaltensweisen und Situationen zu identifizieren, die sich zu Hause eingeschlichen haben und die verändert werden sollten. Vergessen Sie nicht, dass es auch ein guter Start sein kann, wenn Sie zuerst auf Ihre eigenen Reaktionen achten und diese ändern, wenn es notwendig ist. Suchen Sie positive Strategien, um diese zu ändern. Setzen Sie klare Grenzen und Erwartungen.

## Essstörungsspezifische Verhaltensweisen ändern

### Aufgabe 1: Verwenden Sie das Kreisdiagramm, um das Gespräch zu strukturieren.

Da es eine Reihe von problematischen Verhaltensweisen gibt, ist es manchmal schwierig, einen Überblick zu bekommen. Das Kreisdiagramm in Abbildung 14.2 stellt typische Symptome einer Essstörung dar und kann mit der betroffenen Person gemeinsam besprochen werden. Das Diagramm kann Ihnen dabei helfen, das Gesamtbild zur Gesundheit der betroffenen Person im Auge zu behalten und sich nicht nur auf einen Bereich zu konzentrieren.

**Abb. 14.2: Kreisdiagramm problematischer Verhaltensweisen**

Verwenden Sie das Kreisdiagramm, um problematische Verhaltensweisen zu identifizieren und zu reihen.

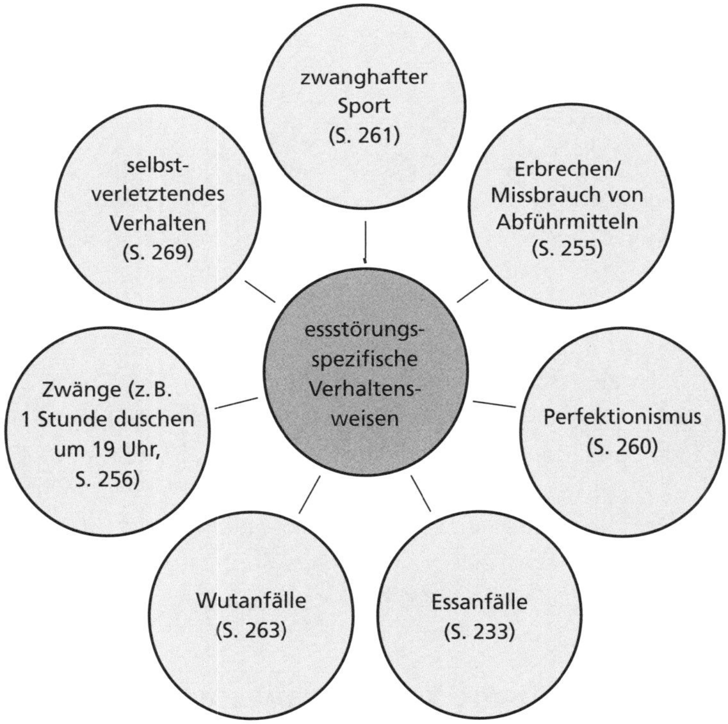

Ändern Sie das Diagramm, indem Sie leere Kreise oder andere Symptome und Problembereiche einfügen, die bei Ihnen zu Hause besonders relevant sind – z. B. Schwierigkeiten beim Essen mit anderen Menschen, das Abchecken des Körpers usw. Sie finden auf den angegebenen Seiten in den jeweiligen Kreisen noch mehr Informationen zu den einzelnen Verhaltensweisen.

**WAS KANN ICH TUN?**

*„Dieses Kreisdiagramm zeigt einige Schwierigkeiten, die Menschen mit einer Essstörung haben können. Wenn ich fragen würde, welche von diesen du am liebsten verändern würdest, welche wären es?"*

Lassen Sie die betroffene Person darauf antworten und fragen Sie nach. Sie können die Bereitschaft zur Veränderung einer bestimmten Verhaltensweise einschätzen, wenn Sie nach Wunsch, Fähigkeit, Beweggrund und Notwendigkeit fragen und darüber reden.

*„Kannst du mir mehr darüber erzählen, warum du gerade diese Schwierigkeit als Erstes verändern würdest?"* (Wunsch)

Oder: *„Du hast ‚Erbrechen' genannt. Was glaubst du, könntest du tun, um es zu reduzieren? Gibt es etwas, das ich tun könnte, um dir dabei zu helfen?"* (Fähigkeit)

Oder: *„Du hast ‚Erbrechen' gewählt. Könntest du mir helfen, zu verstehen, warum das deinem Gefühl nach der wichtigste Punkt für dich ist?"* (Beweggrund)

Oder: *„Du hast auf dem Diagramm ‚Erbrechen' gewählt. Hängt das damit zusammen, was Dr. X über die Schäden für deine Zähne gesagt hat?"* (Notwendigkeit)

Überprüfen Sie, ob die Änderung der ausgewählten Verhaltensweise die folgenden SMART-Kriterien erfüllt:

- *Ist das Ziel/die Veränderung **spezifisch**?*
- *Ist das Ziel/die Veränderung **messbar**?*
- *Ist das Ziel/die Veränderung **ausführbar**?*
- *Ist das Ziel/die Veränderung **realistisch**?*
- *Ist das Ziel/die Veränderung **terminierbar** (in einem bestimmten **Zeitraum** möglich)?*

Das Ziel bzw. die Verhaltensveränderung sollte ein wenig über die Komfortzone der betroffenen Person hinausgehen, jedoch immer als erreichbar eingeschätzt werden.

### Aufgabe 2: Nutzen Sie die Bereitschaftsskala zur Strukturierung von Gesprächen.

Wenn die betroffene Person eine problematische Verhaltensweise ausgewählt hat, können Sie die „Bereitschaftsskala" (siehe Kapitel 7) nutzen, um das Gespräch zu strukturieren, indem Sie herauszufinden versuchen, *wie bereit* und *wie zuversichtlich* die Person ist, diese Verhaltensweise zu ändern.

**WAS KANN ICH TUN?**
Ein hilfreicher Einstieg wäre z. B.: *„Du hast auf der Skala nicht 0 gewählt. Also gibt es einen Teil in dir, der etwas verändern möchte. Kannst du mir sagen, warum du dir 3 und nicht 0 gegeben hast?"*

Durch solch ein Gespräch hat die betroffene Person die Möglichkeit, die eigenen positiven Gründe für eine Veränderung aufzuzählen. Das wiederum gibt Ihnen die Möglichkeit, lobend darauf zu reagieren und dadurch ihr Selbstwertgefühl und Selbstvertrauen in Bezug auf die Veränderung zu stärken.

- *„Es war angesichts deiner Essstörung sicher nicht leicht, dir eine so hohe Zahl zu geben. Was könnte dir helfen, dich noch weiter hinauf zu bewegen, zu 6 oder 8?"*
- *„Gibt es etwas, das ich tun kann, um dir zu helfen, dich höher einzuschätzen?*

Sie könnten dann Ihre eigene Einschätzung abgeben:

*„Ist es in Ordnung für dich, wenn ich parallel dazu meine Einschätzung abgebe, damit ich dir zeigen kann, für wie wichtig ich eine Veränderung bei dir halte?"*

(Denken Sie daran, vorher abzuklären, ob es in Ordnung geht, bevor Sie Informationen oder Ratschläge geben.)

Das könnte die Grundlage für den Beginn einer Verhandlung sein, bei der irgendeine Art von Kompromiss erreicht wird.

Wenn das Gespräch gut läuft, können Sie mit dieser Übung weitermachen. Als nächsten Schritt könnten Sie alle Verhaltensweisen besprechen, die Sie und die betroffene Person im Kreis aufgezeigt haben. *Wenn das Gespräch jedoch negativ ausfällt, ist es meistens besser, es zu einem anderen Zeitpunkt fortzuführen.*

Eine Hürde für die Veränderung der betroffenen Person ist ihre Tendenz, unrealistisch hohe Erwartungen an alle Lebensbereiche zu haben, wodurch ein Scheitern von Anfang an vorprogrammiert ist. Zum Beispiel: *„Ich werde aufhören, zu erbrechen, und werde es nie wieder tun."* Die Ziele müssen unbedingt *ausführbar (erreichbar)* sein. Aus der Sichtweise der Betroffenen kann ein positiver Start zusammen mit Gefühlen des Erfolgs und Fortschritts nur erreicht werden, wenn die leichteste Veränderung zuerst angegangen wird. Es ist dabei unerheblich, dass diese Verhaltensweisen möglicherweise die Unwichtigsten sind.

- *„Es ist vielleicht eine gute Idee, wenn du zunächst versuchst, die Dinge zu ändern, die leicht möglich sind, und später jene angehst, die schwieriger sind."*
- *„Ist es in Ordnung, wenn ich etwas dazu sage? Das Krankenhaus/die Ärztin/der Arzt meint, dass es hilfreich ist, sich kleinere, erreichbare Ziele zu setzen. Das Sprichwort ‚Der Erfolg spricht für sich' stimmt wirklich – wir alle fühlen uns gut, wenn wir bei etwas erfolgreich sind, und daher ist es wichtig, dass du dir die Ziele so setzt, dass du sie so bald wie möglich erreichst. Was hältst du davon?"*

Wenn Sie eine Antwort bekommen, die auf eine kontraproduktive, extreme Denkweise hindeutet, ist es hilfreich, wenn Sie die betroffene Person in Richtung einer realistischeren Antwort lenken. Eine Möglichkeit ist, die Antwort vorsichtig übertrieben darzustellen, indem Sie die Rolle eines „Advocatus Diaboli“ einnehmen und damit die unrealistische Zielsetzung widerspiegeln.

*„Du erwartest also, dass du gleich beim ersten Mal Erfolg haben wirst.“* Und: *„Du sagst, dass sich also alles sofort verändern wird.“* Oder: *„Du glaubst also nicht, dass ein Schritt nach dem anderen gut wäre.“*

Versuchen Sie nach diesen Gesprächen zusammenzufassen, was die betroffene Person gesagt hat:

*„Mal sehen, ob ich das richtig verstanden habe. Du ...“* Oder: *„Ich denke, du sagst damit, dass ...“*

## Sprache und Persönlichkeitszüge in der Familie

Eine gesamte Familie kann extreme Denkweisen – so wie sie hier dargestellt wurden – aufweisen. Achten Sie daher darauf, ob jemand in der Familie in diese Fallen tappt und ebenfalls unrealistische Erwartungen hat. Stellen Sie sich selbst folgende Fragen: *Konzentrieren auch Sie sich auf Details und verlieren Sie das Gesamtbild aus den Augen? Neigen auch Sie dazu, unflexibel zu sein?* Es kann hilfreich sein, mit der betroffenen Person und anderen Familienmitgliedern darüber zu diskutieren und gemeinsam Schritte gegen diese extreme Denkweise zu unternehmen. Wenn Sie glauben, selbst zu derartigen Denkstilen zu neigen, ist es wichtig, mit Veränderungen bei sich selbst zu beginnen, weil Sie Vorbild für die betroffene Person sind.

Achten Sie außerdem auf „Katastrophen-Denken“, das heißt, dass jeder Fehler und jedes Versagen mit einer Katastrophe gleichgesetzt wird. Wenn Ihre Denkweise aus Empfehlungen und Vorschlägen, wie *ich würde, du solltest, man müsste* besteht, sollten Sie versuchen, diese zu beschränken. Solche Sätze klingen zu direktiv, herrisch und kontrollierend und tragen dazu bei, die Essstörung aufrechtzuerhalten.

## 1 Erbrechen

### Ein Gespräch beginnen

> *„Ich weiß, dass du nach dem Essen gern alles wieder loswerden möchtest, vielleicht, weil es dir Sicherheit gibt und Angstgefühle nimmt. Ich mache mir Sorgen, dass diese Gewohnheit deiner Gesundheit schadet und deine Appetitregulation durcheinanderbringt. Ich weiß, dass es ganz allein an dir liegt, ob du dieses Verhalten ändern möchtest oder nicht. Ich frage mich, ob es irgendeine Möglichkeit gibt, wie ich dir helfen kann, diese Verhaltensweisen zu ändern. Oder wie ich dir helfen kann, zumindest den Drang danach eine Zeit lang zurückzuhalten."*

### Strategien zur Hilfeleistung

Es ist immer am besten, Verhaltensänderungen gemeinsam zu besprechen und diese nicht einfach aufzuzwingen. Wenn Sie gemeinsam daran arbeiten möchten, das Erbrechen zu reduzieren, dann versuchen Sie, den Zugang zum Badezimmer/WC einzuschränken oder die Zeitabstände zwischen Essen und Erbrechen so weit wie möglich zu verlängern. Um das zu erreichen, könnten Sie Folgendes versuchen:

- Einigen Sie sich mit der betroffenen Person auf Zeitabstände zwischen dem Essen und der Nutzung des Badezimmers/WCs.
- Verhindern Sie, dass die betroffene Person nach einem Essen Zeit allein verbringt; schlagen Sie ihr vor, einen Freund oder eine Freundin anzurufen oder etwas gemeinsam zu unternehmen.
- Bieten Sie eine Entspannungsmöglichkeit nach dem Essen an, z. B. eine Rücken-, Kopf- oder Fußmassage.

### Negative Folgen

Schützen Sie die betroffene Person nicht vor den Konsequenzen des Erbrechens. Wenn Rohre verstopft sind oder das WC nicht sauber ist, bringen Sie das zur Diskussion und besprechen Sie gemeinsam, wie sich das auf die anderen Familienmitglieder auswirkt. Bitten Sie die betroffene Person ruhig, aber klar, entsprechend zu handeln. Versuchen Sie, Rückschläge und den Kampf der betroffenen Person anzuerkennen, und fragen Sie diese, wie Sie sie im Kampf gegen das Erbrechen unterstützen können. Machen Sie klar, dass das Erbrechen nicht nur der Gesundheit der betroffenen Person schadet, sondern sich auch negativ auf das Familienleben auswirkt. Eine der Konsequenzen des Erbrechens ist das Empfinden von Ekel. (Fragen Sie, wie sich die betroffene Person fühlen würde, wenn ein anderes Familienmitglied das WC, Badezimmer oder Waschbecken in einem ekelhaften Zustand hinterlassen würde.)

## 2 Rituale und Zwänge

Durch zwanghafte Gedanken und zwanghaftes Verhalten fühlen sich die Betroffenen sicher, Ängste und das Gefühl von Bedrohung verschwinden.

### Die Rückerversicherungsfalle

Angehörige tappen häufig in die Rückversicherungsfalle, das heißt, sie reagieren auf zwanghaftes Verhalten. Es kann zum Beispiel vorkommen, dass die betroffene Person Bestätigung dafür sucht, dass sie keinen Fehler gemacht hat, nicht dick geworden oder nicht hässlich ist usw. Dies kann dazu führen, dass Angehörige dasselbe Denkmuster übernehmen, das heißt, dass sie diese Gedanken bestätigen. Sobald die betroffene Person die Bestätigung erhalten hat, sinkt die Angst – das bewirkt ein angenehmes Gefühl. Dies wiederum veranlasst Betroffene, dieselbe Frage immer wieder zu stellen, um dieselbe schöne und angenehme Wirkung zu verspüren. Das Angstgefühl lässt jedoch nur vorübergehend nach und die Bestätigung anderer Menschen bringt nur kurzfristig Erleichterung und ist kein Heilmittel. Die Angst kommt zurück und der Kreislauf beginnt immer wieder von vorne. Die Fragen können auf sehr subtile Art zwanghaft sein, und mit den folgenden Strategien wird dabei auch die Verantwortung auf die Angehörigen übertragen:

- Die betroffene Person fragt Angehörige, ob das, was sie tut, negative Folgen hat.
- Sie diskutiert eine Entscheidung immer und immer wieder.

- Sie weigert sich, etwas Bestimmtes zu tun (z. B. essen), außer wenn ein Familienmitglied anwesend ist.
- Es gibt langwierige Diskussionen über Essen, Kalorien, Gewicht oder Figur.

Ihr Ziel sollte dabei sein, sich *nicht* erpressen oder in diesen Kreislauf (Rückversicherungsfalle) hineinziehen zu lassen. Wenn Sie bei einer Essstörung „mitspielen" und z. B. negative Gedanken oder negative Folgen einer Verhaltensweise vermeiden, Zwängen und Ritualen ihren freien Lauf lassen, ist es, als ob Sie einer alkoholkranken Person mehr zu trinken gäben.

**Abb. 14.3: Die Rückversicherungsfalle**

Wenn Sie damit beginnen, die Angst zu beschwichtigen, und sich an bestimmte Verhaltensweisen anpassen, geraten Sie in die Rückversicherungsfalle – wie bei einem „Dreibein-Lauf". Angst kann Sie zusammenschweißen und Sie zum Stolpern bringen. Wenn Sie damit beginnen, der betroffenen Person entsprechende Rückversicherungen zu geben, wie z. B. *„Du schaust nicht dick aus", „Ich habe kein Öl verwendet"* usw., wird das Band um die Fesseln immer fester zugezogen.

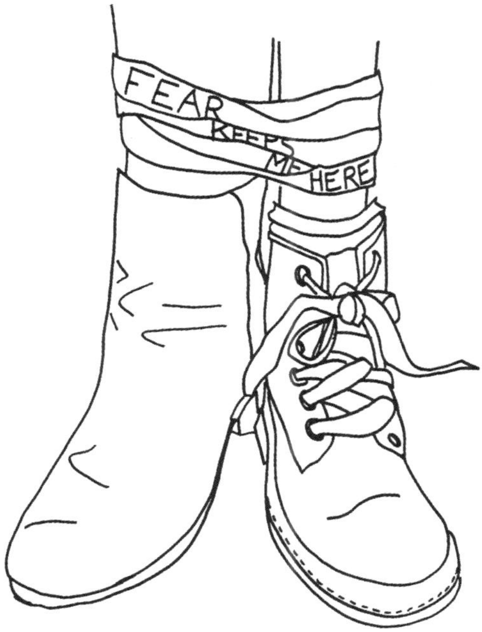

## Zwanghaftes Verhalten reduzieren: Vereinbaren Sie mit der betroffenen Person einen Plan.

Tipps, damit der Plan zum Erfolg führt:

- Die betroffene Person sollte keine speziellen Privilegien haben (wie z. B. Küche oder Bad zu jeder Zeit allein zur Verfügung zu haben), um ihren zwanghaften Verhaltensweisen nachgeben zu können. Vereinbaren Sie mit allen Familienmitgliedern vernünftige Regeln.
- Es kann hilfreich sein, mit der betroffenen Person die Verhaltensweisen zu besprechen, die am meisten Angst verursachen, und eine entsprechende Liste zu erstellen. Überlegen Sie sich Strategien, wie Sie die Zwänge unterbrechen können, und schätzen Sie ein, wie groß die Angst ist, wenn das Verhalten nicht durchgeführt wird (Beispiele siehe Tabelle 14.1).

**Tab. 14.1: Zwanghaftes Verhalten reduzieren**

| Verhaltensweisen | erwartete Angst 0–100 | tatsächliche Angst 0–100 |
|---|---|---|
| Nach dem Essen eine halbe Stunde lang sitzen bleiben | 99 | |
| Nicht durchbesprechen, woraus die Mahlzeit genau besteht | 95 | |
| Nicht nachfragen, ob ich dick aussehe | 92 | |
| Nicht nachfragen, ob ich mit dem Essen nicht mehr aufhören kann | 85 | |
| Mich nur noch einmal am Tag auf die Waage stellen | 80 | |
| Nur noch 30 Minuten am Tag meinen Körper begutachten | 75 | |
| Nur noch 60 Minuten am Tag Sport treiben | 75 | |
| Sport weniger exzessiv und zwanghaft treiben, indem ich teilweise mit einem Freund, einer Freundin oder einem Hund Sport mache | 70 | |

- Planen Sie, nur jeweils ein problematisches Verhalten zu reduzieren, statt eine sofortige Veränderung in allen Bereichen anzustreben. Es kann bei der betroffenen Person Panik auslösen, wenn Sie versuchen, alle negativen Verhaltensweisen auf einmal zu ändern, was den langfristigen Fortschritt behindert.
- Nehmen Sie sich zunächst ein Verhalten vor, dessen Änderung zu einer eher geringen statt hohen Belastung führen wird. So maximieren Sie die Chance, dass die Veränderung erfolgreich sein wird. Es wird nicht so schwierig sein und Sie können auf dem Erfolg aufbauen. – Vergessen Sie nicht, die betroffene Person zu erinnern, dass sie die Essstörung besiegen kann.

> - *„Der Arzt hat mir/im Krankenhaus haben sie mir gesagt, dass es nicht hilfreich ist, wenn ich in die Rückversicherungsfalle tappe. Es lässt nur deine große Angst weiter bestehen. Ich weiß, dass du Angst hast, aber sie wird von allein wieder zurückgehen."*
> - *„Es ist nicht gut für dich, wenn ich es erlaube, dass sich alle anderen Familienmitglieder nach deiner starren Routine richten müssen. Es ist wichtig, dass du lernst, flexibel zu sein und dich an neue Umstände anzupassen. Das macht dir jetzt Angst, aber das wird sich legen."*
> - *„Dieses große Angstgefühl, das du jetzt hast, wird sich legen. Was könnten wir tun, um dir dabei zu helfen, dich von deinen Gedanken abzulenken? Möchtest du gerne einen Spaziergang machen? Oder das Puzzle fertig machen? Oder ...?"*

- Sprechen Sie über andere Möglichkeiten, wie man Angst reduzieren kann:
  - Leichte körperliche Betätigung, wie z. B. Yoga, Tanzen, Tai-Chi, Pilates
  - Ruhige Musik; Aktivitäten, die Spaß machen; Kunst, Basteln
  - Ruhig atmen, visualisieren, Massage, „Verwöhn"-Therapien (Pediküre, Maniküre) usw.

## 3 Perfektionismus

Menschen mit einer Essstörung zeigen oft schon in der Kindheit perfektionistische Persönlichkeitszüge. Das kann bedeuten, dass sie dickköpfig, unflexibel oder analytisch sind, Dinge auf eine bestimmte Art und Weise oder „richtig" machen müssen und sehr hohe Standards haben. Auch wenn solche Persönlichkeitszüge früher nicht vorhanden waren – die Essstörung bringt sie sicher hervor.

Der Perfektionismus kann unterschiedliche Bereiche betreffen: Sauberkeit, Köperhygiene, Aufräumen, Dinge ordnen, die Essenszubereitung, das Essen und Mahlzeiten. Einige dieser zwanghaften Verhaltensweisen können durchaus lobenswert sein, wie pflichtbewusst für die Schule lernen oder pflichtbewusst dem Sport, Tanz oder einer anderen Freizeitaktivität nachgehen. Die betroffene Person kann eine sehr erfolgreiche Schülerin, ein talentierter Musiker oder eine begabte Sportlerin mit großen Ambitionen und einer erfolgreichen Laufbahn sein. Zu Beginn kann der Perfektionismus dazu dienen, große Angst zu reduzieren, aber er führt auch dazu, immer höhere und anstrengendere Standards und Ziele erreichen zu müssen. Solche Glaubenssätze führen auch dazu, dass sich die Betroffenen selbst herabwürdigen – sie haben das Gefühl, dass sie erfolgreich und der/die Beste sein sollen und immer an erster Stelle stehen müssen usw. Nicht „perfekt" zu sein bedeutet, Essen und Selbstfürsorge nicht zu verdienen.

Die Betroffenen leben in ständiger Angst, zu versagen, Fehler zu machen, nicht gut genug zu sein und von anderen kritisiert zu werden. Sie sind nicht in der Lage, zu akzeptieren, dass sie ihr Bestes gegeben haben. Auch wenn sie mehr Zeit, Energie und Anstrengung investierten, würde das nicht zu größeren Erfolgen führen. So ist es beispielsweise nicht möglich, bei Prüfungen oder Tests immer die volle Punktezahl zu erreichen, bei jedem Wettbewerb Erste/r zu werden, jedes Spiel zu gewinnen und immer die Hauptrolle oder jeden Job zu bekommen. Den Betroffenen gelingt es nicht, zu akzeptieren, dass es menschlich ist, Fehler zu machen. Sie können nicht anerkennen, dass auch andere Menschen Talente und Fähigkeiten haben und dass jeder von uns seine persönlichen Stärken und Schwächen hat. Jeder von uns ist einzigartig. Die Betroffenen können nicht sehen, dass Familie, Freundinnen und Freunde sie so lieben und respektieren, wie sie sind, und nicht die Idealvorstellung von sich selbst.

Betroffene können Fehler nicht akzeptieren oder einfach sagen: „Verdammte Scheiße!“ [Auf Englisch: „Oh, SOD IT!“] (Prof. Bob Palmer von der University of Leicester macht gerne den Scherz, dass Menschen mit Essstörungen das „Verdammte Scheiße!“-Gen fehlt.)

Mit dem Akronym „SOD“ kann dargestellt werden, wie man diesen Persönlichkeitszügen vorbeugen kann:

**S – Sufficient (Wichtig genug)**
Ist dieser Misserfolg/Fehler/negative Kommentar *wichtig genug*, um so viel Unbehagen, Angst und Selbstkritik zu verursachen? *(„Wie sehr wird dir das in sieben Jahren noch etwas ausmachen und wie wichtig wird es rückblickend für dich sein?“)*

**O – Other (Andere Dinge)**
Sind *andere* Dinge wichtiger? Hast du *andere* Prioritäten? Welche sind das? *(„Sind Erfolg, Lob, Leistung usw. dabei wichtiger als Glück, deine Gesundheit, deine Zukunft, Familie, Freundinnen, Freunde usw.?“)*

**D – Delegate (Delegieren)**
Können dir andere Menschen helfen, die Wichtigkeit/Bedeutung dieses Fehlers/Misserfolgs zu beurteilen? *(„Darf ich dir helfen, die Dinge anders zu betrachten?“, „Darf ich dir meine Meinung zur Situation sagen?“, „Darf ich dir sagen, wie ich die Dinge sehe?“)*

## 4 Exzessive Bewegung

Sportzwang kommt bei Essstörungen häufig vor. Er reduziert Angst und führt zu einem Gefühl der Sicherheit bei den Betroffenen.

Obwohl Sport normalerweise gesund ist, hat übertriebener Sport bei Essstörungen schwerwiegende Folgen. Sowohl bei der Anorexie als auch der Bulimie ist der Gesundheitszustand beeinträchtigt. Der Körper der Betroffenen hat wenige Reserven und ist aus dem Gleichgewicht geraten. Es können Schwäche, Muskelschwund, reduzierte Knochendichte, gestörte Blutzuckerwerte, ein schwaches Herz und ein gestörter Elektrolythaushalt auftreten. Durch den Sport verbrennt der Körper wertvolle Kalorien, es kann kurzzeitig und langfristig zu Abnutzungserscheinungen, Muskelverletzungen und Knochenbrüchen kommen. Zudem werden meist einzelgängerische Sportaktivitäten gewählt – z.B. laufen, Gymnastikübungen oder ein Hometrainer im Schlafzimmer; es wird immer alleine trainiert.

Wenn der Gesundheitszustand der betroffenen Person nicht ernsthaft gefährdet ist, ist es anstelle eines unrealistischen kompletten Sportverbotes vielleicht hilfreich, wenn Sport zusammen mit anderen Menschen ausgeübt wird, z.B. einmal pro Woche mit einem Freund schwimmen oder einer Freundin in einen Tanzkurs gehen.

Es kann sogar schädlich sein, an Wettkämpfen teilzunehmen, wenn der Körper durch den Hungerzustand beeinträchtigt ist.

Wenn der einzelkämpferische und exzessive Aspekt des Sports wegfällt, vernünftige Grenzen gesetzt werden und die sportliche Betätigung durch die soziale Komponente zusätzlichen Spaß macht, schafft die betroffene Person es vielleicht, den Sport weniger fanatisch und verbissen zu sehen.

Ist der Gesundheitszustand besorgniserregend, so ist ein gemeinsames Gespräch notwendig, in dem ein Kompromiss gefunden und ein (schriftlicher oder mündlicher) Plan aufgestellt werden sollte. Ein Beispiel dafür wäre, dass die betroffene Person darauf hinarbeitet, zwanghaftes Verhalten nach und nach zu reduzieren, z.B. keinen Schrittzähler zu verwenden oder die tägliche körperliche Betätigung nicht aufzuzeichnen. Sie könnten vorschlagen, dass die betroffene Person mit Ihnen gemeinsam nach dem Abendessen einen halbstündigen Spaziergang macht, anstatt jeden Abend allein joggen zu gehen.

Wenn die Gefühle durch die Essstörungen unterdrückt wurden, können auch schon Gespräche über Veränderung Angst und Furcht auslösen. Vergessen Sie nicht: „Einen Schritt nach dem anderen zu machen“ und nicht alles auf einmal, über Nacht, ändern zu wollen, ist auch hier entscheidend. Zeit und Geduld sind notwendig.

## 5 Intensive Gefühle

Für Menschen mit Essstörungen ist es nicht ungewöhnlich, intensive Gefühle zu zeigen oder sogar Wutausbrüche zu haben, besonders wenn sie mit schwierigen Situationen konfrontiert werden oder versuchen, gesund zu werden. Es ist nicht einfach, damit umzugehen. Solche Situationen können eskalieren und zu aggressivem oder zu selbstverletzendem Verhalten führen, es werden Dinge kaputtgeschlagen oder sogar andere Menschen verletzt. Derartige Ausbrüche können in der Öffentlichkeit passieren und zu erniedrigenden Zurschaustellungen führen. Es ist schwierig, damit zurechtzukommen.

> *„Meine Tochter hat auf einer Hochzeit die Nerven verloren, als jemand eine Bemerkung machte, die ihr nicht passte; das artete in einen lautstarken Wutanfall aus. Es war sehr peinlich – schrecklich für alle Anwesenden. Es hat die Hochzeit gesprengt. Und erst als wir versuchten, sie nach Hause zu bringen …! Haben Sie jemals versucht, eine erwachsene Frau in einem blinden Wutanfall – völlig außer Kontrolle – nach Hause zu bringen? So etwas habe ich noch nie gesehen – sie ist ein Einzelkind und bei uns zu Hause war es immer ruhig."* (Franziska, Angehörige)

*Klare Regeln,* welches Verhalten akzeptabel ist und was nicht mehr toleriert werden kann, sind notwendig. Wenn jemand an einer Essstörung erkrankt, werden Familienregeln von früher oft missachtet.

Jede Familie hat ihre eigenen Regeln und Grenzen, wie mit nicht tragbaren Verhaltensweisen umgegangen werden soll (länger bestehende oder neue). Diese Regeln sollten gemeinsam aufgestellt werden, damit Sie sichergehen können, dass sie auch von allen eingehalten werden. Beispielsweise:

- Gewalt, z. B. andere Menschen zu schlagen und Dinge zu zerstören, ist nicht erlaubt.
- Eine Zurschaustellung in der Öffentlichkeit führt zu sofortigem Heimfahren.
- Kein Fluchen oder respektloses Verhalten gegenüber Familienmitgliedern oder anderen Menschen.
- Respekt vor den Bedürfnissen und dem Eigentum anderer wahren.

Wenn Regeln gebrochen werden, müssen die Strafen sehr klar sein und konsequent umgesetzt werden, z. B. müssen Verbote erteilt werden, Taschengeld muss einbehalten werden usw.

Wenn die betroffene Person oder jemand anderer die Hausregeln missachtet, kann die Anwendung der Sandwichtechnik während oder unmittelbar nach dem Vorfall sehr nützlich sein:

> *„Ich hab' dich sehr lieb. Ich mag es nicht, wenn du Dinge kaputt machst/mich anschreist/fluchst – ich hab' dich trotzdem lieb."*

Wiederholen Sie diese Botschaft, sooft es notwendig ist.

Vielleicht kann die betroffene Person nicht akzeptieren, dass ihr Verhalten unangebracht ist, und läuft wütend davon, anstatt dies zuzugeben. Wenn sich die betroffene Person später beruhigt hat, wiederholen Sie in Ruhe Ihre Botschaft. – *„Ich hab' dich so lieb. Aber ich mag es wirklich nicht und ich akzeptiere auch nicht, wenn du … Aber trotzdem hab' ich dich lieb. Darf ich dich umarmen?"*

Es kann sehr anstrengend sein, *Regeln aufzustellen und immer wieder daran festzuhalten*, wirksame Sanktionen oder Belohnungen zu finden und sie langfristig und konsequent anzuwenden. Insbesondere, wenn die Angehörigen schon sehr erschöpft sind und die Familienmitglieder die Auswirkungen des negativen essstörungsspezifischen Verhaltens auf ihre eigene Lebensqualität merken. Die Anzahl von Belohnungen und möglichen Sanktionen ist begrenzt. Beispielsweise ist die Regel, das verschwundene Essen ersetzen zu müssen, viel schwerer umzusetzen, wenn dies nicht möglich ist – weil z. B. die betroffene Person nicht arbeitet und finanziell nicht zum Haushalt beiträgt. Anders ist es, wenn die betroffene Person ihr eigenes Geld verdient.

Es ist wichtig, *eine Balance zu finden* und bei nicht tragbarem Verhalten stark und konsequent zu sein. In solchen Situationen kann es schwierig sein, ein Vorbild für Flexibilität darzustellen. Etwas, das man unmöglich ignorieren kann, sind die Auswirkungen von emotionalen Wutausbrüchen auf die gesamte Familie. Die einzig wirksame Lösung, diesen entgegenzuwirken, besteht darin, Auslöser zu identifizieren (nach dem

ABC-Modell) und zu überlegen, wie die einzelnen Familienmitglieder der betroffenen Person auf dem Weg der Veränderung helfen können.

## Auslöser und erste Anzeichen identifizieren und damit umgehen

Versuchen Sie, in Gesprächen die Auslöser für einen emotionalen Ausbruch herauszufinden. Häufig sind Wut und ein überwältigendes Gefühl der Verzweiflung die Auslöser dafür. Niemand kann externe Einflüsse wirklich kontrollieren, aber um die emotionalen Auslöser abzufedern und der betroffenen Person zu helfen, eine „dickere Haut" gegen solche unerwarteten Rückschläge im Alltag zu bekommen, ist es sicherlich hilfreich, zu Hause in der Familie eine möglichst ruhige und warmherzige Atmosphäre zu schaffen.

Im Folgenden finden Sie ein paar Tipps, die Ihnen helfen können, dieses Ziel zu erreichen:

- Angehörige einer Person mit einer Essstörung brauchen Auszeiten. In Kapitel 6 wird erklärt, wie wichtig es ist, Energie zu tanken. Aus der Situation auszusteigen, wenn die Anspannung wächst, kann ebenfalls hilfreich sein:

  > *„Ich benötige etwas Zeit für mich selbst, weil ich gerade völlig von meinen Emotionen vereinnahmt werde. Lass uns in fünf Minuten (oder einer Stunde) weiterreden."*

  Nutzen Sie diese fünf Minuten (oder eine Stunde) Auszeit für einen kurzen Spaziergang im Garten oder mit dem Hund; oder vielleicht für fünf Minuten Durchatmen in einer ruhigen Ecke.
- Versuchen Sie, kontraproduktive Verhaltensmuster zu vermeiden, wie z. B. mit Argumenten gegen die Essstörung oder gegen depressive Gedanken anzukämpfen (denken Sie an das Nashorn!).
- Planen Sie den Zeitpunkt für ein Gespräch gut. Versuchen Sie, schwierige Themen, Regeln, Ziele und Veränderungen nicht in stressbeladenen Situationen zu besprechen, z. B. bei Mahlzeiten, kurz bevor Sie in die Arbeit fahren oder wenn Sie müde sind.

- Achten Sie auf Emotionen, akzeptieren Sie diese und denken Sie darüber nach, bevor die Situation eskaliert:

> *„Es klingt, als wärst du gekränkt. Möchtest du darüber sprechen oder möchtest du eine Umarmung? Gibt es etwas, das ich für dich tun kann?“*

- Beobachten Sie das Muster hinter den Ausbrüchen: Wie? Wann? Warum? Bei wem? (Manchmal gibt es ein Familienmitglied, bei dem ein Ausbruch leichter passiert als bei anderen.)
- Überlegen und üben Sie im Vorhinein Sätze, mit denen Sie einen Wutanfall unterbrechen können, sodass Sie diese ruhig aussprechen können, wenn es zu einem Anfall kommt, z. B.:

> *„Ich denke, wir sollten das später besprechen, wenn wir uns beide beruhigt haben.“*

  Wiederholen Sie diese Sätze, vielleicht auch vor einem Freund, einer Freundin oder einem Familienmitglied – oder auch vor dem Spiegel –, sodass Sie sie, wenn notwendig, sofort abrufen können.
- Überlegen Sie sich, wie Sie mit den ersten Anzeichen einer problematischen Verhaltensweise umgehen wollen. Sie sollten versuchen, der betroffenen Person zu helfen, „wieder auf den Boden zurückzukommen“, indem Sie zum Beispiel die Aufmerksamkeit auf etwas in der unmittelbaren Umgebung lenken. Legen Sie die Konzentration auf die Atmung – hierbei sind Meditations- und Bewusstseinstechniken nützlich:

> - *„Es sieht so aus, als würde sich ein Wutanfall anbahnen. Kannst du die Wut irgendwo anders in deinen Körper schieben?“* Oder: *„Kannst du die Wut beschreiben? Wie fühlt sie sich an – heiß, brennend, stachelig?“* Oder: *„Vielleicht kannst du die Wut zeichnen?“*
> - *„Stell dir vor, du bist an einem idyllischen Ort – kannst du ihn mir beschreiben?“*
> - *„Lass uns darauf achten, was wir hier, in diesem Raum, hören und fühlen. Ich beginne mal … Ich höre draußen Vögel singen und in der Ferne ein Flugzeug. Ich kann meine Füße in meinen Schuhen spüren und meinen Rücken an den Sofakissen …“*

- Aber passen Sie auf: Wenn Sie versuchen, die betroffene Person während oder nach einem Ausbruch zu beruhigen, kann dies das Verhalten auch verstärken.

## Wenn die Vorbeugung scheitert: Mit einem Ausbruch richtig umgehen

- Achten Sie darauf, dass Sie im Umgang mit dem problematischen Verhalten einfühlsam, aber konsequent sind, z. B.: *„Ich liebe dich sehr, aber ich mag es nicht, wenn du …“ „So sehr ich dich liebe, aber dieses Verhalten … (benennen Sie es) ist nicht in Ordnung. Ich würde es bei keinem anderen Menschen akzeptieren und ich werde es auch bei dir nicht akzeptieren.“*
- Bleiben Sie ruhig und warnen Sie nachdrücklich, z. B.: *„Bitte hör damit auf. Wir können es später besprechen.“* Oder: *„Wir besprechen das später, wenn wir uns beide beruhigt haben.“*
- Wenn die betroffene Person nicht zuhören will oder kann, wiederholen Sie in Ruhe die Hauptaussage Ihrer Botschaft: *„Ich liebe dich. Dieses Verhalten (benennen Sie es: Schreien, Brüllen, Schlagen usw.) ist nicht akzeptabel. Ich liebe dich trotzdem, ich mag nur dieses Verhalten nicht.“*
- Geben Sie der betroffenen Person eine akzeptablere Alternative zu ihrem Verhalten. Fragen Sie, wie Sie helfen können, z. B.: *„Bitte schrei mich in der Öffentlichkeit nicht an. Ich sehe, dass du verärgert bist. Sobald du dazu in der Lage bist, hätte ich gerne, dass du mir hilfst, zu verstehen, was aus deiner Sicht los ist.“*
- Bieten Sie der betroffenen Person eine Möglichkeit, wieder „auf den Boden zu kommen“, das heißt, verlagern Sie die Aufmerksamkeit von den Emotionen auf die Umgebung: *„Lege deine Hand auf diese Mauer/diesen Baum/diesen Stein. Gib deinen Frust an die Mauer/den Baum/den Stein ab. Stell dir vor, dass du deinen Frust jetzt in die Mauer/den Baum/den Stein gießt, fühle, wie er durch deine Hand und deine Finger in die Mauer/den Baum/den Stein fließt.“*
- Planen Sie Zeit für ein Gespräch nach einem Ausbruch ein: Was hat dazu geführt? Das Gespräch kann noch am selben Tag oder auch erst am nächsten Tag stattfinden. Lassen Sie die betroffene Person wissen, dass das Verhalten nicht in Ordnung war und dass es weder ignoriert noch entschuldigt wird.

- Sobald Sie solch einen Ausbruch besprochen haben, sollten Sie versuchen, die Situation positiv abzuschließen, indem Sie z. B. vorschlagen, gemeinsam etwas Nettes zu unternehmen.
- Notieren Sie die Ausbrüche in einem Notiz- oder Tagebuch, damit Sie diese bei einem möglichen Treffen mit einer Expertin, einem Experten oder im Rahmen einer Selbsthilfegruppe besprechen können.
- Nehmen Sie einen Ausbruch nicht persönlich und geben Sie sich nicht selbst die Schuld dafür. Versuchen Sie, sich von der Situation und den Emotionen der betroffenen Person zu lösen.

## Fallbeispiel

P. war 15 Jahre alt, zum Zeitpunkt der medizinischen Diagnostik war ihr restriktives Essverhalten dermaßen ausgeartet, dass sie gar nichts mehr gegessen und getrunken hatte. Aufgrund ihres hohen medizinischen Risikos wurde sie stationär aufgenommen. Auf der Station begann sie wieder zu essen. Ihre Eltern wurden gebeten, zu den Mahlzeiten auf die Station zu kommen, um gemeinsam Essenssituationen zu üben. Kurzzeitentlassungen nach Hause wurden geplant.

Die Eltern berichteten, dass sich P., sobald sie nach Hause kam, Sorgen um Gewicht und Figur machte. Sie nannte sich selbst ein „fettes, faules Schwein“ und tat so, als würde sie sich die Haut vom Bauch herunterschneiden. P. hatte auch das Bedürfnis, die Kalorien, die sie gegessen hatte, wieder zu verbrennen, und begann zu laufen oder einen Power-Spaziergang zu machen. Als die übermäßige körperliche Betätigung eingeschränkt oder verboten wurde, eskalierte die Situation und P. bekam Wutanfälle, bei denen sie brüllte, schrie, fluchte und weglief.

Nachdem die Eltern die Situation analysiert hatten (ABC-Ansatz), fiel ihnen auf, dass P. am Morgen ruhiger war, wenn sie das Frühstück mit ihnen in einem separaten Raum abseits der anderen Patientinnen und Patienten eingenommen hatte. Sie war weniger ängstlich und reizbar und kümmerte sich weniger um das Verhalten und die Essgewohnheiten der anderen. P.s Eltern machten ihr klar, dass „Drauflosschlagen“ in einem Wutanfall nicht tragbar war, ebenso wenig wie Weglaufen oder Fluchen. Für den Wochenend-Ausgang stellten Sie klare Regeln auf: Wenn das nochmals passierte, würden Sie P. zurück an die Station bringen. Sie arbeiteten gemeinsam daran und lobten und ermutigten P. jedes Mal, wenn sie wieder die Kontrolle über ihr Verhalten erlangte. So konnten sie P. für längere Aufenthalte zu Hause von der Station nehmen, wobei es zu beträchtlichen Verbesserungen kam.

## 6 Selbstverletzung

Selbstverletzungen werden oft eingesetzt, um intensive Gefühle (wie Wut, Verletzung, Schmerz, Leere, Einsamkeit, Trennung usw.) auszudrücken, die nicht verbalisiert werden können oder von anderen nicht beachtet werden. Betroffene können ihre Selbstverachtung und ihren Schmerz nicht mit Worten ausdrücken, und die Frustration darüber führt zur Selbstverletzung. Körperlicher Schmerz scheint besser aushaltbar zu sein als emotionaler Schmerz. Nach einer Selbstverletzung fühlen sich Betroffene enorm befreit und emotional erleichtert. Selbstverletzende Verhaltensweisen können für andere sichtbar sein und zu erhöhter Aufmerksamkeit führen, was das Verhalten nur verstärkt und weiter steigert (für die betroffene Person eine positive Verstärkung).

Wie bei den anderen Verhaltensweisen ist auch hier eine ABC-Analyse hilfreich. So können alternative, weniger gefährliche Strategien zur Bewältigung der Auslöser gefunden werden: sich an andere wenden, wenn man gestresst ist, sprechen und um Hilfe bitten, andere Strategien wie Ablenkung und Entspannungstechniken finden, um mit der Angst umzugehen.

### Feedback

Als Angehörige/r können Sie der betroffenen Person direktes Feedback geben und ihr helfen, gesündere, alternative Verhaltensweisen zu erwerben, die zu einer besseren Lebensqualität führen. Solche Hilfestellungen erfordern viel Geduld und Engagement, aber neben der betroffenen Person kann die gesamte Familie davon profitieren.

Idealerweise sollte Feedback sofort gegeben werden, sodass positive Verhaltensweisen bestärkt werden und die Betroffenen ermutigt werden: *„Es ist großartig, zu sehen, dass du dich so anstrengst und versuchst …“*, *„Gut gemacht …“*, *„Ich mag es, wenn du …“*. Machen Sie ruhig und gelassen auf essstörungsspezifische Verhaltensweisen aufmerksam („kompensatorische Maßnahmen“) und erinnern Sie die betroffene Person: *„Erinnere dich, was Dr. B. gesagt hat …“*

**Infobox 14.1: Richtig Feedback geben**

- **Betonen Sie das Positive!**
  Beschreiben Sie Ihre Beobachtungen klar und deutlich, z. B.: *„Wie du dich bei diesem Essen verhalten hast, war genau richtig, weil du es geschafft hast, …“*
  Beschreiben Sie auch die Auswirkung des Verhaltens auf Sie selbst, z. B.: *„Ich habe mich gefreut, dass wir es gestern Abend geschafft haben, uns zusammenzusetzen und Änderungen an deinem Sportplan zu besprechen. So konnten wir die Zeit nach dem Essen in Ruhe und wie geplant verbringen.“* Oder: *„Es war toll, zu sehen, dass du … konntest. Das bedeutet, dass …“*
- **Betonen Sie, dass Sie die betroffene Person unterstützen!**
  Zum Beispiel: *„Ich liebe dich sehr und bin besorgt, wenn ich merke, dass es für dich so schwierig ist, genügend Essen nach einer Mahlzeit bei dir zu behalten, sodass du richtig mit Nährstoffen versorgt bist. Gibt es irgendetwas, das ich tun kann, um dir zu helfen, mit dem Erbrechen aufzuhören?“* Achten Sie jedoch darauf, dass die betroffene Person versteht, dass die Verantwortung, sich zu ändern, ganz allein bei ihr liegt und nicht bei Ihnen – wenngleich Sie ihr auf jede mögliche Weise helfen und sie unterstützen möchten. *„Nur du allein kannst es schaffen, aber du kannst es nicht allein schaffen. Ich möchte dir helfen, so gut ich kann, aber du bist selbst dafür verantwortlich, wieder gesund zu werden.“*
- **Geben Sie ausgewogenes Feedback!**
  Beschreiben Sie das Problemverhalten, das Sie erlebt haben, und das Verhalten, das Sie lieber sehen würden, z. B.: *„Ich liebe dich sehr. Ich kann es nicht akzeptieren, dass du mich anschreist/die Türen zuschlägst/brüllst. Ich würde mich viel lieber mit dir zusammen hinsetzen und darüber sprechen, was dich so gekränkt hat. Ich liebe dich immer noch, es ist das Verhalten, das ich nicht mag und auch nicht akzeptieren kann.“*

- **Ignorieren Sie Rückschritte nicht, nehmen Sie diese in Ruhe zur Kenntnis!**
  Lernen Sie aus Rückschritten, stellen Sie sich auf zukünftige Schwierigkeiten ein und ermutigen Sie die betroffene Person, es erneut zu versuchen.
- **Betonen Sie, dass es das Verhalten ist, das Sie nicht mögen und nicht akzeptieren können, und nicht die Person!**
- **Geben Sie Feedback unter vier Augen!**
  ZuhörerInnen sind in dieser Situation eine unnötige Erschwernis.
- **Beziehen Sie die betroffene Person mit ein!**
  Probleme festzustellen, Lösungen zu finden und Pläne umzusetzen und zu kontrollieren sollten gemeinsame Entscheidungen sein.
- **Vermeiden Sie Kritik!**
  *„Ich verstehe das nicht. Vielleicht hast du dich heute weniger bemüht. Du hast es so gut geschafft, alle Mahlzeiten zu essen, als ich nicht da war. Warum hast du das Essen heute in den Müll geworfen?"*
- **Versuchen Sie, den Perfektionismus in Schach zu halten – Rückschritte und Missgeschicke passieren!**
  Konzentrieren Sie sich stattdessen auf das große Ganze, auf das, was heute gelernt wurde und was wichtig ist.
- **Erkennen Sie Fortschritte an!**
  Zum Beispiel: *„Du machst das wirklich gut. Wenn du dieses Nudelgericht vor zwei Monaten bestellt hättest, hättest du Angst bekommen. Ich bin beeindruckt, dass du es so gut gemeistert hast. Die ganze Familie konnte ein besonderes Abendessen auswärts genießen. Ich danke dir dafür."*
  Selbst wenn kein Fortschritt erreicht wurde, erkennen und loben Sie die Bemühungen, den Mut und die Entschlossenheit.

**ZUM NACHDENKEN**

1. Nutzen Sie den ABC-Ansatz: Auslöser („Antecedents"), Verhaltensweisen („Behaviours"), Folgen („Consequences").
2. Klare Regeln und Grenzen sind notwendig. Besprechen Sie diese mit allen Familienmitgliedern, überprüfen Sie diese und stellen Sie neue Regeln auf, wenn es nötig ist.
3. Analysieren Sie die Auslöser, Verhaltensweisen und Folgen in unterschiedlichen Situationen und besprechen Sie diese mit der betroffenen Person und der Familie.
4. Suchen Sie hilfreiche Strategien, besprechen und planen Sie diese.
5. Fördern Sie Veränderungen mit *Ruhe* und *Konsequenz.*
6. Nehmen Sie sich Zeit für *einfühlsames* Feedback, indem Sie jede Bemühung für Veränderungen *loben.*
7. Evaluieren Sie die Situation regelmäßig und planen Sie für die Zukunft.
8. Erkennen Sie Rückschläge genauso an wie sämtliche Fortschritte und positive Bemühungen.

## Zitierte und weiterführende Literatur

### *Deutschsprachige Literatur*

**Zwangsstörung:**

Wewetzer, G. & Wewetzer, C. (2014). *Ratgeber Zwangsstörungen bei Kindern und Jugendlichen.* Göttingen: Hogrefe.

Fricke, Susanne & Armour, Katharina. (2018). *Dem Zwang die rote Karte zeigen: Ein Ratgeber für Kinder, Jugendliche und ihre Eltern* (2. Auflage, korrigiert). Köln: Balance.

Hand, Iver & Fricke, Susanne. (2018). Zwangsstörungen verstehen und bewältigen. Hilfe zur Selbsthilfe (8. Auflage). Köln: Balance.

**Umgang mit Gefühlen:**

Grasmann, Dörte, Legenbauer, Tanja & Holtmann, Martin. (2018). *Wütend, traurig und gereizt: Informationen zur Emotionsregulation für Betroffene, Eltern, Lehrer und Erzieher* (Ratgeber Kinder- und Jugendpsychotherapie, Band 22). Göttingen: Hogrefe.

**Selbstverletzung:**

In-Albon, Tina, Plener, Paul L., Brunner, Romuald & Kaess, Michael. (2015). *Ratgeber Selbstverletzendes Verhalten. Informationen für Betroffene, Eltern, Lehrer und Erzieher* (Ratgeber Kinder- und Jugendpsychotherapie, Band 19). Göttingen: Hogrefe.

***Englischsprachige Literatur***

**Zwangsstörung:**

Veale, D. and Wilson, R. (2005). *Overcoming Obsessive Compulsive Disorder.* London: Robinson.

**Umgang mit Gefühlen:**

Bell, L. (2004). *Managing Intense Emotions and Overcoming Self-destructive Habits.* Hove: Brunner-Routledge.

Smith, G. (2004). *Anorexia and Bulimia in the Family.* Chichester, UK: Wiley.

**Selbstverletzung:**

MIND. (2013). *Understanding Self-harm.* London: MIND. www.mind.org.uk.

National Self Harm Network. (1998). *The hurt yourself less workbook.* London: National Self Harm Network. www.nshn.co.uk.

Royal College of Psychiatrists. (1998). *Managing deliberate self-harm in young people. CR64: A fact sheet from Royal College of Psychiatrists.* London: Royal College of Psychiatrists. www.rcpsych.ac.uk.

# 15 Reflexion, Zusammenfassung – und Loslassen

## Zusammenfassung

Oft scheint der richtige Umgang mit der betroffenen Person unmöglich. Vielleicht sind Sie müde, entmutigt oder emotional und reagieren daher unüberlegt. Oder die betroffene Person ist müde, hungrig und emotional unerreichbar. Diese Misserfolge sind ebenso nützlich wie die Erfolge, weil sie die Möglichkeit bieten, zu überlegen, was genau passiert ist und was falsch gelaufen ist. Haben Sie den Mut, es erneut zu versuchen. Denken Sie daran, dass es notwendig ist, den APT-Zyklus mehrfach zu durchlaufen – jedes Mal werden Sie etwas dazulernen.

Vergessen Sie dabei nicht, auf Ihre eigene Gesundheit und Ihr Wohlbefinden zu achten. Im Flugzeug heißt es für Eltern und Angehörige mit Kindern in der Instruktion für Notfälle: *„Setzen Sie zuerst Ihre eigene Sauerstoffmaske auf."* Wenn Sie im Falle eines Unfalls nicht darauf vorbereitet sind, werden Sie Ihren Kindern oder anderen nicht helfen können. Das trifft gleichermaßen auf Familien zu, die mit einem großen Problem konfrontiert sind, also jeden, der zu Hause wohnt und versucht, die betroffene Person zu unterstützen, damit die gesamte Familie die herausfordernde Situation durchstehen kann.

## Gemeinsam daran arbeiten: Als Team zu Hause

Menschen aller Altersgruppen und in unterschiedlichen Lebenslagen können in die Pflege von Betroffenen involviert sein: Das reicht von Alleinerziehenden bis zu großen Familien, auch kleine Kinder, Teenager, Studierende, Menschen, die Vollzeit arbeiten oder schon in Pension sind – sie alle haben unterschiedliche Tagesstrukturen, emotionale Bedürfnisse und reagieren unterschiedlich in Stresssituationen. Besonders wenn man über längere Zeit diesem Stress ausgesetzt ist, kann sich das bei unterschiedlichen Menschen unterschiedlich auswirken. Manche haben nicht mehr genug Energie, um Hobbys oder anderen sozialen Aktivitäten nachzugehen, sind ständig erschöpft und wenig belastbar. Wenn etwas schiefläuft, können sich nicht mehr konzentrieren und machen Fehler (was sich negativ auf die Arbeit auswirken kann), haben wenig Geduld oder sind unruhig.

Essstörungen haben auch Auswirkungen auf die Familiendynamik, da jedes Familienmitglied versucht, sich an die Einschränkungen und Stressoren anzupassen, die ein Leben mit den Betroffenen mit sich bringt. Das beeinflusst, wie Angehörige zu Hause mit schwierigen Verhaltensweisen oder Situationen, die alle zu Hause betreffen, fertigwerden.

Daher ist es wichtig, dass sich das Team, das die betroffene Person während der Erkrankung unterstützt, aufeinander abstimmt. Gegenseitige Unterstützung in individuellen Stresssituationen ist für Wohlbefinden und Funktionieren des gesamten Teams wesentlich. Sobald die zusätzlichen Schwierigkeiten im Alltag erkannt worden sind, ist es wichtig, eine Art „Familienforum" einzuberufen, um Probleme und Möglichkeiten zur Unterstützung der betroffenen Person zu besprechen. Ein regelmäßig stattfindendes Familienforum bietet Raum für jeden – egal wie alt –, über Vorfälle, Gefühle und Reaktionen zu sprechen. Das führt zu mehr Diskussion und Verständnis, wie eine bestimmte Situation wahrgenommen und wie darauf reagiert wurde.

Die betroffene Person sträubt sich möglicherweise gegen ein derartiges Forum und argumentiert damit, dass es ihre eigene Angelegenheit und ihr eigenes Leben ist, in das sich niemand einmischen kann und soll. Es ist wichtig, dass die Angehörigen betonen, dass sich die Krankheit nicht nur auf die Gesundheit und Zukunft des betroffenen Familienmitglieds auswirkt, sondern auf jeden Einzelnen in der Familie. Und so muss die gesamte Familie die Situation gemeinsam bewältigen. Egal, was passiert, ein offenes Gespräch ist am wirksamsten, um das „Spalte und herrsche!"-Prinzip und die verzerrte Denkweise der Essstörung zu bekämpfen. Es ist auch wirksam, um die betroffene Person im Kampf gegen die Essstörung zu unterstützen. Auf Spezialstationen für Essstörungen wird in Teams gearbeitet, es werden regelmäßige Treffen abgehalten, Informationen weitergegeben und Unterstützung angeboten; das ist auch in der Familie nötig. Ohne diese Teamarbeit wird die Essstörung leicht die Kontrolle übernehmen und auch die Betroffenen können schwerer gegen die zwanghaften Verhaltensweisen ankämpfen.

## Familienforum – wie oft?

Das Familienforum sollte jedes Familienmitglied zu Hause und enge Bekannte, die häufig Kontakt haben, einschließen und als regelmäßiges, wöchentliches Treffen stattfinden. Man setzt sich zu einem passenden und entspannten Zeitpunkt, wenn jeder Zeit hat, zusammen. Entscheidend ist, dass diese Treffen regelmäßig stattfinden, sodass jeder im Bilde ist, was gerade passiert und um alle Belange diskutieren zu können, die damit verbunden sind.

- Wie ist der Umgang mit der Essstörung? Jede Person kann über ihre Gefühle sprechen.
- Welche Unterstützung benötigt jede einzelne Person?
- Welche anderen Dinge passieren gerade – Prüfungen, Stress in der Arbeit, andere Erkrankungen (vielleicht brauchen Großeltern oder andere ebenfalls Unterstützung)?
- Erholungsphasen und Verschnaufpausen für alle Familienmitglieder einplanen: Zeit für eigene Interessen, mit dem Hund spazieren gehen, Massagen, Sport, Spiele, Musik ...
- Pläne in der Familie abstimmen, sodass jede Person die notwendige Erholung bekommt: Kein Familienmitglied soll sich allein oder isoliert fühlen bzw. das Gefühl haben, die größte Last zu tragen. Auch wenn eine Person (oft die Mutter) die Hauptbezugsperson ist, können Geschwister, Väter, Großeltern, andere Verwandte, Partner, Partnerinnen, Freunde und Freundinnen auch eine wichtige Rolle in der Teamarbeit übernehmen und die betroffene Person unterstützen.
- Alleinerziehende fühlen sich in dieser schwierigen Situation oft isoliert und alleingelassen. Sie können bei Freundinnen, Freunden, einer Beratungshotline oder Selbsthilfegruppe Unterstützung bekommen, oder Ihr Hausarzt bzw. Ihre Hausärztin kann Ihnen Informationen zu einer lokalen Angehörigengruppe geben.

Genauere Vorschläge, wie man ein Familientreffen organisieren kann – allerdings auf Englisch – finden Sie in *Families, Carers and Professionals: Building constructive conversations* von Gráinne Smith.[1]

## Ausdauer und Durchhaltevermögen

Da sich Essstörungen oft über einen langen Zeitraum erstrecken, müssen Familien Durchhaltevermögen zeigen, um die betroffene Person ruhig, beständig und mitfühlend über einen langen Zeitraum unterstützen zu können. Das ist angesichts der vielen Provokationen und Ärgernisse oft nicht einfach. Venables hat das gemeinsam mit seinen Kolleginnen und Kollegen[2] bereits vor vielen Jahren festgestellt. Achten Sie darauf, was Sie brauchen. Jedes Familienmitglied wird auf andere Weise Unterstützung benötigen, um der betroffenen Person weiter wirksam helfen zu können. (Englischsprachige Literatur: In Gráinne Smiths Buch *Anorexia and Bulimia in the Family* ist mit *Coming up for Air* ein ganzes Kapitel den Angehörigen gewidmet[3]; und in ihrem jüngsten Buch *Surviving family care giving* ist Kommunikation das Hauptthema[4].)

Während für viele Familien der jährliche „große“ Urlaub den Höhepunkt des Jahres darstellt, sind für Familien, in denen ein Familienmitglied an einer Essstörung leidet, andere Erholungsmöglichkeiten nötig. Es ist wichtig, sich regelmäßig Verschnaufpausen zu schaffen, wie: mit jemandem eine halbe Stunde zu plaudern oder auswärts essen zu gehen, bis zwei Stunden einem Hobby nachzugehen, eine oder zwei Nächte außer Haus zu schlafen oder irgendetwas anderes zu tun, das entspannend ist.

Neben den regelmäßig stattfindenden Familienforen sind auch spontane Gespräche über Fortschritte/Probleme wichtig. Nutzen Sie dafür passende Momente, wenn sich diese spontan ergeben und wenn Sie ruhig und klar denken können, egal wo, z. B. im Wohnzimmer, im Flur, im Garten, auf einer Reise oder sonst irgendwo.

Gönnen Sie sich „Abkühlungsphasen“ nach hitzigen Auseinandersetzungen. Überlegen Sie und besprechen Sie gemeinsam, wie es dazu gekommen ist, was die Konsequenzen waren (ABC) und was Sie in Zukunft benötigen. Versuchen Sie, Missverständnisse aufzuklären.

## Reflektieren Sie Ihre Reaktionen

Angehörige können sich gegenseitig dabei unterstützen, ihre nicht hilfreichen Reaktionen, die die Essstörung aufrechterhalten können, zu überdenken. Zum Beispiel, wenn Sie zu überfürsorglich sind wie ein Känguru und die Aufgaben der betroffenen Person übernehmen, obwohl sie selbst die Verantwortung tragen könnte. Oder wenn Sie wie ein Nashorn versuchen, logisch gegen die Essstörung zu argumentieren. Oder wie ein vermeidender Strauß, der hofft, dass die Probleme verschwinden, wenn man sie lange genug ignoriert. Angehörige können dann überlegen, wie sie ein Delfin- oder Bernhardinerverhalten erreichen können, also unterstützen und begleiten können, anstatt zu direktiv zu sein oder alle Angelegenheiten für die betroffene Person zu übernehmen.

## Schwächen überwinden

Vermeidung von Gefühlen und/oder emotionale Ausbrüche, Rigidität und Detailorientierung usw. sind oft Kernmerkmale, die das Risiko für eine Essstörung erhöhen können. Es ist hilfreich, wenn Sie diesbezüglich auch kleine Schritte zur Veränderung im Kampf gegen die Essstörung anerkennen. Zum Beispiel:

- *„Ich bin beeindruckt, dass du den Mut gefunden hast, mir zu sagen, was du über … denkst.“*
- *„Es muss schwer für dich gewesen sein, mir zu sagen, wie du dich fühlst.“*
- *„Ich finde es gut, dass du deine schroffe Reaktion … erklärst.“*
- *„Es verlangt viel Mut, so offen zu sprechen.“*
- *„Ich bin beeindruckt, dass du flexibel/anpassungsfähig/vielseitig genug warst, sodass …“*
- *„Du warst sehr bedacht und reflektiert, …“*
- *„Du warst mutig/tapfer/furchtlos, als du von deinen Ritualen abgewichen bist.“*

## Hilfreiche Wörter und Phrasen

Angehörige sollten ihre eigenen Formulierungen finden und üben – vor dem Spiegel, mit einem Freund, einer Freundin, einem Familienmitglied oder auch mit dem Hund – damit sie sie parat haben, wenn sie sie brauchen. Zum Beispiel:

- *„Es tut mir leid, ich war müde/böse/gereizt/wütend wegen … und ich hätte nicht … tun sollen."*
- *„Ich habe über unser Gespräch gestern nachgedacht. Ich glaube, ich habe einen Fehler gemacht – was ich sagen wollte/gemeint habe, war …"*

Seien Sie möglichst konkret – und wenn Sie auch sagen können, dass Sie etwas falsch gemacht haben, vermitteln Sie die Botschaft, dass Fehler okay sind. Jeder macht Fehler. Das ist insbesondere deshalb wichtig, weil Menschen mit Essstörungen große Angst haben, etwas falsch zu machen.

*„Ich bin traurig/wütend/frustriert/glücklich, dass …"* Angehörige, die ihre eigenen Gefühle ausdrücken, wie Liebe, Trauer, Wut usw., vermitteln der betroffenen Person und den anderen Familienmitgliedern, dass es in Ordnung ist, über Gefühle zu sprechen und Gefühle zu zeigen.

All diese Aussagen sind kraftvoll und effektiv im direkten Kontakt, müssen aber nicht immer persönlich übermittelt werden. Sie können auch per Telefon, als Textnachricht oder E-Mail verschickt werden. Es kann auch ein Brief oder eine Postkarte mit einer wertschätzenden Botschaft versendet werden.

## Wiederholung

Da bei Essstörungen vieles nicht vorhersehbar ist – mit vielen Fort-, aber auch Rückschritten, oft über eine lange Zeit –, sollten Sie sich darauf einstellen, dass Sie das, was Sie sagen wollen, so oft wiederholen, wie es nötig ist. *Geben Sie nicht auf, wenn Sie das Gefühl haben, dass Ihre Worte nicht das bewirken, was Sie gerne hätten.* Bleiben Sie ruhig, beständig und warmherzig.

## Fallstricke

Manchmal werden Sie erleben, dass die betroffene Person Sie in eine Auseinandersetzung verwickeln will, in der Sie geneigt sind, sich so zu verhalten, wie es dem negativen Selbstbild der betroffenen Person entspricht – indem Sie diese beschuldigen und kritisieren. Versuchen Sie, diese Fallen zu vermeiden – finden Sie Ihre eigenen Worte:

- *„Ich möchte gerne mehr dazu wissen, was du …"*
- *„Danke, dass du mir gesagt hast, wie du die Situation siehst. Es kann sein, dass ich es noch nicht ganz verstehe. Kannst du mir mehr darüber erzählen, damit ich dich verstehen kann?"*
- *„Ich merke, dass ich gerade sehr aufgebracht und durcheinander bin. Ich weiß gerade nicht genau, was richtig ist. Ich brauche eine kurze Pause, um darüber nachzudenken."*
- *„Ich möchte nicht streiten. Ich würde gerne kurz nachdenken und einen kurzen Spaziergang machen/mich in mein Zimmer zurückziehen. Können wir später darüber sprechen? Wann passt es dir?"*
- *„Es wirkt so, als wäre das ein schwieriges Thema für uns. Ich würde das gerne besser verstehen. Ich brauche ein bisschen Zeit und Abstand dafür. Ich muss mir das aufschreiben, sodass ich mir Klarheit schaffen kann."*
- *„Du hast mir gesagt, wie du dich fühlst. Ich habe dir gesagt, wie ich mich fühle. Vielleicht sollten wir eine kurze Pause einlegen und darüber nachdenken. Wann könnten wir weiter darüber sprechen?"*

Seien Sie darauf vorbereitet, alles so oft zu wiederholen, wie es nötig ist. Verwenden Sie kleine Modifikationen. Bleiben Sie ruhig, respektvoll und mitfühlend und achten Sie auf Ihren nonverbalen Ausdruck und Ihre Stimmlage.

## Rückversicherungsfalle

Endlose Gespräche, in denen Sie Rückversicherungen geben, sind nicht hilfreich. Reduzieren Sie ruhig und einfühlsam die Anzahl der Rückversicherungen und betonen Sie, dass es so besser für alle ist. Zum Beispiel:

- *„Ich weiß jetzt, dass es nicht hilfreich ist, wenn ich dir Rückversicherungen gebe. Wenn du das nächste Mal fragst, werde ich sagen: ‚Es ist nicht gut, wenn ich darauf eingehe und dir antworte'."*
- *„Es ist interessant, dass du mich fragst, was ich über deinen Gewichtsverlust denke. Ich möchte wissen, was du darüber denkst. Wie fühlst du dich?"*

## Problematische Verhaltensweisen

*Beachten Sie schwierige Verhaltensweisen.* Üben Sie in Ihren eigenen Worten Sätze, die Sie beim Auftreten eines solchen Verhaltens sagen. Betonen Sie, dass das Verhalten für Sie nicht akzeptabel ist, und erklären Sie, *warum.* Wenn es viele solcher Verhaltensweisen gibt, entscheiden Sie zuerst, welches Verhalten für Sie momentan am herausforderndsten ist, aber auch am einfachsten zu verändern ist. Beginnen Sie mit diesem. Sprechen Sie darüber, wenn die betroffene Person eine aufgestellte Regel bricht. Betonen Sie, dass die Regel gemeinsam aufgestellt wurde, und erklären Sie, warum.

- *„Schreien und das Zuschlagen von Türen sind nicht akzeptabel. Ich hab' dich sehr lieb, aber so zu schreien ist nicht annehmbar, ich akzeptiere es bei niemand anderem und auch bei dir nicht. Es ist unnötig und ärgerlich. Wenn du möchtest, dass die Türen geschlossen sind, sag das bitte leise."*

**VIEW**

Es ist hilfreich, wenn Sie sich Very Important Encouraging Words (dt. Übersetzung: sehr wichtige ermutigende Worte, siehe Kapitel 8 „Kommunikation") zurechtlegen, auf die Sie in schwierigen Situationen zurückgreifen können. Machen Sie sich dazu eine Liste. Zum Beispiel:

- *„Ich mag es sehr, wenn du ..."*
- *„Danke für ..."*
- *„Ich kann sehen, dass du dich sehr bemühst, ..."*

Loben Sie jeden kleinen Schritt, egal, wie groß die Anstrengung war (auch z.B. das Ausräumen des Geschirrspülers oder das Hinausbringen des Mülls). Lassen Sie die betroffene Person wissen, dass Sie das positive Verhalten wahrnehmen und schätzen. In anderen Worten: Tragen Sie dazu bei, dass die betroffene Person sich geliebt fühlt. Denn sie fühlt sich vielleicht so lange ungeliebt, bis Sie es deutlich sagen:

- *„Ich liebe dich. Ich mag deine Essstörung nicht, aber dich liebe ich!"*

Betonen Sie das Positive!
Finden Sie Ihre eigenen VIEW-Worte und -Sätze und überdenken Sie regelmäßig, was am besten hilft.

Achten Sie bei jedem Schritt Richtung Veränderung bewusst auf das Positive und betonen Sie es. So unterstützen Sie die betroffene Person im Prozess der Veränderung. Das fühlt sich zu Beginn vielleicht an wie das Lernen einer Fremdsprache – Sie gewöhnen sich mit der Zeit daran.

## Weitere positive Adjektive im Veränderungsprozess

Denken Sie daran, sämtliche Bemühungen, die in die Richtung einer positiven Veränderung gehen, anzuerkennen und zu loben, nicht nur das Ergebnis. Dazu sollten Sie eine Liste von Adjektiven parat haben, die das beschreiben – *flexibel, mutig, genial, tapfer* usw. Zum Beispiel: *„Ich finde, du bist wirklich mutig und genial. Toll, dass du das angehen willst."* Machen Sie sich (im Kopf oder schriftlich) eine Liste mit solchen positiven Ausdrücken und fügen Sie diese Ihrer VIEW-Liste hinzu, damit Sie sie für konstruktive Gespräche bereit haben.

## Fortschritte und Rückschläge aufschreiben

Ein Notiz- oder Tagebuch kann sehr hilfreich sein, um Fortschritte und Erfolge aufzuzeichnen, aber auch um Rückschläge und die Häufigkeit von schwierigen Situationen zu notieren. Auch im Austausch mit dem Fachpersonal kann es hilfreich sein. Sie können dieses Notiz- oder Tagebuch täglich, wöchentlich oder zwischendurch führen, entweder allein oder als Team.

## Ein *gemeinsames* Tagebuch?

Oft ist man dazu geneigt, nur die negativen Aspekte im Alltag aufzuschreiben. Es gibt auch die Möglichkeit, ein gemeinsames Projekt daraus zu machen. Alle Familienmitglieder können positive Interaktionen, Gefühle usw. aufschreiben. Jede Notiz trägt dazu bei, das Gefühl von Gemeinschaftssinn zu stärken, Positives hervorzuheben und einander zu unterstützen. Dadurch wird die Aufmerksamkeit vermehrt auf Positives und weniger auf Negatives gelenkt. Zum Beispiel:

- *„Danke, ..., dass du mir bei der Hausübung geholfen hast."* (Bruder)
- *„Ich war enttäuscht, als (die betroffene Person) zu streiten begonnen hat und sich Tee machen wollte, nachdem wir schon gemeinsam beschlossen hatten, wer kocht und was wir essen."* (Mama)
- *„Es hat mir richtig Spaß gemacht, mit dir im Garten gemeinsam die Vögel zu füttern und zu beobachten, wie sie kommen und gehen. Sind sie nicht putzig?!"* (Papa)
- *„Es tut mir leid, Mama, dass ich so ungehalten war, aber der Gedanke an das, was wir zu essen vereinbart hatten, hat mich wirklich gestresst. Ich hab' dich lieb und schätze wirklich deine Unterstützung. Papa, es war super, zuzuschauen, wie die kleinen Vogelkinder gefüttert wurden. Und es freut mich, dass ich dir bei der Hausübung helfen konnte, kleiner Bruder!!"* (Die betroffene Person)
- *„Es tut mir leid, ich habe das falsch verstanden, als ich ..."* (Schwester)
- *„Mama, ich gehe gerne mit dir und dem Hund spazieren und habe Spaß daran, die Enten auf der Brücke zu beobachten."* (Die betroffene Person)
- *„Ich freu' mich darauf, wenn wir morgen alle gemeinsam Oma besuchen."* (Mama)
- *„Danke, dass ihr mich an meinen Termin erinnert habt – ich hätte es sonst vergessen."* (Papa)

## Zusammenfassung

Sie haben gelernt, wie wichtig es ist:

- *ruhig* zu sein,
- *beständig* zu sein,
- *mitfühlend* zu sein,
- die betroffene Person *zu loben, zu leiten, wertzuschätzen* und ihr *Selbstvertrauen zu stärken,*
- für sich selbst und Ihre ganze Familie gut zu *sorgen und Hilfe in Anspruch zu nehmen.*

Sie haben erkannt, dass Streitereien mit der an einer Essstörung erkrankten Person nicht zum Ziel führen und Sie haben Folgendes verändert, um die betroffene Person besser unterstützen zu können:

- Sie *hören* bei Gesprächen *aktiv zu.*
- Sie treffen Entscheidungen immer mit *Kopf und Herz.*
- *Kommunikation, Kooperation und Koordination* innerhalb der Familie sind klar, so stellen Sie *Beständigkeit* sicher.
- Bei Überlastung suchen Sie *Ausgleich und sammeln neue Kräfte.*
- Sie haben den *Mut*, ruhig neue Strategien anzuwenden und zu experimentieren.
- Sie haben Strategien zur Problemlösung gelernt und sind *standhaft und wertschätzend.*

Wir wünschen Ihnen und Ihrer Familie alles Gute!

Janet Treasure (Essstörungsexpertin)
Gráinne Smith (Angehörige)
Anna Crane (Betroffene)

*Die ÜbersetzerInnen:*
Andreas Karwautz
Gudrun Wagner
Julia Philipp
Tanja Wittek

### Zitierte und weiterführende Literatur

1. Smith, G. (2007). *Families, Carers and Professionals: Building constructive conversations.* Chichester, UK: Wiley.
2. Venables, J.F. (1930). Anorexia nervosa: Study of pathogenesis and treatment of nine cases. *Guy's Hospital Report,* 80, 213–226.
3. Smith, G. (2004). *Anorexia and Bulimia in the Family.* Chichester, UK: Wiley.
4. Smith, G. (2014). *Surviving Family Care Giving.* London: Routledge.

# Stichwortverzeichnis

E

## S



## T

## Die Autorinnen

**Professor Janet Treasure OBE, PhD, FRCP, FRCPsych** ist Psychiaterin, die in Forschung und Lehre am King's College in London und als Fachärztin im South London and Maudsley Hospital NHS Foundation Trust arbeitet. Professor Treasures Forschung umfasst die gemeinsame Arbeit mit Betroffenen und Angehörigen sowie die Anwendung translationaler Forschung in der Entwicklung von neuen Behandlungsmethoden. Sie hat bei der Entwicklung von Interventionen mitgewirkt, die Informationen über die Erkrankung und Fertigkeiten im Umgang mit der Erkrankung enthalten.

**Gráinne Smith**, Autorin und früher Lehrerin, hat eine erwachsene Tochter mit Magersucht vom Binge-Purging-Typ, der es inzwischen gut geht. Sie hat seither mit hunderten Angehörigen und Betreuungspersonen in Familien, in Behandlungseinrichtungen, bei Workshops und Konferenzen gesprochen. Über diese Erfahrungen berichtet sie häufig in ihren Büchern für Angehörige, die Betroffene zu Hause betreuen.

**Anna Crane** ist Allgemeinmedizinerin und hatte während ihres Studiums persönliche Erfahrungen mit einer Essstörung. Sie hat in der medizinischen Fachzeitschrift Student BMJ (student.bmj.com) über ihre Erfahrungen geschrieben. Sie ist bemüht, im Rahmen der Primärversorgung mehr auf das Thema Essstörungen aufmerksam zu machen und die Fachkenntnisse im Rahmen der Ausbildung für AllgemeinmedizinerInnen zu verbessern. Sie bietet Fortbildungen für AllgemeinmedizinerInnen, Jungärztinnen und Jungärzte zur Diagnostik und Behandlung von Essstörungen an.

# Die ÜbersetzerInnen

**Univ.-Prof. Dr. Andreas Karwautz**
ist Facharzt für Psychiatrie und Neurologie, Facharzt für Kinder- und Jugendpsychiatrie und Psychotherapeutische Medizin sowie Psychotherapeut. Er ist Leiter der Essstörungsambulanz im Kindes- und Jugendalter des AKH Wien und Professor an der Medizinischen Universität Wien. Neben seiner klinischen Tätigkeit sind ihm Lehre, Forschung und internationale Vernetzung ein besonderes Anliegen. Zu seinen Forschungsschwerpunkten zählen Essstörungen im Kindes- und Jugendalter, besonders Behandlungsmethoden und neue Therapieansätze, Epidemiologie, genetische und persönliche Risikofaktoren sowie Möglichkeiten zur Unterstützung von betroffenen Familien.

**Assoc.-Prof.$^{in}$ Mag.$^{a}$ Dr.$^{in}$ Gudrun Wagner**
ist leitende klinische und Gesundheitspsychologin an der Essstörungsambulanz im Kindes- und Jugendalter des AKH Wien und Dozentin an der Medizinischen Universität Wien. Ihre Forschungsschwerpunkte sind genetische und persönliche Risikofaktoren, die Häufigkeit von Essstörungen, unterschiedliche Therapiemöglichkeiten und Behandlungsansätze sowie die Unterstützung von betroffenen Familien. Zudem hat sie die Auswirkungen körperlicher Erkrankungen wie Diabetes und Zöliakie auf die Entstehung von Essstörungen untersucht.

**Mag.$^{a}$ Dr.$^{in}$ Julia Philipp**
ist Psychologin und Assistenzärztin für Kinder- und Jugendpsychiatrie am AKH Wien und Lehrende an der Medizinischen Universität Wien. In ihrer Doktorarbeit erforscht sie die Häufigkeit von psychischen Erkrankungen bei Kindern und Jugendlichen. Weitere Forschungsschwerpunkte sind die Behandlung von Essstörungen und die Unterstützung von Familien. Sie ist Leiterin der SUCCEAT-Angehörigengruppen, in denen Eltern Unterstützung im Umgang mit ihren Kindern erhalten, die an einer Essstörung leiden.

**Tanja Wittek, MSc**
ist Psychologin an der Medizinischen Universität Wien und erforscht in ihrer Doktorarbeit die Effektivität von psychotherapeutischen Behandlungsmethoden bei Kindern und Jugendlichen mit Essstörungen. Sie ist Co-Leiterin der SUCCEAT-Angehörigengruppen, in denen Eltern Unterstützung im Umgang mit ihren Kindern erhalten, die an einer Essstörung leiden.